手术体位护理学

高兴莲 马 琼 王曾妍 主编

科学出版社

北京

内 容 简 介

本书共分 3 篇。第一篇是总论，重点介绍手术体位护理的相关理论，主要从手术体位护理技术的发展，体位设备与防护材料应用，手术体位改变对患者生命体征及人体系统的影响，手术体位并发症的风险评估与防治措施，手术体位护理质量评价方法与管理模式等进行阐述；第二篇是操作技术，重点介绍手术体位安置方法，主要从仰卧位、侧卧位、截石位、俯卧位、坐位五大手术体位操作，体位用具的选择，操作中的注意事项进行撰写；第三篇是临床实践，重点介绍临床各专科手术体位安置技术的特殊性和护理要点，主要从专科及亚专科手术中体位用具的准备、手术间布局、术前体位用具的位置、具体体位安置方法、体位安置完成后图片展示、手术中体位调节角度（手术床调节）等方面进行具体描述。

本书内容翔实，贴近临床，图文并茂，可供手术室临床护士和手术医生、麻醉医生参考阅读。

图书在版编目（CIP）数据

手术体位护理学 / 高兴莲，马琼，王曾妍主编. —北京：科学出版社，2022.4

ISBN 978-7-03-071820-4

Ⅰ. ①手… Ⅱ. ①高… ②马… ③王… Ⅲ. ①外科手术－体位－护理 Ⅳ. ①R473.6

中国版本图书馆 CIP 数据核字（2022）第 042201 号

责任编辑：戚东桂 / 责任校对：张小霞
责任印制：李 彤 / 封面设计：龙 岩

科 学 出 版 社 出版
北京东黄城根北街 16 号
邮政编码：100717
http://www.sciencep.com

北京中科印刷有限公司 印刷
科学出版社发行 各地新华书店经销

*

2022 年 4 月第 一 版 开本：787×1092 1/16
2023 年 8 月第二次印刷 印张：18 1/2
字数：418 000
定价：98.00 元
（如有印装质量问题，我社负责调换）

《手术体位护理学》编写人员

主　编　高兴莲　马　琼　王曾妍

副主编　余文静　胡娟娟　胡雪飞　陈　锐　龚腊梅

编　者（按姓氏汉语拼音排序）

曹　婷（华中科技大学同济医学院附属协和医院）

陈　锐（武汉市中心医院）

邓　晶（华中科技大学同济医学院附属协和医院）

方　陈（华中科技大学同济医学院附属协和医院）

封　丹（华中科技大学同济医学院附属协和医院）

付朝娟（华中科技大学同济医学院附属协和医院）

高兴莲（华中科技大学同济医学院附属协和医院）

龚腊梅（荆州市中心医院）

何婷婷（华中科技大学同济医学院附属协和医院）

胡娟娟（华中科技大学同济医学院附属协和医院）

胡雪飞（武汉市第一医院）

黄　靖（华中科技大学同济医学院附属协和医院）

贾晋莉（华中科技大学协和深圳医院）

蹇　琳（华中科技大学同济医学院附属协和医院）

蒋　威（华中科技大学同济医学院附属协和医院）

雷　甜（华中科技大学同济医学院附属协和医院）

雷凤琼（武汉市妇女儿童医疗保健中心）

雷俊俊（华中科技大学同济医学院附属协和医院）

冷青青（华中科技大学同济医学院附属协和医院）

李　芳（华中科技大学同济医学院附属协和医院）

李　泓（武汉大学中南医院）

李　莎（华中科技大学同济医学院附属协和医院）

李　艳（华中科技大学同济医学院附属协和医院）

李婷婷（华中科技大学同济医学院附属协和医院）

刘　娟（华中科技大学同济医学院附属协和医院）

刘凤霞（华中科技大学同济医学院附属协和医院）

刘迎春（湖北省肿瘤医院）

龙天翔（华中科技大学同济医学院附属协和医院）

龙晓红（黄石市中心医院）

吕　晶（华中科技大学同济医学院附属协和医院）

吕锡蓉（华中科技大学同济医学院附属协和医院）

马　菲（华中科技大学同济医学院附属协和医院）

马　琼（华中科技大学同济医学院附属协和医院）

牛丹丹（华中科技大学同济医学院附属协和医院）

沈剑辉（华中科技大学同济医学院附属协和医院）

石　珊（鄂州市中心医院）

时　丹（华中科技大学同济医学院附属协和医院）

田书梅（宜昌市中心人民医院）

万　凤（华中科技大学同济医学院附属协和医院）

王　萍（华中科技大学同济医学院附属协和医院）

王曾妍（华中科技大学同济医学院附属协和医院）

吴荷玉（华中科技大学同济医学院附属协和医院）

吴琼娅（宜昌市第一人民医院）

熊　璨（湖北理工学院）

许　娜（华中科技大学同济医学院附属协和医院）

杨　珊（华中科技大学同济医学院附属协和医院）

杨　英（华中科技大学同济医学院附属协和医院）

杨贤云（十堰市太和医院）

姚　冲（华中科技大学同济医学院附属协和医院）

姚红玲（武汉大学人民医院）

叶　红（武汉市第一医院）

叶　玲（华中科技大学同济医学院附属协和医院）

余文静（华中科技大学同济医学院附属协和医院）

张　穗（中国人民解放军中部战区总医院）

张晓芳（华中科技大学同济医学院附属协和医院）

赵　晶（华中科技大学同济医学院附属协和医院）

周荣超（华中科技大学同济医学院附属协和医院）

邹秀芳（华中科技大学同济医学院附属协和医院）

序

  手术体位安置是患者实施手术的必要前提，也是手术室护理的核心技术之一，临床上标准手术体位安置需要手术室护士、手术医生和麻醉医生三方协同进行，才能将患者安置妥善到位，以满足手术野显露，以及患者气道安全、体位安全舒适等需求，预防和减少体位并发症的发生。手术体位安置操作是专业技术、人文关怀、沟通协调等手术室特殊护理学科精髓的充分体现。

  《手术体位护理学》是在湖北省多家三级甲等综合医院手术室临床专科护士的共同努力下撰写而成。该书详细介绍了手术体位护理的临床现况与发展，体位安置原则与质量评价方法，安置体位常用的医疗设备和体位用具，五种手术体位安置操作标准和注意事项，预防体位并发症的护理材料，手术体位对人体系统的影响，体位并发症风险评估与预防，体位并发症安全管理等。全书从临床实践中来，集各家医院手术专业之长，针对不同手术方式下的手术体位进行展示，图文并茂，读者既可获得理论指导，又能在临床手术体位操作中获得实践经验，值得借鉴。

  该书系统介绍了手术体位相关理论基础和实践操作，为广大临床手术人员提供切实可行的参考资料，对促进手术体位安置技术规范化、标准化具有深远意义。

中华护理学会手术室护理专业委员会主任委员

亚洲围手术期护理学会（ASIORNA）副主席

北京大学第三医院延安分院副院长

郭　莉

2021 年 10 月 9 日

前　言

随着临床手术学科专科化和亚专科化的发展，手术体位安置技术在不断变化，并且手术医疗设备和手术器械在不断创新与发展。手术医生对手术体位安置技术要求越来越高、越来越精细、越来越专业。手术室护理人员对手术体位安置技术更加关注，体位安置既要满足患者手术中的稳定性和舒适度，又要减少手术体位对患者器官、神经、肌肉、皮肤等造成伤害。因此，手术体位安置技术在患者手术治疗中具有重要临床意义，也是手术室护理的核心技术之一。

《手术体位护理学》吸取了湖北省多家三级甲等综合医院手术室临床实践经验。本书分3篇共21章，第一篇主要介绍了手术体位护理理论基础，内容包括手术体位护理临床发展、体位安置原则与质量评价方法、安置体位常用的医疗设备和体位用具、预防体位并发症的防护材料和防护措施、手术体位改变对人体系统的影响、体位并发症风险评估与预防、体位并发症安全管理等；第二篇主要介绍了手术体位安置技术，内容包括仰卧位、侧卧位、截石位、俯卧位、坐位等体位安置用具、操作标准、注意事项；第三篇主要介绍了临床各专科手术体位护理实践，内容包括普外科、妇产科、骨科、心胸外科、泌尿外科、五官科、神经外科、小儿外科、机器人手术等手术体位安置方法、专科特色、护理措施等临床经验。本书结合表格、照片、手绘图片等方式予以介绍，图文并茂，内容翔实，值得手术室临床护理人员、手术人员借鉴。

本书的顺利完成得益于湖北省部分三级甲等医院管理者和科学出版社的大力支持，在此表示衷心感谢！由于撰写时间、编写人员水平和写作能力均有限，书中难免有疏漏之处，敬请读者批评指正。

中华护理学会手术室专业委员会副主任委员

湖北省护理学会手术室专业委员会主任委员

华中科技大学同济医学院附属协和医院手术片区总护士长

高兴莲

2021年9月30日

目　　录

第一篇　总　　论

第二篇　手术体位安置技术

第三篇　临床各专科手术体位安置与护理

第一篇

总　论

第一章　手术体位护理概述与发展

第一节　手术体位护理发展

在 19 世纪科学和社会发展的背景下，外科学进入快速发展阶段，与此同时，手术体位的发展应运而生。手术体位安置的目的是充分显露手术野，便于手术医生操作。其基本原理是由于地球引力作用，产生器官、组织的移动，从而形成自然腔隙。随着高端医疗设备在手术诊疗领域中更加广泛的应用，进一步促进了手术外科专业和亚专科的快速发展，同时手术体位安置的要求也越来越高，评价标准越来越精准，手术体位安置成为手术室护理的核心技术之一。手术体位护理也从传统的、简单的安置方法，发展成依赖体位设备、体位防护的各类优质材料辅助的方法，形成了复杂的、专科特点显著的手术体位护理技术。

21 世纪，随着外科手术微创技术的发展，手术方式多样化和手术入路多形式等，手术医生对手术体位的摆放也提出了更高的要求。不同的外科手术操作者，常需采用不同的手术体位来满足手术中操作的需要，适宜的手术体位摆放能够使手术视野充分显露，确保手术顺利进行。不同的手术方式或手术入路常需要不同的手术体位，同一手术体位在某种程度上又适用于多种手术，手术体位摆放既要达到易于显露手术野和便于手术操作的目的，又要全面考虑患者的正常生理功能需求，避免术中出现各种因患者体位摆放不当而引起的皮肤、肌肉、血管、神经等的损伤。

临床手术体位护理根据手术方式的不同，可分为传统开放手术体位护理、现代微创手术体位护理、机器人辅助手术体位护理及复合手术（DSA、CT、MRI）体位护理。

一、传统开放手术体位护理

传统开放手术体位常见的有五种类型：仰卧位、侧卧位、俯卧位、截石位和坐位。传统手术体位安置方法，重点是借助地球引力作用，结合体位辅助设备、工具和支撑垫，显露手术野，以满足外科医生手术诊疗的操作目的。手术体位护理方面：从术前安置体位物品准备、患者个体特点、手术时间预估、体位固定设备选择、受压部位防护，以及发生意外伤害应急处理等进行护理，后续章节有详细阐述。

二、现代微创手术体位护理

从 20 世纪 80 年代末起，微创外科手术在医学领域广泛应用，1987 年法国医生 Mouret 完成第一例腹腔镜手术，标志着微创医学里程碑的诞生。随着科学技术的发展，"微创"这一概念已深入外科手术的各种领域并得以全面开展，从利用人体自然腔隙到手术无须开刀，只需在患者身上做 1～3 个直径 0.5～1.0cm 的小孔，患者不留瘢痕、无疼痛感，3～5 天便可完成检查、治疗、康复全过程。微创手术具有创伤小、疼痛轻、恢复快的优越性，降低了传统手术对人体的伤害，极大地减少了疾病给患者带来的不便和痛苦。

现代微创手术的开展与不断改进，与医疗器械和设备的发展密不可分，同时也不断地改变传统手术体位安置方法与护理干预措施。与传统手术体位安置方法相比较，微创手术体位安置要求更加精细和专科化。传统手术体位因切口大，直视下操作手术，对体位要求比较粗犷，而微创手术在狭小空间内应用器械操作，体位安置角度可影响视野和手术操作。因此现代微创手术体位护理已经向专科化方向发展。

三、机器人辅助手术体位护理

2006 年达芬奇外科手术系统就已经进入中国医疗市场，然而由于达芬奇手术机器人属于一类医疗器械，国内任何医院引进该设备，均需国家卫生健康委员会直接批准，所以引入速度一直较慢，截至目前，中国总装机量尚不足 60 台，但达芬奇手术机器人手术量日益增长，相比美国，中国医疗机器人的需求空间更大。随着手术机器人国产化，机器人辅助下的手术会越来越多，而机器人手术的体位安置与护理，不仅需考虑手术野显露和手术操作便利性问题，还要在术前进行周密的手术体位计划、设备安置、手术床放置角度等全面的布局。临床专科机器人手术，因亚专科手术和精准医疗发展，手术体位及手术间布局要求也不尽相同，这也是当前手术室临床护理中的一项创新技术。

四、复合手术（DSA、CT、MRI）体位护理

DSA（digital subtraction angiography），即通过对血管造影的影像数字化处理，把不需要的组织影像删除掉，只保留血管影像，这种技术称作数字减影血管造影技术，其特点是图像清晰、分辨率高，为观察血管病变、血管狭窄的定位测量、诊断及介入治疗提供了真实的立体图像，为各种介入治疗提供了必备条件。DSA 主要适用于全身血管性疾病及肿瘤的检查与治疗。在 DSA 技术引导下，联合内科造影、介入技术和外科手术治疗技术，为患者提供一站式手术治疗服务，统称为杂交手术，适合复杂的心脏血管、周围血管、神经血管等需要内外科联合治疗的患者。该手术体位根据患者病变部位，结合 DSA 成像技术需要的三维模型建立，在手术中进行动态调整，体位护理呈现与设备调节的高度吻合。

近几年，随着高科技医疗设备在临床手术治疗中的应用，MRI 介导的神经外科手术广泛开展，现阶段分轨道可移动术中 MRI 和术中固定 MRI，通过转运与患者手术间相连的 MRI 室来实现，术中体位安置与 MRI 使用方式相关，同时在体位设备选择、体位用品材质要求及体位护理措施干预方面，均要求考虑磁兼容性。

术中 CT 采用轨道滑动方式，适用于骨科手术患者，成像后三维重建，与术前模拟图像进行对比，使术者对骨折的了解更加全面，在内植物的放置位置，进针或进钉的方向，以及骨折复位等方面都可为手术提供指导，同时还可以节省手术时间，减少患者术中出血。需应用 CT 的患者，体位用具和材质不能影响 X 线的穿透和成像，进行 CT 扫描时，患者体位周围应避免金属类物质出现，杜绝安全隐患。

五、手术体位护理发展趋势

安全、舒适、专业的手术体位安置是手术室临床护理的核心技术，不仅便于术者操作顺利，更重要的是，专业的手术体位安置可以避免患者器官、神经、血管、皮肤等各种损

伤，保障患者手术安全。因此，手术室护理人员应遵循体位摆放"专业、安全、舒适"的原则，结合专科手术特色、患者基础疾病、术前病情评估、手术医生操作特点、体位用具等因素，选择正确安置方法，增加术中体位受压部位观察频次，及时发现问题并采取相应护理干预措施。术后对体位受压部位进行结果评估、损伤处理及规范交班，形成从术前、术中到术后体位护理链式无缝管理模式。

（高兴莲）

第二节 手术体位相关术语与临床意义

一、手术体位相关术语

（一）标准手术体位及相关并发症术语

1. 标准手术体位（standardized patient position） 由手术医生、麻醉医生、手术室护士共同确认和执行，根据生理学和解剖学知识，选择正确的体位设备和用品，充分显露手术野，确保患者安全与舒适。标准手术体位包括仰卧位、侧卧位、俯卧位，其他手术体位都在标准体位基础上演变而来。

2. 手术体位并发症 麻醉状态下为了手术需要固定或变动患者体位时，如果着力不当，使患者软组织、神经或血管所受的压力和拉力超过机体的耐受程度，即可引起损伤，尤其是表浅部位的周围神经最易受损。常易发生的损伤有周围神经损伤（如颈丛神经损伤、臂丛神经损伤、桡神经损伤、尺神经损伤、腓总神经损伤）、颈髓损伤性瘫痪、眼部损伤、面部软组织损伤。

3. 仰卧位低血压综合征（supine hypotension syndrome） 是由于妊娠晚期孕妇在仰卧时，增大的子宫压迫下腔静脉及腹主动脉，下腔静脉受压后导致全身静脉血回流不畅，回心血量减少，心排血量也就随之减少，而出现头晕、恶心、呕吐、胸闷、面色苍白、出冷汗、心率加快及不同程度血压下降，当改变卧姿（左侧卧位）时，患者腹腔大血管受压减轻，回心血量增加，上述症状即减轻或消失的一组综合征。

4. 直立性低血压 术中患者在麻醉状态下根据手术需要改变体位而引起的自主神经反射受损或血管内容量明显不足，血压显著下降，这种现象称为直立性低血压。直立性低血压可引起头晕、大汗淋漓、晕厥，甚至心绞痛、脑卒中或休克等症状。

5. 器官损伤 由于手术体位不当造成的器官损伤，包括生殖器官损伤、颈椎损伤、眼部损伤、急性肺水肿等。

6. 周围神经损伤 麻醉状态下变动或固定体位时，如着力点不当，会使软组织、神经或血管发生损伤，尤以表浅的周围神经受损常见，如腓总神经、臂丛神经和桡神经等。其中最易受损伤的是腓总神经，原因是其走行表浅，易受支腿架及约束的挤压而损伤，使肢体发生暂时性麻痹及功能障碍。

7. 肌肉损伤 由于体重不均、机械压力、手术时间过长、手术体位不当等，肌肉组织较薄弱的部位长时间受压或关节保护不当致肌肉长时间受力，而造成的肌肉损伤。肌肉损伤后，伤处疼痛、肿胀、压痛或痉挛，触之发硬。受伤的肌肉做主动收缩或被动拉长动作时，疼痛加重。

（二）手术体位压力及压力性损伤相关术语

1. 压力　局部组织受到持续的垂直压力，当压力超过局部毛细血管压时血流被阻断，造成组织坏死。单位面积所承受压力越大，引起组织坏死所需时间越短。

2. 剪切力　是施加于相邻物体的表面，引起相反方向的进行性平行滑动的力量。剪切力作用于深层，引起组织的相对位移，能切断较大区域的小血流供应，导致组织氧张力下降，因此它比垂直方向的压力更具危害。

3. 摩擦力　即相互接触的两物体在接触面上发生的阻碍相对滑动的力。摩擦力的方向与运动方向相反。患者活动时皮肤受床单等表面逆行阻力摩擦，易损伤皮肤角质层，皮肤擦伤后受汗、尿、引流液等刺激容易产生压伤。

4. 毛细血管压力　正常的皮肤毛细血管内压力为 12～30mmHg，局部压力＞16mmHg，即可阻断毛细血管对组织的灌流。局部压力＞30～35mmHg，持续 2～4h，即可引起压力性损伤。

5. 皮肤压力性损伤　是发生于皮肤或潜在皮下软组织的局限性损伤，通常发生在骨隆突处或因医疗器械或其他设备引发的损伤，表现为局部组织受损但表皮完整或开放性溃疡并可能伴有疼痛。剧烈和（或）持续存在的压力或压力联合剪切力可导致压力性损伤。皮下软组织对压力和剪切力的耐受性可能受微环境、营养、灌注、合并症和软组织情况的影响。

6. 压红　软组织受压变红是正常皮肤的保护性反应，解除压力后一般 30～40min 褪色，不会形成压伤，如持续发红，则表明软组织损伤。

7. 1 期压力性损伤　局部组织表皮完整，出现压之不变白红斑，深肤色人群可能会出现不同的表现。颜色改变不包括紫色或褐红色变化，出现这些颜色变化提示可能存在深部组织损伤。

8. 2 期压力性损伤　部分真皮层缺损，伤口床有活力，基底面呈粉红色或红色，可能呈现完整或破裂的血清性水疱，但不显露脂肪层和更深的组织，不存在肉芽组织、腐肉和焦痂。在不良的环境中，骶尾骨、足跟等处受剪切力的影响通常会导致 2 期压力性损伤。该期皮肤损伤应与相关性皮肤损伤如尿失禁性皮炎、擦伤性皮炎、医用胶粘剂相关的皮肤损伤或创伤性伤口（如皮肤撕裂、烧伤、擦伤）相鉴别。

9. 3 期压力性损伤　皮肤全层缺损，溃疡面可呈现皮下脂肪组织和肉芽组织伤口边缘卷边（上皮内卷）现象；可能存在腐肉和（或）焦痂；深度因解剖位置而异：皮下脂肪较多的部位可能呈现较深的创面，在无皮下脂肪组织的部位（如鼻梁、耳廓、枕部和踝部）则呈现为表浅的创面；潜行和窦道也可能存在但不显露筋膜、肌肉、肌腱、韧带、软骨和骨骼。如果腐肉或坏死组织掩盖了组织缺损的程度，则出现不明确分期的压力性损伤。

10. 4 期压力性损伤　全层皮肤和组织损失，溃疡面显露筋膜、肌肉、肌腱、韧带、软骨或骨溃疡。伤口床可见腐肉或焦痂。上皮内卷、潜行、窦道经常可见。深度按解剖位置而异。如果腐肉或坏死组织掩盖了组织缺损的程度，则出现不明确分期的压力性损伤。

11. 深部组织压力性损伤　完整或破损的皮肤局部出现持久性非苍白性发红、褐红色或紫色变化，或表皮分离后出现暗红色伤口床或充血性水疱。疼痛和温度变化通常先于颜色的改变。深肤色人群皮肤颜色变化表现可能不同。此类损伤是骨隆突处强烈的和（或）持续的压力和剪切力导致的。伤口可能会迅速发展，显露组织损伤的实际程度，也可能自行消失而不出现组织损伤。如果出现坏死组织、皮下组织、肉芽组织、筋膜、肌肉或其他深层结构，则表明全层组织损伤（不可分期，3 期或 4 期）。深部组织压力性损伤不能用于描述血管、创伤、神经性伤口和皮肤病。

12. 不可分期压力性损伤　全层皮肤和组织缺损，其表面的腐肉或焦痂掩盖了组织损伤的程度，一旦腐肉和坏死组织去除后，将会呈现 3 期或 4 期压力性损伤。在缺血性肢体或足跟存在不明确分期的压力性损伤时，若焦痂干燥、附着（贴壁）、完整、无红斑或波动感则不应软化或移除。

13. 医疗器械相关压力性损伤　这是一个病因性描述，是指由于诊断或治疗需要使用相关器械导致的压力损伤，通常这种损伤的形状与医疗器械形状一致。此类损伤可以使用压力性损伤分期系统进行分期。

14. 黏膜压力性损伤　是由使用医疗器械导致相应部位黏膜出现的压力性损伤。由于这些损伤组织的解剖特点，此类损伤无法被分期。

二、体位安置对患者手术诊疗的临床意义

现代麻醉学认为，患者处于麻醉状态时，全部或部分知觉已丧失，肌肉松弛，保护性反射作用大部分已经消失或减弱，基本失去了自主调节能力，加上重力的影响，改变体位对呼吸、循环所产生的生理功能变化会更加显著，还有可能会出现缺氧、二氧化碳蓄积、低血压、心动过速及神经损伤或麻痹等并发症。与此同时，还会引起器官组织血流分布的改变、器官组织的移位、肺部气体交换的变化、皮肤完整性的改变等。如果医护人员不能正确地进行体位摆放及保护，可能会给患者带来不必要的损伤。

正确的手术体位是手术进行的必要条件，为患者安置各种手术体位时，要充分运用力学原理，体位固定松紧适度，既要便于手术者操作，又要考虑到患者解剖和生理的耐受程度。不同手术体位身体的负重点和支点都会发生变化，相应组织承受的压力、剪切力和摩擦力也会随之发生变化。

（杨　英　寒　琳）

参 考 文 献

李小寒，尚少梅，2012. 基础护理学［M］. 北京：人民卫生出版社，55.

宋烽，2012. 实用手术体位护理［M］. 北京：人民军医出版社，10.

魏革，马育璇，2011. 手术室护理必备［M］. 北京：北京大学医学出版社，73.

吴欣娟，徐梅，2016. 北京协和医院手术室护理工作指南［M］. 北京：人民卫生出版社，288.

中华护理学会手术室专业委员会，2017. 手术室护理实践指南［M］. 北京：人民卫生出版社，31-32.

第二章 手术体位的安置原则与质量评价方法

手术体位的安置应由具有执业资质的手术医师、麻醉医师和手术室护士三方根据手术类型、手术需求、手术体位用具更新的情况选择适宜的安置方法，在减少对患者生理功能影响的前提下，充分显露手术野，保护患者隐私。明确手术体位的安置原则与评价方法，规范体位护理操作，能最大限度地避免患者因手术体位安置不当造成的损伤。

第一节 临床常见手术体位安置原则

手术体位安置原则是保持人体正常的生理弯曲及生理轴线，维持各肢体、关节的生理功能体位，防止过度牵拉、扭曲及血管神经损伤。保持患者呼吸通畅、循环稳定。远端关节高于近端关节。同时，着重注意各种衬垫物和支撑物的放置位置和支撑点，着力点和固定点要满足手术和患者的双重需求，保证着力点不妨碍患者的呼吸和循环功能，避免软组织受异常压迫和牵拉。安置体位并妥善固定患者后应逐一检查，注意分散压力，防止局部长时间受压，避免患者身体与金属接触造成电灼伤和挤压伤，保证患者皮肤的完整性。正确约束患者时，约束带须松紧适宜，以固定后能容纳一指为宜，保持体位稳定，防止术中移位、坠床。标准手术体位包括仰卧位、侧卧位、俯卧位，其他手术体位均在此基础上演变而来。

一、仰卧位手术体位安置原则

仰卧位主要包括标准仰卧位、头（颈）后仰卧位、头高足低仰卧位、头低足高仰卧位、人字分腿仰卧位。仰卧位主要适用于头颈部、颜面部、胸腹部、四肢等部位手术，临床实际护理操作过程中需要根据手术部位及手术方式的不同安置各种特殊的仰卧位。

（一）标准仰卧位安置原则

1. 根据需要在骨突处、枕后、肩胛、骶尾、肘部、足跟等位置垫保护垫，以防局部组织受压。

2. 上肢固定不宜过紧，预防骨筋膜室综合征。

3. 防止颈部过度扭曲，牵拉臂丛神经引起损伤。

4. 孕妇妊娠晚期在仰卧时需适当左侧卧，以预防仰卧位低血压综合征的发生。

5. 双上肢外展角度≤90°，保持上肢各关节处于功能位，防止损伤臂丛神经和腋神经。

（二）特殊仰卧位安置原则

1. 头（颈）后仰卧位安置原则 适用于口腔、颈前入路等手术。

（1）告知麻醉医生做好相应准备，安置卧位时动作轻缓，用力协调一致，防止颈部过伸引起手术体位综合征。

（2）注意保护患者眼睛，避免长时间角膜显露，造成角膜干燥、术后眼部不适。

（3）有颈椎病的患者，应在患者能承受的限度之内摆放体位。

2. 头高足低仰卧位安置原则

（1）重视患者各部位固定及稳定性，防止坠床。在摩擦力较大的部位，衬以棉垫以减小剪切力，肢体固定部位要加衬垫，不可过紧或过松。

（2）手术床头高足低，角度不宜超过30°，防止下肢深静脉血栓的形成。

3. 头低足高仰卧位安置原则

（1）评估患者术前视力和心脏功能。

（2）手术床头低足高，角度一般不超过 30°，防止患者眼部水肿、眼压过高及呼吸循环功能受影响。

（3）肩部挡板距离颈侧以能侧向放入一手为宜，避免臂丛神经损伤。

4. 人字分腿仰卧位安置原则 分为单纯人字分腿仰卧位（如开腹 Dixon 手术等）、头低足高人字分腿仰卧位（如腹腔镜下结直肠手术等）、头高足低人字分腿仰卧位（如腹腔镜下的胃、肝、脾、胰等器官手术等）。

（1）评估患者双侧髋关节功能状态，是否实施过髋关节手术。

（2）防止腿板折叠处夹伤患者。

（3）两腿分开不宜超过 90°，以可站立一人为宜，避免会阴部组织过度牵拉。

二、侧卧位手术体位安置原则

侧卧位手术体位适用于颞部、肺、食管、肾、髋关节等部位的手术，在标准侧卧位的基础上，根据手术部位及手术方式的不同，安置各种特殊侧卧位。

（一）标准侧卧位安置原则

1. 利用啫喱垫或其他手术用具，避免健侧眼睛、耳廓及男性患者外生殖器受压。将骨盆作为固定侧卧位的重点，避免固定挡板压迫腹股沟，导致下肢缺血、血流动力学改变或深静脉血栓的形成，术中及时观察患者下肢皮肤颜色。

2. 下肢固定带须避开膝外侧，固定于距膝关节上方或下方 5cm 处，防止损伤腓总神经。

3. 下位上肢远端关节高于近端关节，上位手臂应使肘关节稍高于肩关节，双手臂呈抱球状，有利于上肢及肩背部肌肉放松及功能位的维持。保护骨突部（如肩部、健侧胸部、髋部、膝外侧及踝部等），根据病情及手术时间建议使用抗压软垫及防压疮敷料，预防手术压疮。

4. 注意肩、臀部的固定，防止患者身体过度前倾、前屈，压迫下位上肢，导致桡神经损伤及头静脉和腋静脉回流受阻。

5. 术中调节手术床时需密切观察，防止患者体位移位，导致重要器官受压。

6. 体位安置完毕及拆除挡板时妥善固定患者，防止坠床。

7. 评估患者脊柱是否在一条水平线上，脊柱生理弯曲是否变形，下侧肢体及腋窝处是否悬空。

（二）特殊侧卧位安置原则

1. 颅脑手术侧卧位　注意患者肩部肌肉牵拉是否过紧，肩带部位应用软垫保护，防止压疮。

2. 肾脏、输尿管等腰部手术侧卧位　安置体位时应适当拉伸腰部肌肉，充分显露肾区。

3. 45°侧卧位　患侧上肢必须包好，避免肢体直接接触麻醉头架导致电烧伤；手指外露以便观察血运；保持前臂稍微抬高，避免肘关节过度屈曲或上举，防止损伤桡神经、尺神经。

三、截石位手术体位安置原则

截石位适用于会阴部及腹会阴联合手术，分为标准截石位和改良截石位。

（一）标准截石位安置原则

1. 双下肢外展＜90°，约束带固定于关节上方，松紧适宜，尽量避开关节处，避免损伤腓总神经。

2. 在腘窝及膝盖垫软垫，减轻腘窝压力，避免肢体及重物压迫腘窝神经及血管，防止损伤腘窝血管、神经及腓肠肌。

3. 尽量缩短头低足高位的持续时间，以防患者气道压力过高，呼吸不畅，颜面部水肿。

4. 安置过程中减少患者皮肤的显露，动作轻柔，不可用力拉扯。

5. 手术结束进行体位复位时应依次、慢慢放下双下肢，防止患者因体位突然改变导致回心血量骤减而发生直立性低血压。

（二）改良截石位安置原则

改良截石位时，小腿应由下垂改为水平或稍高，从而减少对腘窝的直接压迫，改善下肢静脉回流，降低血管内压力，防止血管内皮损伤引起血栓形成和下肢筋膜腔高压综合征的发生。

四、俯卧位手术体位安置原则

俯卧位手术体位的安置需保证患者胸腹部最大范围不受压，在保持头部与颈、胸位置正常的情况下，以脊柱为轴心向一侧缓慢旋转，主要适用于头颈部、背部、脊柱后路、盆腔后路、四肢背侧等部位的手术。

1. 安置体位时需要至少四名医护人员配合完成，做好相应准备，移位时应动作轻缓，步调一致，使患者血流动力学有时间随体位的改变而加以代偿。

2. 摆放双上肢时，应遵循远端关节低于近端关节的原则，同时避免臂丛神经、尺神经和桡神经受到损伤；约束腿部时应避开腘窝，足趾悬空不受压，使足部处于自然状态，避免过度背伸，损伤足部神经。

3. 安置体位时应确保双眼眼睑闭合，避免角膜损伤，眼眶、眼球、眉弓处避免受压，注意保护眶上神经。

4. 应使手术患者头部处于中立位，避免颈部过伸或过屈。

5. 做好受压部位防护。女性患者注意保护双侧乳房，男性患者注意外生殖器的保护。

6. 提前妥善放置体位垫，保证胸腹部尽量腾空，保证膈肌呼吸运动不受限制，避免胸腹腔压力过高导致手术野出血，而影响患者循环和呼吸。

五、坐位手术体位安置原则

坐位手术体位适用于颈部椎管内外手术，颅后窝手术、小脑部位手术。手术坐位的安置，需在保证患者舒适、安全、无损伤的前提下，充分显露手术野并妥善固定。因其操作复杂，术前体位用具须准备齐全，护理人员须熟悉手术床的功能。

1. 双下肢用弹性绷带包裹，由足底至腹股沟螺旋形包扎并显露出趾端，防止下肢血液滞留，严密观察下肢颜色。

2. 因坐位稳定性差，为避免术中手术患者移位、滑脱，系胸部约束带时应松紧适宜，以平放一手为标准，上紧下松并加强约束、保护。

3. 体位安置好后，手术中根据医嘱调节体位，复诵医嘱后再进行调节，严禁随意调节手术床控制面板，防止手术患者撕拉伤。

第二节　临床常见手术体位质量评价方法

手术体位的摆放质量直接关系到能否充分显露手术视野、手术者操作是否方便、手术时间的长短、患者的安全与舒适与否及患者的生命安危。手术体位的改变会对人体的循环系统、呼吸系统、神经系统产生各种影响，由于患者在术中需长时间被动维持手术所需的体位，尤其是在全身麻醉下，常会引起组织器官的血流分布改变、器官组织移位、肺部气体交换改变、皮肤压疮发生等。如果医护人员不能正确地进行体位摆放及恰当的保护，会给患者带来不必要的身体损害。因此，规范、准确、有效、合理的手术体位质量评价方法对提高手术质量和手术医师满意度、保障手术患者安全极其重要。

一、手术体位安置后患者安全性评价

（一）仰卧位安置后患者安全质量评价

人体具有颈、胸、腰、骶四个生理弯曲，人体仰卧位时的主要受力点集中在枕部、双侧肩胛部、骶尾部、双侧肘部和足跟部，其中骶尾部是最主要的受力点，仰卧位时骶骨所承受的压强在 5.32~9.98kPa，如果毛细血管的内部压强小于体表压强，就会影响毛细血管的血液交换，而人体组织在承受 3.00kPa 压强的情况下就有可能受到损伤。在没有保护措施、不变换体位的情况下，人体组织可承受 4.67kPa 的压强约 4h，如果这个压强增加到 9.33kPa，安全时间将会减少到 2h。人体平卧时骶尾部位所受压强范围为 5.32~9.98kPa，因此，患者平卧时，有发生压疮的可能性。所以手术患者枕部、双侧肩胛部、骶尾部、双侧肘部和足跟部在术中需减轻局部压力。仰卧位安置后患者安全质量评价如下所述。

1. 手术患者肩关节外展不超过 90°且无臂丛神经损伤　臂丛神经从尺骨鹰嘴内侧下方通过，分布于上肢。如果肩关节轻度外展，臂丛神经则整体向上形成较缓的曲线，如果肩

关节大幅度外展，臂丛神经则在尺骨鹰嘴附近形成的急弯借助尺骨鹰嘴滑车，在上肢和颈椎间进行"拔河"，臂丛神经作为"拔河的绳子"承受牵拉负荷。肩关节外展程度越大，臂丛神经的牵拉负荷也越大，肩关节长时间持续超过 90°的外展状态，是臂丛神经损伤的直接原因。

2. 手术患者肩关节处于中间位或内旋位，无肩关节损伤。患者头部的位置决定颈椎的排列（如前倾、后屈、侧屈、旋转），而颈椎的排列会影响臂丛神经的负荷，对于头部的位置，一般认为中间位最理想。当头部（颈椎）旋向一侧时，对侧的臂丛神经被牵拉，当对侧肩关节处于外展位时牵拉影响会加大；当头部同时旋转 90°时，会导致对侧的椎动脉血流中断。

3. 手术患者下肢约束带位置为膝关节上 5cm 处，约束带固定时松紧适宜，无腓总神经损伤。

4. 妇科腔镜手术安置仰卧位调节床面头低位时角度为 25°~30°。调节床面头低位时避免角度过大，以免气腹导致腹压增高，脏器压迫膈肌，影响患者呼吸循环功能。肩部挡板固定稳妥，保证患者术中无体位移位。

（二）侧卧位安置后患者安全性评价

1. 侧卧位时，手术患者的耳廓、肩部、髂嵴、膝关节外侧、外踝部和肘部外侧等主要受力点无压疮发生。安置体位时，根据手术患者的体型选择合适的软垫并仔细检查患者身体每个受力点情况，对于瘦弱患者，在骨隆突处加垫海绵垫，以缓解局部压力，减少损伤。

2. 手术患者颈椎与身体轴线一致。安置侧卧位时，由于存在头部和肩峰部的位差，需对头部采用薄枕或体位垫进行支撑。支撑的高度因人而异，其原则为保持颈椎与身体轴线一致。支撑高度过高或者过低都会影响两侧椎动脉的血流，从而影响患者头部供血。

3. 使用侧卧位固定挡板时，身体背侧支撑点为肩胛部和腰骶部。人体侧卧时，身体与手术床面受力的两个点为肩和髂嵴，一方面，在此处进行支撑以最大限度保障稳定性；另一方面，可以有效避开手术部位。

4. 手术患者无身体倾斜晃动发生。患者腹侧及背侧用骨盆固定架固定，防止身体倾斜晃动。

5. 对于胸外科手术安置侧卧位患者，约束带置于髋部及大腿下 1/3 靠近膝关节部，约束带松紧以能通过一指为宜。约束带过松约束无效，过紧则引起下腔静脉回流受阻，血容量减少，引起生命体征改变。

6. 45°侧卧位患者上侧手臂与身体角度为 90°。患者 45°侧卧时，对手臂的牵拉加大，因此可适当调节上托手板向身体足侧倾斜，保障患者的上侧手臂与身体角度为 90°。

（三）截石位安置后患者安全性评价

1. 手术患者枕部、双侧肩胛部、背部、骶尾部和腘窝皮肤无受损。患者术前已经存在下肢的血液循环障碍，骨隆突处未加适当的衬垫，衬垫不平整及手术人员的压、靠都可导致局部皮肤压伤。安置体位时，根据手术患者的体型选择合适的软垫，并仔细检查患者身体每个受力点情况，对于瘦弱患者，在骨隆突处加垫平整无皱褶的海绵垫，以缓解局部压力，减少损伤。

2. 遵循"T-K-O"连线原则。安置结束后患者的足尖、膝关节、对侧的肩在一条直线上。当患者处于麻醉状态下时，其关节韧带、肌肉呈松弛状态，要维持关节和肢体的正常生理状态和功能位，避免过度牵拉。安置截石位时，腿部外展程度超过"T-K-O"连线，有可能造成股骨颈骨折。

3. 手术患者术后无下肢静脉血栓形成。维持小腿血液循环的主要血管腘动脉、腘静脉位于腘窝，缺乏肌肉脂肪组织的保护，所以腘窝长时间受压会引起小腿血液循环障碍，造成血管内膜损伤或形成静脉血栓。尽量避免引起腘窝过度受压的因素，如约束带过紧或位置不当、膝关节弯曲角度过小等。注意观察患者下肢的皮肤颜色和皮肤温度。

4. 手术患者腘窝处于悬空状态。避免托腿板边缘压迫腘窝，造成损伤。

（四）俯卧位安置后患者安全性评价

1. 手术患者身体主要受力点皮肤完好，无压疮发生。俯卧位时身体着力点是头部、双肩、双侧胸部、髂前上棘、膝关节等部位，这些部位均为骨隆突处，肌肉脂肪较薄，长时间受压易引起皮肤压疮。

2. 手术患者双膝双髋关节屈曲 20°～30°，足趾悬空。保持患者关节处于功能状态，减轻足趾受压部位压力，防止足趾皮肤压伤。

3. 手术患者胸腹部无受压。在摆放俯卧位时，应根据患者胸部的宽窄和腹腔容量来调节体位垫中间空隙，采取锁骨和髂骨作为支点，尽量使胸腹部悬空于手术床上。如果胸腹腔脏器因地心引力而压迫胸壁，可引起胸廓和膈肌运动受限，通气不足，潮气量下降，缺氧和二氧化碳潴留。对有心肺疾病、年老、体弱的患者更应注意，术中应随时检查体位垫有无移动、肢体有无受压情况，以免引起患者血压、心率、呼吸变化，一旦发生异常，及时调整。

4. 手术患者俯卧位手臂置于头部上方时，远端关节应低于近端关节，即腕关节低于肘关节，肘关节低于肩关节，肩关节、肘关节呈 90°，避免体位架边角压迫上臂靠近腋窝的位置，以免压迫臂丛神经及动脉。

5. 手术患者骨盆和下肢有支撑。俯卧位时，患者全身麻醉，失去自我保护，注意包裹、支撑骨盆和下肢，有利于下肢血液回流，避免腹部受压导致下腔静脉回流受阻；避免双腿下坠，有利于维持血压稳定。

6. 手术患者颈部无过伸或过曲。患者被迫处于俯卧位时头部的位置相当重要，要避免颈部过伸或过曲，如果头部向侧面扭转 90°，对侧的椎动脉就会完全闭塞，易发生脑缺血和血栓。

7. 手术患者脊椎无损伤。头颈部固定时根据患者颈部生理弯曲来调节软垫或软枕的高度和位置，防止脊椎损伤。

（五）坐位安置后患者安全性评价

1. 手术患者主要受力点如枕部、双侧肩胛部、背部、骶部、腘窝和足跟部等部位皮肤完好无破损，无压疮。在术前摆体位时用硅胶垫垫于臀部最高点处，并拉平布单及固定约束带。胸腹部放置海绵垫，足跟部用棉垫保护，腘窝下垫小棉垫，术中定时检查受压部位局部血运情况。

2. 手术床调节过程中患者无生命体征剧烈变化发生。操作过程中缓慢升高背板和腿板，每升高 15°左右停留 3～5min，并严密观察患者各项生命体征的变化，让患者自身利用间歇时间得到调节，避免或减轻血压、心率的波动。

3. 在患者坐立于手术床时，在其胸腹部各置一软枕，并用约束带固定，减少内脏血液滞留，增加回心血量。

4. 手术患者头部支撑符合人体生理弯曲。避免颈部仰伸或屈曲，头部应居中，避免偏向一侧。患者头部处于垂直或稍前倾位置，前倾要保持下颌骨与胸骨两横指距离，防止气管和颈静脉受压回流障碍及脊髓血管损伤。

5. 手术床背板升高约 70°，患者的双侧髂前上棘连线平对背板折叠处，以维持其稳定性。

二、手术体位安置后患者舒适性评价

（一）仰卧位安置后患者舒适性评价

1. 手术患者手心朝向身体两侧，肘部自然略屈曲置于身旁。在安置仰卧位过程中，应维护人体轴线及正常生理弯曲，双臂自然贴于身体两侧，双腿略分开。

2. 手术患者床单位平整无皱褶。在铺床单时应保持床单平整，患者感觉舒适，避免皱褶，以降低压疮的发生。

3. 手术患者颈部肌肉放松，无紧张。头部垫高 3～5cm 以保持前屈，有利于放松颈部肌肉。

4. 手术患者腹壁肌肉放松，呼吸运动无受限。腘窝用软垫垫高 20°左右，使膝部和髋部适当屈曲，有利于放松腹壁肌肉和减轻腹肌紧张引起的呼吸动作受限。

5. 手术患者双眼角膜无干涩。体位安置完成后，协助患者双眼自然闭合。

6. 乳腺手术患者安置仰卧位固定手掌时约束带松紧度，以能伸进一个手指为宜。

7. 妇科腔镜手术安置仰卧位放置肩挡板时，挡板内侧应避免压迫颈动静脉，肩挡板与头颈部间隙以能插入手掌为宜。

（二）侧卧位安置后患者舒适性评价

1. 侧卧位安置用物准备选用流体垫合适（儿童型流体垫高度约 3.5cm，成人型流体垫高度约 5cm）。选用流体垫时，应充分考虑避免耳廓受压，要根据患者情况选用不同类型的流体垫。

2. 胸外科手术安置侧卧位患者腿部摆放为上侧腿部屈曲 60°～70°，下侧腿部伸直以保持侧卧位的稳定性，使患者腹部肌肉放松，增加其舒适度。

（三）截石位安置后患者舒适性评价

1. 遵循"坐姿下躺"原则：膀胱截石位是水平位的人体两腿分开、身体与大腿成 90°、大腿与小腿成 90°的端坐状态。

2. 手术患者臀部无过度受压。患者臀部下方垫体位垫，减轻局部压迫，提高其舒适度。

3. 手术患者双下肢外展小于 90°，避免过度牵拉双下肢造成患者不适。

4. 手术患者大腿与小腿纵轴成 90°～100°。此角度过小会使腘窝受压，过大则不符合生理条件，还会增加大小腿远端所受的压力。

5. 使用约束带时，不要直接系在膝关节上，应固定在小腿，并保持约束带平整，松紧适宜。

（四）俯卧位安置后患者舒适性评价

1. 摆放体位用物准备充分，适合患者体型。根据手术方式和患者体型，选择合适的用物置于手术床的相应位置，并注意用物的高度、宽度和长度，使患者舒适。

2. 手术患者手臂置于身体两侧时，掌心向内，维持其正常生理弯曲，使关节处于舒适的功能状态。

3. 术中巡回护士每隔 20～30min 对患者的额面部进行检查，查看患者头部是否移位，并对患者额面部进行按摩，缓解其额面部压力。

（五）坐位安置后患者舒适性评价

1. 手术患者术后无眼部不适。麻醉完成后，于患者眼裂处涂眼膏，防止血液及消毒液流入眼内产生刺激，增加患者眼睛不适感。

2. 手术患者无双下肢深静脉血栓发生。双下肢缠弹性绷带，从足趾直至腹股沟，绷带缠绕一定要松紧适度，以患者自觉舒适为宜。

3. 手术床调节适宜，根据患者的身高，以患者坐起后肩部超过背板为标准，避免背板升起后患者头部过低引起不适。

4. 手术患者胸部约束带松紧适宜，以平放一手为标准，上紧下松为原则。

5. 手术患者双肩在同一个水平线，双上肢处于功能位。保证患者舒适状态。

6. 手术的全程护理中应用保温毯或暖风机。

三、医师对术野显露需求满意度评价

（一）仰卧位手术医师对术野显露需求满意度评价

1. 手术患者仰卧位安置后能充分显露手术视野，便于手术医师操作，有效缩短手术时间。仰卧位是最基本也是最广泛应用于临床的手术体位，多数头、面、颈、胸、腹、四肢等部位手术皆使用此种体位，通常通过应用各种体位垫将手术部位局部抬高，患者的四肢也通常根据显露手术视野而张开或悬吊等。

2. 乳腺手术安置仰卧位患者患侧背部抬高 15°～20°，充分显露手术视野。

3. 头颈后仰卧位手术患者头部后仰，头颈处于中立位，充分显露手术部位。

（二）侧卧位手术医师对术野显露需求满意度评价

手术患者安置侧卧位后能充分显露手术野，便于手术医师操作。

1. 手术患者的手术部位置于手术床面关节上方，便于手术视野的显露。

2. 固定侧挡板时，床侧的固定卡头避开手术医师站位，以免影响手术医师手术操作。

3. 泌尿外科手术安置侧卧位患者腿部摆放为上侧腿部伸直，下侧腿部屈曲 60°～70°，以使肾区平坦，有利于显露手术视野。

4.泌尿外科手术安置侧卧位患者约束带固定位置为大腿上1/3靠近髋关节处及大腿下1/3靠近膝关节处，以不影响手术切口消毒范围，充分显露手术部位为宜。

5.髋部手术安置侧卧位，患者胸部及下髋部固定稳定，术中未出现移位，且不影响术后两侧肢体长度的对比。

（三）截石位手术医师对术野显露需求满意度评价

1.手术患者臀部安置于床缘或略出床缘，坐骨结节应超出背板下缘5～6cm；根据手术需要，充分显露手术视野。

2.手术患者臀部垫体位垫，抬高患者臀部15°～30°，可使腹腔脏器向上推移，手术野充分显露，便于手术医师操作。

3.适当调节手术床头低足高，角度为10°，有利于显露手术野。

4.手术患者大腿与躯干的纵轴成90°～100°，角度过小不利于腹部手术操作，过大则会加重腿托的负荷。

5.手术患者双下肢之间的角度应为80°～90°，过小不利于手术操作，过大易导致腓骨小头压在腿托上，时间过长容易引起压疮。

（四）俯卧位手术医师对术野显露需求满意度评价

1.手术患者脊柱保持在同一纵轴上，使术野充分显露，视线不偏离中线，便于手术医师操作，缩短手术时间。

2.胸腰段手术时手术患者手臂置于其头部上方，便于手术医师进行手术操作。

3.颈椎手术安置俯卧位时，手术患者双手掌心朝内放在身体两侧，维持其颈椎正常生理弯曲，便于手术医师操作。

4.肛门直肠手术俯卧位手术时患者两腿分开，会阴部置于手术床缘，便于手术医师操作，可有效缩短手术时间。

（五）坐位手术医师对术野显露需求满意度评价

1.安置体位用物准备充分。术前了解手术入路，肿瘤的部位、性质、大小及术式，根据患者自身情况，备好合适的体位设备和用物。安置体位时可节省时间，以免忙乱。固定好体位后充分显露手术视野，对顺利完成手术起着十分重要的作用。

2.肩关节手术安置坐位时患者背部使用薄软垫进行支撑以充分显露手术野。

四、手术体位安置后患者意外伤害评价

（一）仰卧位安置后患者意外伤害评价

1.手术患者双下肢无损伤。膝关节和踝关节组织薄弱，在使用单极电灼时如果两腿相互接触，容易有小电流通过而导致烧伤，因此在安置体位时，双腿应分开，避免关节相互接触。

2.手术床头板置于水平位，患者头部无损伤。避免患者头部过伸或过屈，造成损伤。

3. 在对手术患者进行约束时，已调节好体位，患者无压疮等意外伤害发生。调节体位至满意后，再进行约束，切不可先约束后调节，否则会增加身体与床面间的剪切力，增加患者压疮的风险，增加患者意外伤害的发生。

4. 手术患者肘关节妥善安置，无垂落至床两侧。对于因肥胖手臂不易约束置于体侧的患者，采用搁手板，注意保护肘关节和腕关节。使用搁手板时维持手臂自然舒展，避免肘关节从搁手板上滑落而损伤臂丛神经。

5. 手术床调节头高足低时，角度小于30°，无下肢静脉血栓形成和坠床发生。

6. 手术床调节头低足高时，角度不超过30°，患者无眼部水肿、眼压过高的发生。

7. 甲状腺手术安置仰卧位患者后仰头部无悬空。需要根据头部高度选择合适的头枕。安置体位一般在患者麻醉后，由手术医师、麻醉医师、巡回护士共同配合摆放，在抬高患者肩颈部时，一方面注意保护麻醉通路不可脱落；另一方面注意保护患者颈椎。

（二）侧卧位安置后患者意外伤害评价

1. 男性手术患者摆放体位时，体位垫摆放合理，注意外生殖器的保护，无外生殖器损伤。男性患者应合理放置体位垫，避免阴茎受压、水肿。

2. 手术患者双臂外展小于90°，避免手臂上举、过度牵拉肩关节及背肌。

3. 手术患者身体背侧支撑垫满足肩胛至腰骶的长度，身体前侧体位垫满足胸前至腹部的长度，避免压迫腋窝及会阴部。

4. 患者两足分开，上侧足部完全悬空。避免足尖或足跟局部受压。

5. 患者无意外坠床发生。体位安置完毕及手术结束后拆除挡板时妥善固定患者，安置45°侧卧位时患者身体稳定性较差，要仔细固定，防止坠床。

（三）截石位安置后患者意外伤害评价

1. 手术患者背部皮肤完好。采用头低膀胱截石位时，受力点会集中于枕部和肩胛处，再加上剪切力的作用，使患者背部皮肤极易受到损害。

2. 手术患者腘窝和腓总神经无损伤。患者骨隆突处用保护垫保护，提醒医师注意站立的位置，不要将双手或身体压在患者的腿上，防止局部皮肤压伤。腓总神经是坐骨神经的一个分支，在腓骨颈绕过并穿过腓骨长肌达小腿前侧。腓总神经绕过腓骨颈处距皮肤近且缺乏肌肉脂肪组织的保护，约束带不宜过紧，防止造成腓总神经的损伤。

3. 手术患者两腿间角度不超过135°。避免过度牵拉造成损伤。

4. 支腿架的两个关节，即支架高低角度调节关节和腿托倾斜角度调节关节在安置好体位后确保牢固固定，无术中松动甚至滑落发生。

5. 手术结束复位时，患者无低血压出现。单侧、缓慢依次放下患者双下肢。麻醉医师密切观察患者血压，防止患者回心血量减少引起低血压。

（四）俯卧位安置后患者意外伤害评价

1. 手术患者脊髓无意外牵拉和损伤。手术患者从仰卧位改换为俯卧位时，参与操作人员步调一致，保持头、颈、背、下肢围绕同一个纵轴同时转动。术中有时需要将患者从仰卧位改换为俯卧位，全身麻醉导致患者肌肉完全松弛，脊柱和各个关节失去支撑和保护，软组织韧带、神经、血管在改变体位过程中易牵拉损伤。改换体位时参与操作人员要保持步调一致，即保持头、颈、背、下肢围绕同一个纵轴同时转动，避免发生颈椎、腰椎和关节损伤。

2. 手术患者肘关节处于轻度屈曲位，无完全伸展或 90°以上屈曲的发生。俯卧位时，当肘关节处于过度屈曲位时，尺神经容易受到牵拉，同时尺神经内侧的骨性突起，使其也容易受到压迫。

3. 手术患者前额的支撑点不低于患者眼眶，避免对眼部造成损害。

4. 手术患者舌无外伸。患者全身麻醉后，舌由于重力作用，会沿气管导管与牙床的间隙向外伸出。此时可能由于牙齿咬合而造成舌部血液回流受阻，继而引发舌部水肿、发绀，因此应在口腔给予纱布垫保护，防止舌外伸。

5. 手术患者颧骨、口唇无受压。头面部的支撑点应选择前额、两颊及下颌，避免对颧骨直接压迫，同时下颌部支撑应避开患者口唇。

6. 手术患者肩关节无损伤。将手臂从体侧向头部上方安置时，应遵循肩关节生理旋转方向，避免生硬牵拉造成关节损伤。

7. 手术患者生殖器官无压伤。女性患者俯卧位时双侧乳房应重点保护，乳腺组织血运丰富，受到挤压易引起损伤，摆放时将双侧乳房置于体位垫空洞处，避免挤压；男性患者俯卧位时应注意保护外生殖，因外生殖器皮肤薄嫩，摆放时外生殖器不能与体位垫接触，避免受压。

8. 手术患者视神经无损伤。俯卧位安置头部时，一定要保护好患者的眼睛，使用头托固定头颈部时，要使眼部位于头颈托凹陷处，避免眼睑部皮肤直接接触头托，对眼部造成压迫。如果眼部长时间受压会因缺血缺氧而引发视神经损伤，导致眼部失明，这属于重大医疗事故。

9. 手术患者眼部无损伤。在摆放头部时，应注意使患者上下睑合拢，避免角膜损伤，眼部用保护膜粘贴，调整好头架与手术床的距离，翻身时保护好气管导管，将患者头面部放置在头架上并将眼部及气管导管悬空。

10. 手术患者手臂无损伤。手臂给予保护垫保护，避免与头架、托盘架等硬物、金属物直接接触，造成意外伤害。

11. 颈椎手术俯卧位，患者无意外神经损伤。颈椎手术对患者头部进行严格固定，避免术中因头部移动造成意外神经损伤。

（五）坐位安置后患者意外伤害评价

1. 术中遵医嘱调节手术床，复诵医嘱后再调节，调节位置精准，避免因操作不当对患者造成伤害。

2. 手术患者无意外下滑发生。缓慢、间断地升高手术床背板 70°左右并调整手术床角度，将腿板升高至 15°～20°，手术床后倾 15°，防止患者向下滑移。

3. 手术患者在体位安置时无意外伤害发生。全身麻醉下患者完全失去自控能力，肌肉张力低，在体位安置及搬动时对头颈及四肢关节活动部位要格外小心，在变动体位时均为多人配合，特别应注意对头颈部的保护，避免意外伤害。

4. 无头架移动导致颈髓损伤及脑干移位等严重意外伤害。将头架的螺钉拧紧，各个关节固定稳妥，无松动。

5. 手术患者双下肢肢端血运良好。由于双下肢穿有弹力袜，要显露双足趾端以便随时观察肢端的血运情况。

6. 手术患者无静脉空气栓塞发生。坐位时颅内静脉形成负压，有发生气栓的危险，空气常自枕下静脉丛、乳突静脉血管及侧静脉窦等处的破裂小孔进入。

7. 手术患者无各管道滑脱发生。在安置体位时动作轻柔，安置体位前先将各管道安置妥，保持通畅；坐位安置妥后，协助麻醉医生妥善固定气管导管；术中随时观察，防止导管扭曲、松脱。

（吴荷玉　刘凤霞）

参 考 文 献

高兴莲，田莳，2014. 手术室专科护士培训与考核［M］. 北京：人民军医出版社，498-502.

郭莉，2017. 手术室护理实践指南［M］. 北京：人民卫生出版社，45-65.

吴欣娟，徐梅，2016. 手术室护理工作指南［M］. 北京：人民卫生出版社，122-133.

杨美玲，2014. 手术室优质护理指南［M］. 南京：东南大学出版社，328-332.

周力，吴欣娟，2011. 安全手术体位图谱［M］. 北京：人民卫生出版社，4-10.

第三章　手术体位安置技术常用医疗设备和体位用具

第一节　手术床及相关知识

手术床是提供麻醉和手术的设备平台，是手术治疗必不可少的基本医疗器械之一，1938 年手术床专业生产工厂在德国创建，随着科学技术的进步、机械加工能力的加强及设计制造水平的提高，手术床的功能从简单到复杂，材质从木料到不锈钢合金，操作从机械到电动控制功能，从单纯的支撑到现在能够满足各种复杂体位的摆放，既满足了手术的需要，同时保障了手术患者的安全，更将医务人员从驱动操作中解放出来。手术床能否规范使用及管理制度是否健全直接影响麻醉及手术的进程和患者的手术安全。

一、手术床的种类

随着医学技术的发展和外科技术的革新，手术床逐步向多功能、智能化方向发展。现代手术床不仅是简单的患者支撑平台，而且还可以满足各种手术体位摆放和术中检验手段（如 CT、MRI 等）的需求，同时还具备功能齐全、操作便捷、安全坚固、舒适省力等特点。手术床的种类和品牌繁多，根据其功能和结构的不同，可通过多种方式分类。

1. 按照驱动方式不同，可分为液压驱动手术床（图 3-1-1）、机械驱动手术床（图 3-1-2）。

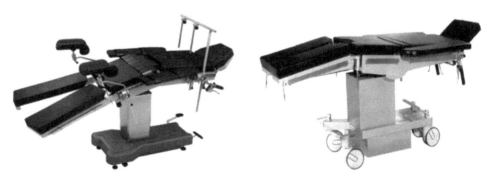

图 3-1-1　液压驱动手术床　　　　　图 3-1-2　机械驱动手术床

2. 按照操作方法不同，可分为简易轻便式手术床（图 3-1-3）、人工驱动式手术床（图 3-1-4）、电动驱动式手术床（图 3-1-5）。

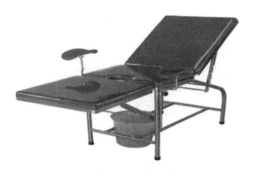

图 3-1-3 简易轻便式手术床

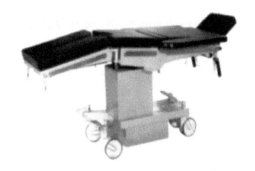

图 3-1-4 人工驱动式手术床

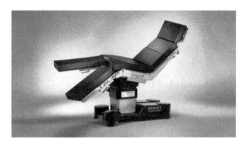

图 3-1-5 电动驱动式手术床

3. 根据材质不同，可分为不锈钢合金手术床（图 3-1-6）、全碳纤维手术床（图 3-1-7）、防磁手术床等（图 3-1-8）。

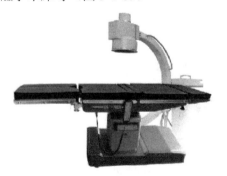

图 3-1-6 不锈钢合金手术床

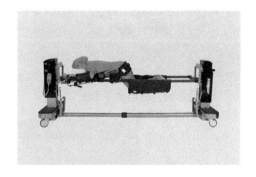

图 3-1-7 全碳纤维手术床

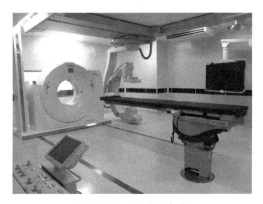

图 3-1-8 防磁手术床

4.按照移动情况不同，可分为移动式手术床（图3-1-9）、固定式手术床（图3-1-10）。

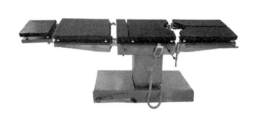

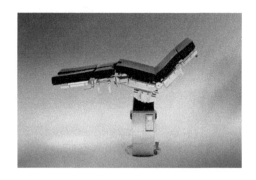

图 3-1-9　移动式手术床　　　　　　　　　　图 3-1-10　固定式手术床

5.按照手术类别，可分为通用型手术床（图3-1-11）、专用型手术床［如神经外科手术专用床、骨科牵引手术专用床（图3-1-12）、泌尿外科手术专用床、眼科手术专用床等］和分离式手术床（图3-1-13）系统。

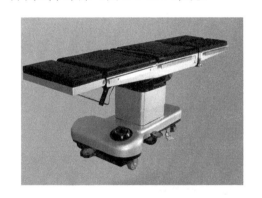

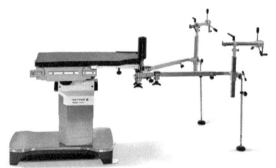

图 3-1-11　通用型手术床　　　　　　　　　　图 3-1-12　骨科牵引手术床

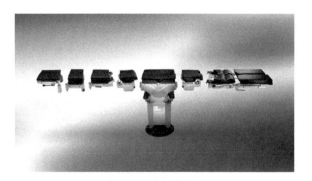

图 3-1-13　分离式手术床

分离式手术床系统起源于20世纪90年代，是集先进的制造工艺和最新科学技术于一体的手术床产品。手术床基座固定，手术台面可以根据手术的不同需求进行选择，即在同一手术间可实现多种手术台面的互换。目前，手术床系统正在不断改进完善，适用范围越来越广。

二、手术床的结构附件及功能

（一）轻便手术床的结构、附件及功能

轻便手术床由床架和床面组成，结构简单，可选用薄钢板、型钢或者其他轻便的材质制造，因其质量轻、可折叠或可拆卸的特点，常用于简易手术室、帐篷、野战或野外救治的特殊场合等。

（二）人工驱动型手术床的结构、附件及功能

1.基本结构　包括床面、床柱和底座。手术床面是支撑手术患者的主体，床柱和底座支撑床面。其中床面的组成自上而下分为下述部分。

（1）头板：分为单关节头板（图3-1-14）、多关节头板（图3-1-15）和特殊头板（图3-1-16）。

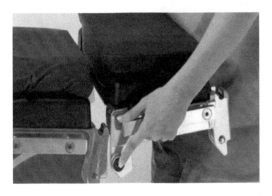

图3-1-14　单关节头板

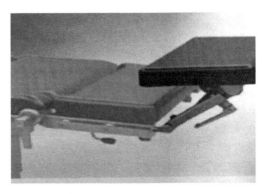

图3-1-15　多关节头板

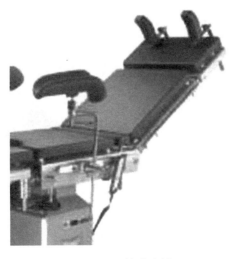

图3-1-16　特殊头板

（2）背板：有单一背板（图3-1-17）及上、下背板（图3-1-18）。

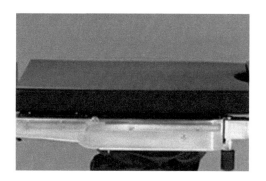

图 3-1-17 单一背板

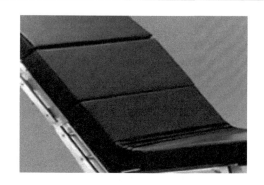

图 3-1-18 上、下背板

（3）座板：一般为单一座板（图 3-1-19）、中央镂空座板（图 3-1-20）。

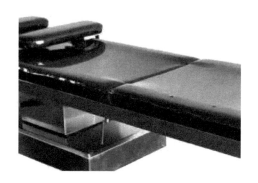

图 3-1-19 单一座板

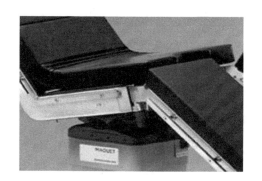

图 3-1-20 中央镂空座板

（4）腿板：单一腿板（图 3-1-21）和分体式腿板（图 3-1-22）。

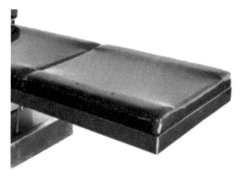

图 3-1-21 单一腿板

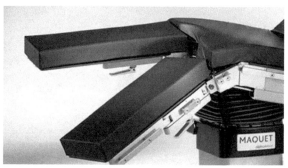

图 3-1-22 分体式腿板

2. 附件（图 3-1-23）

（1）软垫：由海绵垫、皮革、塑料等不同材质制成，通过连附带固定于床板上，可使手术患者安置于床上时柔软舒适。

（2）麻醉屏风：有"L"形、"门拱"形、"工"字形。一般放于头侧隔离无菌区，便于麻醉医师操作和术中观察。

（3）搁手板：分为左右两侧平放支架和单侧上肢上搁手板，用于放置手术患者的上肢，保证肢体的功能位。

（4）截石位腿架：分为左右两侧，支持腿部的部位呈"U"形，用于截石位时放置手术患者的下肢。

（5）各类固定附件：用于搁手板、腿架、手架、屏风架等与手术床之间的衔接固定。

（6）约束带：又称固定带，用于手术患者体位摆放时的固定，避免其坠床。

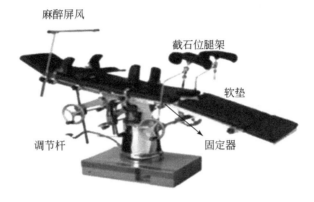

图 3-1-23　人工驱动床附件

（三）电动驱动型手术床的结构、附件及功能

1. 基本结构　包括手术台面、床柱、底座、电动遥控器和附件等。

（1）手术台面：与人工驱动型手术床相同，由头板、背板、座板和腿板组成（图3-1-24），一般包括头板面、背板面、底板面、腰板面、左腿板面和右腿板面 6 个部分。通过对 6 个台面的变化调节就可实现手术体位的改变。

（2）床柱：四边形的结构，主要支撑手术台面，实现手术床的上升、下降、左右倾斜的调节。在床柱一侧有备用电控面板，可在手持电动遥控器操作不便时进行控制操作。

（3）底座：其作用是支撑手术台面，实现手术床的转移、固定功能。底座下方四个滑轮，头侧方向有各类接口（如电源接口、电动遥控器接口、脚踏接口等）、底座固定手柄等。

（4）电动遥控器：由控制手板、固定夹和连接线组成。控制手板上有各种体位调节按键，可通过操作者的意愿实现手术床各种调节功能。固定夹可将电动遥控器固定于手术床四周的任何滑轨上，方便收纳。连接线可将电动遥控器与手术床底座相连，如为无线遥控器，则没有连接线。

2. 附件　除人工驱动型手术床所包含的附件（如软垫、各类固定附件、麻醉屏风架、搁手板、截石位腿架、约束带等）以外还包括以下附件。

（1）护手板（图3-1-25）：用于肥胖患者手臂约束时的保护。

（2）脚挡板（图3-1-26）：用于头高足低位时支撑足部，防止患者下移。

（3）肩挡板（图3-1-27）：用于头低足高位时支撑患者的肩部，防止患者下移。

（4）侧卧位挡板（图 3-1-28）：分为前侧、后侧挡板。用于侧卧位时对耻骨联合、肩胛部和腰骶部的固定。

（5）腋下支撑板（图 3-1-29）：用于坐位手术患者上身的支撑。

（6）马蹄形头托（图 3-1-30）：用于头部的固定。

（7）膝部支撑架（图 3-1-31）：用于跪卧位膝部的支撑。

（8）脚踏控制器（图 3-1-32）：实现手术床面的各项调节。

（9）骨科牵引支架（图 3-1-33）：根据牵引的部位选择不同的专业牵引支架，用于身体各个关节骨折的复位、内固定手术。

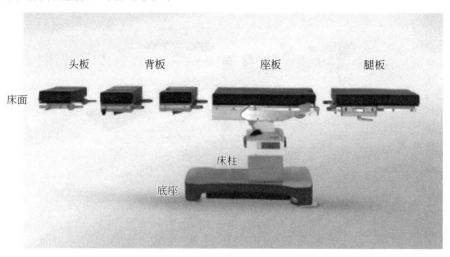

图 3-1-24　电动手术床

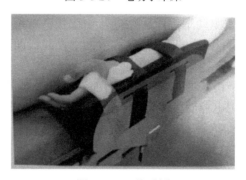

图 3-1-25　护手板

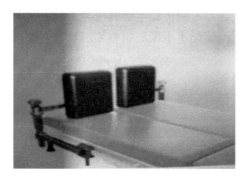

图 3-1-26　脚挡板

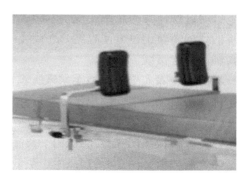

图 3-1-27　肩挡板

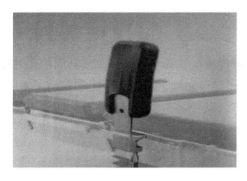

图 3-1-28 侧卧位挡板

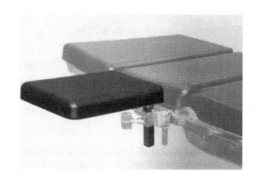

图 3-1-29 腋下支撑板

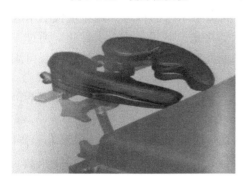

图 3-1-30 马蹄形头托

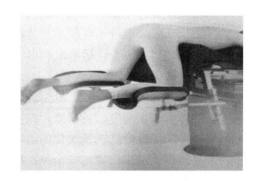

图 3-1-31 膝部支撑架

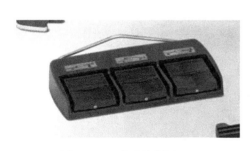

图 3-1-32 脚踏控制器

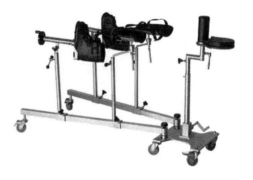

图 3-1-33 骨科牵引支架

（四）碳纤维手术床结构及功能

碳纤维手术床的床垫及床面板皆是由碳纤维材质制成。碳纤维，是一种含碳量95%以上的高强度、高模量纤维的新型纤维材料。具有耐腐蚀性、良好的导电导热性能、电磁屏蔽性好的特点。碳纤维手术床的基本结构及附件同电动驱动型手术床，其特殊之处在于：

（1）床柱采用独特的单边立柱设计，为 C 形臂 X 线透视和其他设备配合使用留下了超大的空间。

（2）底座一般采用"T"形设计，给术者提供足够的脚部空间且重心稳定。

（3）手术床面 X 线透视性好，适用于各类骨科手术。

（五）防磁手术床结构及功能

MRI 具有无放射损伤、软组织分辨率高，并可提供矢状面、冠状面、横断面图像等优点。高质量 MRI 和脑功能成像要求使用高场强封闭磁体系统，需使用专用的防磁手术床。术中需要扫描时，可将磁体沿轨道滑动至手术间内直接对手术患者进行检查。防磁手术床体采用无磁特殊航空材料，在强磁环境下，不会产生运动或转移，无吸力，对磁共振各检查均无影响。其基本结构及附件同电动驱动手术床。

（六）手术床系统结构及功能

手术床系统又称手术台系统（图 3-1-34），是高端手术床的标志。随着现代手术医学的不断进步，手术床系统不仅能满足各种不同手术的需求，其设计更为人性化。通过一个床柱、一个控制器、一个转运小车和多个类别的床面及附件，进行模块化的组装就可满足各种手术技术的需求。

1. 床柱　分为固定式床柱（图 3-1-35）和移动式床柱（图 3-1-36）。通过床柱调节患者在床板上的体位，如高度、前后倾、左右倾。

2. 多功能床板及附件　模块化的组装模式，不是将床板单纯地分为腿板、座板、背板、头板，而是可以通过床板锁定安全锁、床柱接口系统，根据手术随意进行模块化组装。

3. 电动控制器（图 3-1-37）　分为有线控制器、无线控制器、脚踏控制器和备用控制面板。可以实现电动调节床板和床柱的各项功能。

4. 转运小车（图 3-1-38）　运送手术床板和移动式床柱。

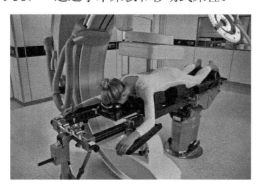

图 3-1-34　手术床系统

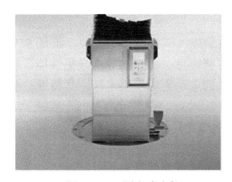

图 3-1-35　固定式床柱

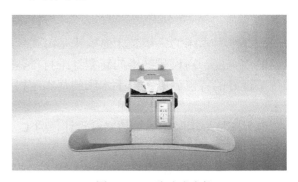

图 3-1-36　移动式床柱

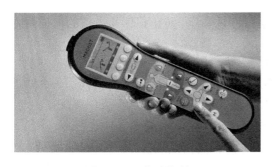

图 3-1-37　电动控制器

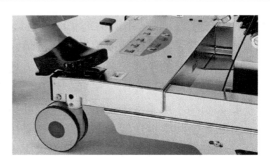

图 3-1-38　转运小车

三、手术床的安全使用

（一）使用前

1. 按照层流手术间的要求，合理安置手术床的位置，如垂直层流设计，手术床应处于层流天花板进风口的正下方。

2. 检查手术床是否处于锁定状态，如未锁定，手控 LOCK 键或将位于床头下方的踏板踩为 STOP 状态。

3. 在锁定状态下，使用电动控制手板调节手术床的各项功能，检查各调节功能是否能正常运行。

4. 检查床板的各个固定附件是否固定，各床板是否平整、稳固，有无血渍。

5. 根据手术方式和手术体位的需求，检查手术床及其附件是否齐全。

（二）使用中

1. 手术患者在手术床上时，禁止移动手术床，以防患者坠床。

2. 对于能主动配合的成年患者，要提前告知其动作幅度过大甚至坐起均会导致坠床，说明妥善约束的目的和重要性，取得其理解和配合后再采用约束带等用具保护患者；对于婴幼儿等不能主动配合的患者，必须留守一人看护，以防坠床。

3. 手术床各床板的载重要求　头板与腿板最大载重为 40kg；当两腿板分开超过 45°时，只可负载 20kg；手术床承受的重量不宜超过 150kg。勿让患者坐在手术床的头板、手臂板或腿板上，超过负载可造成患者坠床及配件弯曲损坏等不良后果。

4. 全部安置妥手术体位后，勿将患者的皮肤直接接触床体的金属部位。

5. 每次手术调控手术床前，都应该提醒术者停止操作，以免影响操作或使器械误伤脏器；调控手术床时，与麻醉医师共同观察患者生命体征的变化，评估皮肤受压情况的改变，注意观察床旁有无阻碍物，调节幅度不能过大，以免造成患者因体位改变而导致的损伤；调控好后再告知术者继续手术，同时麻醉医师检查气管导管、心电监护等各种连接线，巡回护士及时检查输液通道和引流通道。

（三）使用后

1. 手术床使用完毕后将其降至最低状态，并用含有表面活性剂和磷酸盐的弱碱性清洁剂擦净污迹及血迹。勿用清洁剂和清水直接喷洒或冲洗底座，防止损坏其内部的电控系统，导致设备短路、零件生锈或引发其他故障。

2. 电动调节的手术床要及时充电，方便使用。

3. 电动控制手板使用完毕后，将其挂于手术床滑轨上，避免损坏遥控线路。

4. 如长期不用手术床，请关闭电源并拔下插头。

5. 将电源线定点放置，充电时避免碾压电源线。

6. 挪动手术床时，勿将足放在手术床底座下，防止夹伤或压伤。

7. 勿将任何物品放于手术床底座的外盖上。

8. 手术床的检修盖或控制零件被移走时，放置提醒标志，请勿进行任何操作以防触电。

9. 请专业人员定期做好手术床的保养工作并做好记录，如有问题，立即检修。

四、手术床的维护及保养

（一）清洁

每天常规清洁手术床。手术结束，切断电源后及时去除手术床表面的血渍、污渍及手术所用消毒液。可先用 500mg/L 含氯消毒液擦拭，再用清水擦拭，忌用强腐蚀性或酸性的清洁剂和消毒液，严禁用水冲洗。若需用水冲洗消毒地面或对地面进行冲洗打蜡抛光等操作时，应将手术床调至解锁状态，待手术床的底轮放下后，将其推至干燥处，以防止手术床内部受潮。

（二）液压系统

每天使用手术床前，检查手术床面是否处于最低位置。液压手术床要定期查看油箱内液压油的剩余量，油面不足油箱的 3/4 时，应加至 3/4 处。每两年要换油一次。

（三）充电与电量

电动调节式手术床使用前要查看剩余电量是否可以满足手术当天需求。电量不足时，要及时充电。充电前检查充电线的完整性，充电时查看电源指示灯是否正常，充电状态是否正常。根据说明书，查看每次电量充满后实际使用的体位调节次数是否在正常范围内，以此来判断蓄电池的使用状态。充电结束后，及时切断电源。

（四）手控器装置

检查手控器与手术床是否有效连接，检查手控器连接线的完整性，避免连接线打折、弯曲。调节手控器，检查对应的按键是否灵敏有效，调节功能和速度是否在正常范围内。

（五）手术床的稳定性

每天早上检查手术床的稳定性，检查头板、背板及腿板的稳定性。查看各个连接处是否连接正确，连接紧密，有无松动。查看连接关节处的螺帽是否完整、齐全。

（六）制动功能

将手术床调节至锁定状态检查手术床制动是否正常。

（七）配件的管理

将手术床的配件按使用频率有序摆放，使用频率高的可以放置于手术间内，使用频率低的定点存放，专人保养，便于管理。

（八）开展专题培训

定期邀请厂商技术人员进行专题讲座，讲授手术床及其配件的正确使用方法，操作注意事项和保养维护知识，将使用规范流程和注意事项专门的塑封卡片置于手术床侧边，便于护士学习和掌握，以此减少和避免因为操作不当而损坏手术床和配件，延误麻醉和手术进程。

（九）建立使用登记制度

在信息化系统中及时登记手术床使用信息，责任到人，便于及时反馈信息。每周对手术床进行彻底清洁，将手术床垫拆除后，将床垫与床面贴合处进行清洁。安排专人每周进行润滑、检查、维修与保养，并进行登记。使用过程中，发现问题，及时联系仪器组维修人员进行检查维修，以保证正常使用。如果需要返厂维修，则需要做好登记并及时追踪维修状况。

第二节　手术体位垫

一、手术体位垫分类

手术体位垫是摆放手术体位时的必需工具，既能保证手术体位的基本固定，显露手术野，满足手术的需要；又可满足维持正常呼吸循环及神经功能，缓解局部组织受压的需求。手术体位垫分为普通海绵垫（图3-2-1）、充气式塑胶垫（图3-2-2）、高规格记忆海绵垫、成形压力缓解保护凝胶垫、流体体位垫等。

（一）普通海绵垫

1. 外套　采用薄型防水尼龙面料或皮质材料并分别施以不同色系，便于随时清洁，每月定期更换。

2. 内衬　是由聚氨酯材料，经发泡剂等多种添加剂混合制成的高密度海绵。海绵的密度≥45kg/m³，孔多且饱满。临床上常使用30泡软质海绵和50泡硬质海绵，用于躯干和肢体的不同受力部位，达到减压效果。

3. 规格　包括长方垫、方垫、斜坡垫、圆枕等各种形状不同、规格不同、厚度不同的体位垫，分为成人体位垫和小儿体位垫，可满足各种手术体位及各种体形患者的需求。

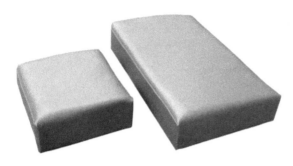

图 3-2-1　普通海绵垫

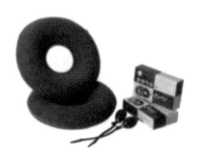

图 3-2-2　充气式塑胶垫

（二）充气式塑胶垫

采用柔韧性、伸缩性极佳的 PVC 塑胶制成，垫体上带有充气管、截流夹、压力表及充气囊。按照手术体位的要求可以设计成各种形状和规格，以适用于摆放体位后各个间隙的支撑，达到减压的效果。

（三）高规格记忆海绵垫

记忆海绵是一种具有开放式单元结构的聚氨酯高分子聚合物，这种材料具有显著的慢回弹特性，与人体的细胞结构相近，柔软舒适。这种材料分子对温度很敏感，所以又被称为温感记忆绵。作为体位垫类产品材料时，其受到的压力接近静态压力，而在这类压力作用下，记忆绵材料的分子结构会发生"流动"，通过移位、变形来贴合施压面的轮廓，将支撑点扩散至整个接触面，使压力在接触面均匀分散（图 3-2-3）。当手术患者坐卧于记忆绵材质的体位垫上时，受压部位压力均匀分散，没有局部压力过高的情况，因此这种材料针对长时间压力压迫导致血液循环堵塞而造成的压疮等

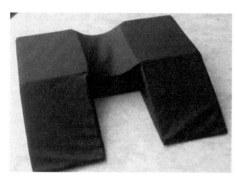

图 3-2-3　高规格记忆海绵垫

问题，有很好的预防效果。

（四）成形压力缓解保护凝胶垫

凝胶手术体位垫是由高分子凝胶构成，有多种规格和类别，具有许多优点：质地柔软、减震抗压、有良好的组织相容性，可使身体质量均匀地分布到体位垫上，因此对于手术患者受压部位的皮肤有非常好的保护作用（图 3-2-4）。同时，具有易清洗、消毒方便的特点，可用酒精等无腐蚀性消毒液消毒。这种材质不含硅胶、乳胶和任何塑化剂，

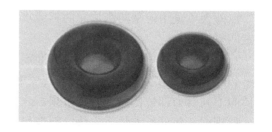

图 3-2-4　成形压力缓解保护凝胶垫

无污染，对人体无不良反应。

（五）流体垫

流体垫是一种新型流体明胶制成的体位用具，手术过程中置于患者身下，可根据患者的体型进行任意塑形，起到支撑减压的作用。该材质柔软低敏，能重复多次塑形，满足各种体位的需求（图 3-2-5）。

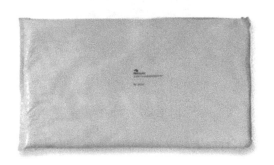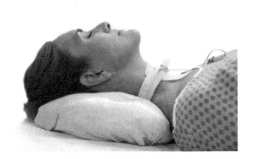

图 3-2-5　流体垫

二、手术体位垫功能

手术体位垫是帮助摆放手术体位时必须使用的工具，能为手术患者提供良好、舒适、稳定的体位固定，最大限度显露术野，减少手术时间。

手术体位垫由高分子凝胶、聚氨酯高分子聚合物、流体明胶等构成，柔软、减震、抗压，能够最大限度地分散压力，减少神经损伤和压疮的发生。

手术体位垫能透过 X 线等放射线，CT 检查及放射治疗时均可使用，绝缘不导电，有较好的耐受性。

三、手术体位垫的适用范围（以成形压力缓解保护凝胶垫为例）

1. 俯卧位头垫用途　俯卧位手术时用于头面部支撑保护，保护气管导管，保持呼吸通畅（图 3-2-6）。

2. 圆形头圈用途　平卧位手术时支撑保护头枕部，适用于脑外科和五官科手术，可稳定头部，避免头枕部压疮的发生（图 3-2-7）。

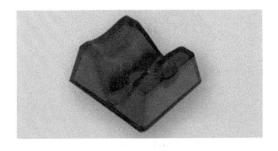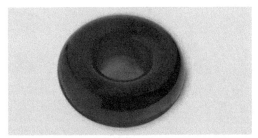

图 3-2-6　俯卧位头垫　　　　　　　　　　图 3-2-7　圆形头圈

3. 开放式头圈用途　侧卧位、俯卧位手术时使用，支撑保护头面部，保护气管导管，保持呼吸通畅（图3-2-8）。

4. 圆碗形头圈用途　平卧位手术时支撑保护头枕部，适用于脑外科和五官科手术时稳定头部（图3-2-9）。

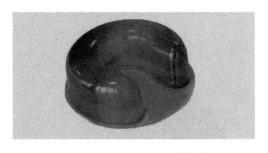
图 3-2-8　开放式头圈

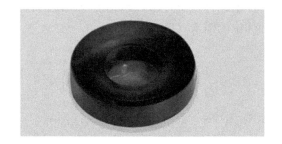
图 3-2-9　圆碗形头圈

5. 开放式碗形头圈用途　侧卧位、俯卧位手术时应用，支撑保护头面部，保护麻醉气管导管，保持呼吸通畅（图3-2-10）。

6. 通用型头枕用途　平卧位手术时缓解头部压力，保持头部的舒适性，也可在侧卧位同辅助支架配合使用，加强对腰部、膝部及会阴部等部位的保护（图3-2-11）。

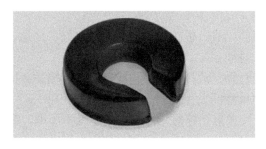
图 3-2-10　开放式碗形头圈

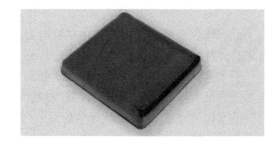
图 3-2-11　通用型头枕

7. 通用凹形头垫用途　平卧位手术时应用稳定头枕部，也可用于侧卧位手术髋部及膝部的保护（图3-2-12）。

8. 眼科头垫用途　眼科、颌面外科手术时应用，保持患者在局部麻醉状态下的舒适性并可稳定头部（图3-2-13）。

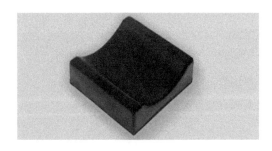
图 3-2-12　通用凹形头垫

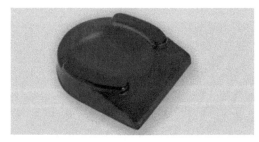
图 3-2-13　眼科头垫

9. 甲状腺垫用途 甲状腺及颈部手术时使用，解剖型设计，能充分显露手术视野并加强对颈后部的支撑与保护，避免甲状腺及颈部手术术后的不适症状（图 3-2-14）。

10. 上肢垫用途 通用于标准手术床的上臂支架，可保护肘部尺神经和臂部（图 3-2-15）。

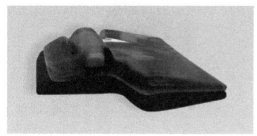
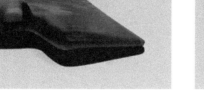

图 3-2-14 甲状腺垫　　　　　　　　　　图 3-2-15 上肢垫

11. 菱形肘部护垫用途 保护肘部，避免尺神经的损伤（图 3-2-16）。

12. 侧卧位垫用途 适用于所有侧卧位手术，为侧卧位手术提供保护的专用垫，可减轻肩部和上肢的压力，同时对神经组织提供保护（图 3-2-17）。

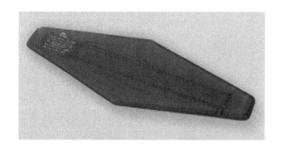
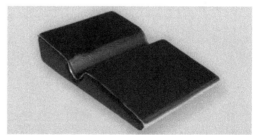

图 3-2-16 菱形肘部护垫　　　　　　　　图 3-2-17 侧卧位垫

13. 俯卧位垫用途 为俯卧位手术提供保护的专用垫，可减轻胸部压力，维持良好的呼吸循环功能，适用于颈腰胸椎手术（图 3-2-18）。

14. 胸髋垫用途 俯卧位手术时起保护胸髋的作用，可以避免影响呼吸循环功能，避免压疮的形成。胸髋垫也可用于平卧位手术中的肩部支撑或者心脏外科手术时保证整个胸部的伸展（图 3-2-19）。

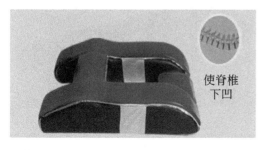
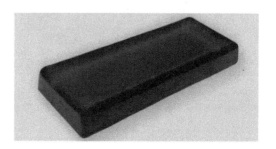

使脊椎下凹

图 3-2-18 俯卧位垫　　　　　　　　　　图 3-2-19 胸髋垫

15. 臀垫用途 保护骶尾部，避免压疮的形成（图 3-2-20）。

16. 斜形垫用途　用于侧仰卧位、平卧位手术时腰部、肝区、脾区的支撑和保护，能充分显露手术术野（图3-2-21）。

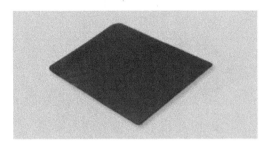

图 3-2-20　臀垫

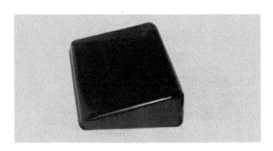

图 3-2-21　斜形垫

17. 骨科床专用柱垫用途　使用骨科牵引床时，置于会阴部，避免压迫损伤（图3-2-22）。

18. 柱形体位垫用途　平卧位手术时保护膝踝部或用于肩部支撑。组合应用于俯卧位手术中时，对肩、胸及髋部具有良好的支撑和保护作用，也可应用于侧卧手术时腋下保护（图3-2-23）。

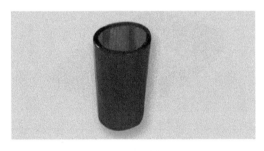

图 3-2-22　骨科床专用柱垫

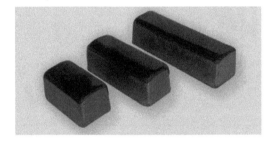

图 3-2-23　柱形体位垫

19. 半圆形体位垫用途　用于平卧位手术时保护膝踝部，肩部支撑，以及俯卧位手术时支持保护胸髋部，也可用于侧卧手术时腋下保护（图3-2-24）。

20. 凹形体位垫用途　用于俯卧位手术时的膝部保护，也可用于上臂支持保护（图3-2-25）。

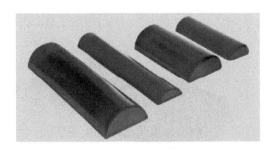

图 3-2-24　半圆形体位垫

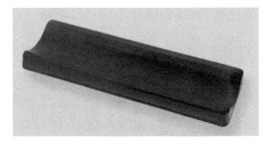

图 3-2-25　凹形体位垫

21. 通用方垫用途　配合手术床支架使用，保护皮肤，避免压疮形成和神经损伤，用于截石位手术时膝部保护，侧卧位手术时肩、髋部保护（图3-2-26）。

22. 隧道垫用途　用于侧卧位手术时下肢的保护（图3-2-27）。

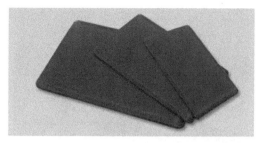

图 3-2-26　通用方垫

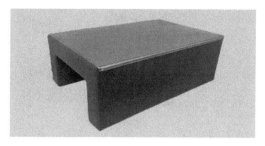

图 3-2-27　隧道垫

23. 跟骨垫用途　保护踝部、足跟部,避免压疮的形成,也可应用于骨科跟骨牵引(图 3-2-28)。

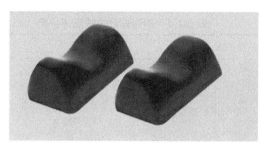

图 3-2-28　跟骨垫

24. 手术床垫用途　配合手术床使用,保护皮肤,避免压疮形成和神经损伤(图 3-2-29,图 3-2-30)。

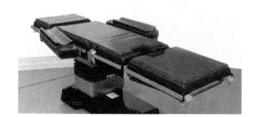

图 3-2-29　手术分开床垫

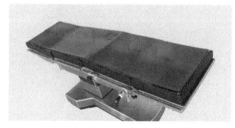

图 3-2-30　手术整体床垫

四、各种体位所需要的体位垫

各种体位所需的体位垫见图 3-2-31~图 3-2-34,表 3-2-1。

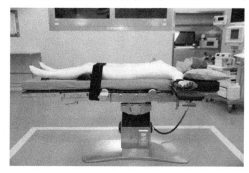

图 3-2-31　仰卧位

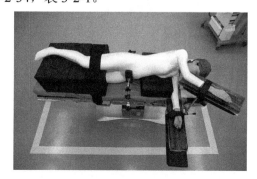

图 3-2-32　侧卧位

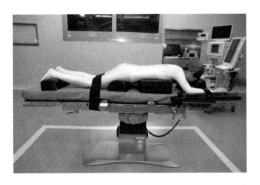

图 3-2-33 俯卧位

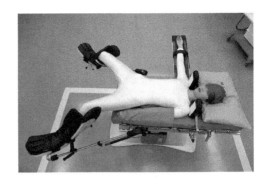

图 3-2-34 截石位

表 3-2-1 不同体位的减压保护垫

体位	减压保护垫	名称	放置位置	用途
仰卧位	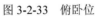	圆形体位垫 （碗形体位垫）	头枕部	头枕部不受压力
		凹形体位垫	手臂下方	保护尺神经
		半圆形体位垫	膝盖下方	保护腘窝
		跟骨垫	足跟处	使足跟悬空，保护足跟

续表

体位	减压保护垫	名称	放置位置	用途
侧卧位		开放式头圈	头面部	保护耳廓，适合肩部较宽的男性
		侧卧位垫	肩背部	保护臂丛神经不受压，更适合侧卧位肾区手术
		隧道垫	两腿之间	下肢体位保护
		半圆形体位垫	髋部及腋下	保护髂前上棘不受压，用于分担髂前上棘的压力及腋下保护
		凹形体位垫	手臂下方	保护尺神经

续表

体位	减压保护垫	名称	放置位置	用途
俯卧位		俯卧位头垫	头面部	面部减压（保护眼睛）
		俯卧位胸腹垫	胸腹部	显露腰背部
		胸髋垫	胸髋部	保护胸髋部
		凹形体位垫	膝盖及肘部	保护膝盖及尺神经
		半圆形体位垫	足踝部	保护足趾不受压

续表

体位	减压保护垫	名称	放置位置	用途
截石位		圆碗形头圈	头枕部	减轻头枕部压力
		通用方垫	腿架上	保护腘窝
		臀垫	骶尾部	减轻压力
		凹形体位垫	放于肘部	保护尺神经

五、手术体位垫的使用及维护

1. 使用前仔细阅读产品的说明书。

2. 轻拿轻放，避免接触坚硬、锐利物体。

3. 使用时保持体位垫的平整，不可硬塞、推挤。

4. 可根据需求在体位垫上平铺手术巾，增加手术患者的舒适感。

5. 使用后及时使用清水或清洁剂清洗，使用弱碱性消毒剂擦拭消毒，不可使用腐蚀性强或含碘的消毒清洁剂消毒。

6. 不可选择高温高压、熏蒸、浸泡的消毒方式。避免使用紫外线照射消毒凝胶垫。

7. 定点存放，专人管理。

8. 定期检测体位垫的性能，及时进行维修更换。

（王曾妍　贾晋莉）

参 考 文 献

龚婷，罗忠梅，高俊美，2011. 一次性手术体位气垫的制作与安置 [J]. 长江大学学报，8（4）：187.

郭留萍，黄锡琴，刘亚萍，2010. 奥克兰手术体位垫在胸科侧卧位手术中的应用研究 [J]. 华西医学，
　　25（4）：811-812.

胡学华，王华静，2010. 手术体位垫的制作和清洗消毒方法 [J]. 护理研究，24（5B）：1594.

李福宣，曹敏，佘碧玉，2015. 橡胶海绵体位垫的制作与应用 [J]. 当代护士（下旬刊），（7）：119.

李莎，杨英，王萍，等，2015. 电动充气式肩颈一体枕的制作及其在小儿扁桃体切除术中的应用 [J]. 解
　　放军护理杂志，23（4）：70-71.

刘霞，翁梅，王亚丽，等，2017. 可控充气式甲状腺楔形手术体位垫的制作与应用 [J]. 护理学杂志，
　　32（14）：32-34.

刘跃霞，卢妙容，马傍喜，等，2016. 甲状腺手术中可调节充气式梯形垫与 U 形垫联合应用的效果 [J].
　　牡丹江医学院学报，37（1）：91-92.

柳春华，2010. 小儿手术体位简易固定法 [J]. 齐鲁护理杂志，16（21）：92.

卢妙容，刘跃霞，马傍喜，2014. 梯形垫与 U 形垫联合应用于甲状腺手术中的效果探讨 [J]. 泰山医学
　　院学报，35（8）：808-809.

马彩英，贾玲梅，梁红，2009. 两种手术体位垫的改进 [J]. 当代医学，15（25）：128.

申素媛，李秀民，张永梅，2007. 俯卧位手术体位垫的制作与应用 [J]. 护理学杂志，22（18）：74.

徐淑娟，孙薇薇，2011. 手术体位垫使用调查及清洗消毒方法改进 [J]. 中华医院感染学杂志，21（2）：
　　304-305.

杨敏，喻晓芬，2017. 直肠癌手术体位垫的设计与应用 [J]. 当代护士，（5）：189-190.

印玉芹，佘迎萍，2016. 喷雾消毒法在手术体位垫消毒中的应用探讨 [J]. 实用临床医药杂志，20（20）：
　　191-192.

第四章　手术体位并发症的防护材料和防护措施

第一节　手术体位并发症的防护材料

一、泡沫敷料（防压减压）

（一）新型泡沫敷料

1. 产品结构及组成　该产品是一种无菌的聚氨酯泡沫敷料，是由聚氨酯泡沫和水胶体粘胶为主体制成的新型敷料。该敷料为有粘胶敷料，包括常规片状和异形敷料（包括骶尾贴、足跟贴和蝶形贴）等种类。敷料四周粘贴部分的上层为聚氨酯膜，下层为水胶体粘胶，由羧甲基纤维素钠和人造橡胶等组成。敷料的中间区域为聚氨酯泡沫。

2. 产品的优点

（1）泡沫敷料是具有无菌一次性使用、柔软、吸收性好、贴合等优点的聚氨酯泡沫敷料，可为伤口提供适宜的湿润环境，有助于伤口愈合，同时能够有效地管理伤口渗出液。

（2）泡沫敷料衬有保护性的半透膜，具有防水阻菌的功能。

（3）有粘胶泡沫敷料的粘贴边缘为水胶体材质。

（4）有粘胶异形泡沫敷料，包括骶尾贴、足跟贴和蝶形贴，适用于人体难以敷贴的部位，敷料边缘是一种水胶体粘胶。

3. 适应证　泡沫敷料可以广泛适用于渗出较多的伤口，如下肢溃疡和压疮，Ⅱ°烧伤、术后伤口和皮肤擦伤，也适用于供皮区的创面，在整个愈合过程当中为伤口提供保护。

4. 使用方法

（1）用温水或生理盐水冲洗伤口：轻轻擦干伤口周围的皮肤（其他类型的伤口清洗液与泡沫敷料同时使用的安全性未被证实）。如果使用了保护膜、护肤霜、药膏或类似产品，在使用该敷料前都需擦净皮肤。

（2）以无菌手法从包装中取出泡沫敷料：不要接触泡沫敷料空白面（即无印刷字的面）。采取无接触式操作，将保护纸撕开，将有敷料、有黏性的一面覆盖在伤口上，再将无接触保护膜撕掉，以达到无菌粘贴敷料的目的。

（3）有粘胶敷料：使用无接触式粘贴方法粘贴，确保无菌操作。撕开保护膜，将敷料中泡沫的部分覆盖在伤口上。然后撕掉保护膜，将周边有粘胶的部分粘贴于伤口周围的皮肤上。

（4）有粘胶异形敷料（骶尾贴）：使用无接触式粘贴方法粘贴，确保无菌操作。撕掉中间保护膜。将敷料的窄端尽可能向下地覆盖在伤口上，然后向上、向外平展敷料，撕掉保护膜。

（5）有粘胶异形敷料（足跟贴）：使用无接触式粘贴方法粘贴，确保无菌操作。撕掉中间保护膜。敷料形状像个"箭头"。将敷料弯折，使"箭头"和"箭尾"成 90°角，贴合足跟，敷料"箭头"方向指向足尖。先粘贴"箭尾"，然后粘贴"箭头"。将两侧保护膜小心揭除，使敷料的泡沫部分紧密对合或部分重叠，再将边缘的粘胶仔细贴好。

（6）有粘胶异形敷料（蝶形贴）：使用无接触式敷贴方法粘贴，确保无菌操作。撕掉中间的保护膜并将敷料的中心覆盖在伤口上。敷料有四片"翼"，先依次固定相对的两片翼。然后小心揭除两侧的保护膜，将另外两片翼依次固定。敷料的四片翼可以重叠或展开粘贴，以适合难固定的部位。

（7）选择的泡沫敷料泡沫垫应比伤口边缘多出 2cm，规格较小的敷料，多出 1cm 即可。

（8）如有临床更换指征或可见渗出液浸染到敷料边缘时，请更换敷料。

（9）泡沫敷料的移除：去除敷料时，先将敷料的各角揭开，再轻轻地从伤口处去除。去除有粘胶异形敷料（骶尾贴）时，应从敷料顶端开口处向肛门处顺序揭除，以使交叉感染的风险降至最低。

（10）根据渗出液的量、敷料情况和伤口类型判断敷料使用时间，泡沫敷料最长可使用 7 天。

5. 使用时注意事项

（1）用温水或生理盐水冲洗伤口：其他类型的伤口清洗液与泡沫敷料同时使用的安全性未被证实。

（2）医务人员应遵照当地标准，定期检查和处理感染的伤口、糖尿病伤口及完全或部分由动脉供血不足引起的伤口。

（3）如果发生过敏反应，应立即停止使用，并与生产厂家取得联系以获取敷料成分信息，及时处理。

（4）请勿将泡沫敷料与氧化溶剂，如次氯酸盐和过氧化氢溶液一起使用。使用敷料前确保任何其他蒸发性溶液已经完全挥发。

（5）泡沫敷料为一次性灭菌物品，需一次性使用，严禁再加工、清洗、消毒及灭菌该产品，进而增加造成患者身体损害或感染的风险。

（6）如果包装破损，严禁使用，也不可重新灭菌后再使用。

（7）储存条件：15～25℃，避免日晒，水平放置。

（二）硅胶泡沫敷料

1. 产品结构及组成　该产品是一次性使用的无菌聚氨酯泡沫敷料，含有硅胶黏合剂，具有吸水性和自黏性。由以下部分构成：多孔性软硅胶伤口接触层、吸水性聚氨酯泡沫层、载有吸水颗粒的纤维素纤维基质的锁水层、可以让水蒸气通过的热塑性聚氨酯的外层薄膜，能够阻隔细菌并防水。经环氧乙烷灭菌，一次性使用。

2. 产品的优点

（1）硅胶泡沫敷料是无菌一次性使用敷料，柔软、贴合的载有吸水颗粒的纤维素纤维基质的锁水层,可为伤口提供适宜的湿润环境,有助于伤口愈合,同时可以有效地管理伤口渗出液。

(2)硅胶泡沫敷料的外层为热塑性聚氨酯薄膜,具有防水阻菌的功能。

(3)使用保护衬里以防止接触到敷料内面,确保敷料的使用在无菌条件下进行。

3.适应证 硅胶泡沫敷料适用于伤口湿性愈合及渗出物的处理,适用于多种渗出性伤口。依据医务人员的判断,可以用于正在接受局部抗感染治疗或全身抗感染治疗的患者;适合与加压治疗一起使用;可以与清创胶一起用于坏死组织自溶性清创;最长可以在同一位置贴附 7 天,具体使用时间长短取决于渗出物的多少、敷料的情况及伤口类型。

4.禁忌证 无。

5.使用方法

(1)按照常规方法清洁伤口,如温水或生理盐水。轻轻地将伤口周围的皮肤擦干。如果使用任何薄膜、乳膏、软膏或类似的产品,则使用敷料之前应先清洁、干燥皮肤。

(2)以无菌手法从包装中取出泡沫敷料,确保敷料的使用在无菌条件下进行。首先采取无接触式操作,除去中间保护膜,再将敷料的泡沫部分覆盖在伤口上。最后去除泡沫部分另一侧的保护衬里,将有黏性的一侧贴在伤口上,以达到无菌粘贴敷料的目的。

(3)如有临床更换指征或可见渗出液没染到敷料边缘时,请更换敷料。

(4)除去敷料时,轻轻揭起敷料的一角,将它从伤口上取下。将敷料从伤口揭下来之前,建议先松解粘边。去除有粘胶异形敷料(骶尾贴),应从敷料顶端开口处向肛门处揭除,这样可将交叉感染的风险降到最低。

(5)选择的硅胶泡沫敷料,大小应使伤口边缘位于泡沫垫覆盖的范围内,且伤口边缘距离泡沫垫的边缘至少 1～2cm。

6.使用时注意事项

(1)用温水或生理盐水冲洗伤口。其他类型的伤口清洗液与泡沫敷料同时使用的安全性未被证实。

(2)根据患者实际使用情况,依医生处方,最长累积时间可大于 30 天。对于主要或部分由于动脉供血不足相关原因导致的糖尿病伤口,医务人员应根据当地指南进行常规检查和处理。

(3)硅胶泡沫敷料不得同时与氧化性溶液一起使用,如次氯酸盐溶液和过氧化氢溶液。使用之前,须确保其他所有蒸发性溶液在使用敷料之前都已蒸发干净。

(4)如果发生过敏反应,应立即停止使用并与生产厂家取得联系以获取敷料成分信息,及时处理。

(5)本产品属一次性使用产品,应与普通垃圾一起弃置或按照当地垃圾处理规定弃置。切勿将该硅胶泡沫敷料冲入下水道中。

(6)硅胶泡沫敷料为一次性灭菌物品,需一次性使用,严禁二次加工、清洗、消毒及灭菌该产品,进而增加造成患者身体损害或感染的风险。

(7)如果包装破损,严禁使用,也不可重新灭菌后再使用。

(8)储存条件:15～25℃,避免日晒,水平放置。

（三）高分子泡沫敷料

1. 成分　由聚氨酯（PU）发泡而成，硅橡胶泡沫是第一款用于腔洞形伤口管理的敷料，其原理是由两种液体聚合物混合，然后将混合物灌入伤口腔后形成伤口形状的泡沫，这种敷料使用起来比较麻烦，需要现配现用，每日更换，而且容易造成碎屑残留。20 世纪 70 年代中期引进"现代"泡沫敷料，这种敷料主要用于渗液的管理，是由聚亚氨酯构成，其原理是经过加热处理后，具有良好的隔热效果，透气，不易掉颗粒或纤维。

泡沫敷料产品根据其功能和作用分为不同的形状，如片状、条状等，绝大部分的敷料是片状的，条状的敷料主要用于腔洞形的伤口；泡沫敷料根据人体不同的解剖部位分为有粘边和无粘边的敷料，特殊解剖位置如肘部、骶尾部或足跟部，一般都是有粘边的，在粘贴时要保证伤口周围的皮肤完整，有粘边的敷料保证了敷料与伤口周围的皮肤粘连牢固，而无粘边的敷料一般是用绷带或胶带来固定。

泡沫敷料吸收渗液的方式有垂直吸收、侧向吸收和混合吸收三种，垂直吸收是主要的吸收方式，避免了渗液浸渍周围皮肤的风险；侧向吸收则有造成周围皮肤浸渍的可能性，因为渗液经侧向吸收后会扩散至整个泡沫敷料；采用混合吸收方式的敷料则充分规避了这一风险，此类敷料分为接触层、吸收层和背衬等不同分层，其接触层以垂直吸收的方式为主，吸收层以侧向吸收的方式使渗液向侧方移动吸收，但吸收层的锁定作用保证了渗液不向外溢，同时敷料的背衬层会将其锁定的渗液蒸发出去，增强了渗液锁定吸收的管理。

2. 禁忌证

（1）坏死干燥的伤口不能用泡沫敷料。

（2）伤口有感染或者严重定植者禁忌使用。

3. 注意事项

（1）使用前需全面评估患者，排除引起渗液增加的其他原因。

（2）泡沫敷料选择不当或者使用时间过长，有造成周围皮肤浸渍的风险。

（3）对于有全身感染的患者，应使用抗生素。

（4）对敏感的皮肤应使用硅酮涂层泡沫敷料。

（5）对于伤口有感染或者严重定植者应使用含银泡沫敷料。

（6）根据伤口、渗液量及敷料规格性能，选择合适尺寸或种类的敷料。

（7）确保使用的敷料或者裁剪后的敷料尺寸大于伤口面积。

（8）使用有粘边的敷料时，要确保敷料能够使用足够长的时间。

（9）使用泡沫敷料要评估好伤口的湿度，避免在去除泡沫敷料时与伤口发生粘连。

（10）泡沫敷料一般使用至少 3 天，最长时间可达 7 天，若渗液浸渍邻近吸收部分边缘或渗液过多时，需及时更换。

（11）去除有粘边的敷料时要采取正确的手法，一手压住皮肤，另一手水平缓慢揭开敷料，必要时用温水浸润，避免直接向后撕扯。

（12）对泡沫敷料适当加压能够抑制肉芽组织的过度生长。

4. 优点

（1）提供湿性愈合环境。

（2）保护创面，减轻伤口疼痛。

（3）促进肉芽组织生长。

（4）溶解坏死组织。

（5）吸收少至中量渗液。

（6）不浸渍周围皮肤。

5. 缺点

（1）无黏性敷料需要二级敷料固定。

（2）因不透明，不方便观察伤口。

6. 适用范围

（1）部分皮层或全层皮肤损伤的伤口。

（2）小到中等量的渗液伤口。

（3）肉芽形成的伤口。

（4）上皮增生的伤口。

（5）肉芽过长的伤口。

二、透明贴敷料

（一）成分

成分为聚氨酯 3M 透明贴敷料。

（二）分类

透明贴敷料也称薄膜类敷料，它是在普通医用薄膜的一面涂覆上压敏胶后制成的。制作薄膜的材料大多是一些透明的高分子弹性体，如聚乙烯、聚丙乙烯、聚氨酯、聚乳酸等，其中聚氨酯类材料制备而成的薄膜柔软、透明，具有弹性、透气性，是制备医用敷料的优良材料。薄膜类敷料几乎没有吸收性能，它对渗出物的控制是靠其对水蒸气的传送，传送速度取决于其分子结构和薄膜厚度。理想的透明敷料的呼吸速度与正常人体皮肤的呼吸速度相当。

3M Tegaderm 透明贴敷料采用聚氨酯材料加低过敏的医用压敏胶制成，厚度仅 20μm，因其具有全透明、便于观察穿刺点、透气、粘贴牢固等优点而被应用。使用便于固定、观察和维护的透明贴敷料，是预防导管相关性感染的重要举措。美国疾病控制与预防中心（Centers for Disease Control and Prevention，CDC）、美国静脉输液护士协会（Intravenous Nurses Society，INS）等权威机构首推使用透明敷料来固定导管。在敷料的选择上，应该根据导管的种类（如外周留置短导管、中心静脉导管等）、穿刺部位、患者具体情况、外部气候状况（温、湿度）等选择合适的透明敷料。3M Tegaderm 透明敷料主要有四大类型：基本型、舒适稳固型、舒适透气型、抗菌型，每一类都有适合外周留置短导管固定的小敷料和适合中心静脉导管固定的大敷料，以满足各种导管的固定需求。

1. 折叠基本型　3M Tegaderm 基本型透明贴敷料包括有 1622W、1623W、1624W、1626W、1630W、1610、1614、1616 等型号，为聚氨酯材质，全层涂胶方式处理，具有良好的持续黏性，透明、透气、防水、防菌、防病毒；附带无菌记录胶带，方便静脉输液护理管理。

2. 折叠舒适稳固型　3M Tegaderm 稳固舒适型透明贴敷料包括 1681、1683、1685、1688 等型号，其设计为在菱形立体涂胶的透明敷料周围加一圈无纺布边框，在加强舒适度的同时，显著降低应用过程中的卷边发生概率，同时，此类敷料边缘增加控力凹槽设计，加强了导管固定的稳定性。

3. 折叠舒适透气型　3M Tegaderm 舒适透气型透明贴敷料包括 9534 HP、9538 HP、9568HP、1679、1684、1686 等型号，此类敷料增加了单位面积水的挥发，适合高温、高湿、多汗患者及需要更稳固的粘贴的情况下选用。

4. 折叠抗菌型　3M Tegaderm 抗菌型透明贴敷料包括 1657R、1658R 1659R、1660R 等型号。其外形设计与折叠舒适稳固型相似，但在透明敷料的中央有一块含 2%葡萄糖酸氯己定（CHG）的凝胶垫。这类敷料粘贴到导管和皮肤上以后，此凝胶中含有的 2%葡萄酸氯己定可释放至皮肤及导管下方，减少穿刺点的皮肤菌落数，减少导管细菌定植，从而有效地抵抗穿刺点感染、预防导管相关血流感染。本型适合用在各类有感染风险的中心静脉导管（CVC）、经外周静脉穿刺的中心静脉导管（PICC）、动脉留置导管、外周静脉导管等。

（三）优点

1. 防水透气，不影响沐浴，伤口不被大小便浸渍。
2. 透明敷料为伤口提供湿润环境，常与水凝胶合用，可促进坏死组织及黑痂的分解。
3. 保护创面，减轻伤口疼痛。
4. 顺应性好，有弹性，可固定在关节易摩擦的部位，常用于水胶体的边缘，防止卷曲。

（四）缺点

1. 吸收渗液能力差。
2. 不能用于死腔或深部腔洞伤口。
3. 周围皮肤脆弱或感染伤口不能使用。

（五）适用范围

1. 避免伤口受外来污染，如静脉留置针位。
2. 表浅伤口小或无渗液时，可减轻疼痛、促进愈合。
3. Ⅰ、Ⅱ期压疮。
4. 与水凝胶配合作为二级敷料使用于黑色坏死或黄色腐肉伤口。

三、水凝胶敷料（保持皮肤环境）

（一）水凝胶类敷料

1. 成分　由羧甲基纤维素钠（CMC）加纯净水组成。
2. 水凝胶（hydrogel）是以水为分散介质的凝胶。水凝胶敷料主要成分是水，其含水量一般在 60%~70%。在具有网状交联结构的水溶性高分子中引入一部分疏水基团和亲水残基，亲水残基会与水分子结合，将水分子连接在网状内部，而疏水残基遇水膨胀的交联聚合物是一种高分子网络体系，其性质柔软，能保持一定的形状，能吸收大量的水，因此凡是水溶性或亲水性的高分子，通过一定的化学交联或物理交联，都可以形成水凝胶。这些高分子按其来源可分为天然和合成两大类。天然的亲水性高分子包括多糖类（如淀粉、纤维素、海藻酸、透明质酸，壳聚糖等）和多肽类（如胶原、聚 L-赖氨酸、聚 L-谷氨酸等）。合成的亲水高分子包括醇、丙烯酸及其衍生物类（如聚丙烯酸、聚甲基丙烯酸、聚丙烯酰胺、聚 N-聚代丙烯酰胺等）。当伤口出现坏死结痂时，可采用水凝胶敷料进行水化清创，通过向持续暴露的坏死组织释放水分，可将其质地很硬的黑痂部分软化，有效加速伤口自溶清创的进程，但水凝胶敷料在使用时应注意不可过量，使用时间不可过长，在使用期间要注意密切观察，将时间控制在 2~3 天，避免因过量或使用时间过长而引发伤口周围的皮肤浸渍。

3.水凝胶有各种分类方法，根据水凝胶网络键合的不同，可分为物理凝胶和化学凝胶。物理凝胶是通过物理作用力，如静电作用、氢键、链的缠绕等形成的，这种凝胶是非永久性的，通过加热可将凝胶转变为溶液，所以也被称为假凝胶或热可逆凝胶。许多天然高分子在常温下呈稳定的凝胶态。如 K2 型角叉莱胶、琼脂等；在合成聚合物中，聚乙烯醇（PVA）是一典型的例子，经过冰冻融化处理，可得到在 60℃ 以下稳定的水凝胶。化学凝胶是由化学键交联形成的三维网络聚合物，是永久性的，又称为真凝胶。根据水凝胶大小、形状的不同，有宏观凝胶与微观凝胶（微球）之分，根据形状的不同宏观凝胶又可分为柱状、多孔海绵状、纤维状、膜状、球状等，制备的微球有微米级及纳米级之分。根据水凝胶对外界刺激的响应情况可分为传统的水凝胶和环境敏感的水凝胶两大类。传统的水凝胶对环境的变化，如温度或 pH 等不敏感，而环境敏感的水凝胶是指自身能感知外界环境（如温度、pH、光、电、压力等）微小的变化或刺激，并能产生相应的物理结构和化学性质变化，甚至突变的一类高分子凝胶。此类凝胶的突出特点是在对环境的响应过程中其溶胀行为有显著的变化，利用这种刺激响应特性可将其用作传感器、控释开关等。根据合成材料的不同，水凝胶又分为合成高分子水凝胶和天然高分子水凝胶。天然高分子由于具有更好的生物相容性、对环境的敏感性、丰富的来源、低廉的价格，因而正在引起越来越多学者的重视，但是天然高分子材料稳定性较差，易降解。

4.水凝胶敷料一般呈黏稠状，含水量高且形状不定，故不定型水凝胶敷料使用起来非常方便，且很容易填塞腔洞形伤口，主要用于干燥伤口，可为创面创造湿性的愈合环境，市场上常用的有管剂和喷剂，其中管剂较为常用。目前市场上还有一种片状的定型的水凝胶敷料，其含水量较少，主要用于静脉炎、放射性皮炎、敏感性皮肤及浅表伤口或伤口愈合的上皮期的预防或治疗，可以给伤口皮肤创造良好的组织生长、爬行的环境；同时片状水凝胶敷料有冷却的作用，故对局部疼痛感明显的患者，有很好的镇痛效果。

5.水凝胶敷料一般只能吸收少量的渗液，但对于较为干燥的创面是可以提供水分的，且此类敷料对水和气体有很好的通透性，故该敷料无法有效地屏蔽细菌，易脱水变干。

6.注意事项

（1）用水凝胶敷料防止静脉炎时，在去除该敷料时要注意避免扯伤皮肤，因为当渗液很少时，水凝胶敷料在没有吸收渗液的情况下会转变成凝胶状，在去除敷料时易伤及皮肤。

（2）在使用水凝胶敷料时，注意使用皮肤保护剂保护伤口周围的皮肤。

7. 禁忌证

（1）有活动性出血或者重度渗液的伤口：水凝胶敷料吸收缓慢，不适用于大量快速渗液或出血的伤口。

（2）已经感染的伤口或免疫力低下的患者：水凝胶敷料的封闭性、对氧气的不通透性，会造成厌氧菌的感染。

（3）肉芽过度增生的伤口：虽然水凝胶敷料能够促进肉芽组织的生长，但如果出现肉芽组织过度增生，应立即停止使用。

（4）干燥伤口或易丧失水分的组织或暴露的肌腱：水凝胶敷料具有良好的吸水性，当渗出液较少时会导致伤口创面过干。

（5）伤口周围的皮肤不完整或较脆弱：水凝胶敷料具有很强的黏附性，易致皮肤损伤。

8. 适应证

（1）肉芽期伤口。

（2）坏死伤口。

（3）中度或重度渗出伤口。

（4）轻微烫伤的伤口。

（5）部分或全层皮肤伤口。

（6）静脉性溃疡。

9. 优点

（1）提供湿性、微酸的环境，促进伤口愈合。

（2）保护创面，减轻伤口的外界刺激。

（3）促进伤口肉芽组织的生长。

（4）溶解黑痂及坏死组织。

（5）填充腔隙或窦道类伤口。

（6）保护外露骨膜、肌腱、内脏器官等，防止其坏死。

10. 缺点

（1）涂抹过多容易造成伤口浸渍。

（2）不能涂抹在正常皮肤上。

（3）需要二级敷料固定。

11. 适用范围

（1）中至深度的伤口。

（2）有黄色腐肉或黑色坏死组织的伤口。

（3）少到中量渗液的伤口。

（4）烧伤和电疗引起的损伤。

（二）水胶体类敷料

1. 成分　产品是由碳氢化合物树脂、苯乙烯-异戊二烯嵌段共聚物、羧甲基纤维素钠、己二酸二辛酯、医用黏合剂、合成增塑剂和表层聚氨酯半透膜为主要原材料加工制成的新型伤口敷料。水胶体敷料是由弹性的聚合水凝胶与合成橡胶和黏性物混合而成的敷料。敷料中最常见的凝胶为羟甲基纤维素，该凝胶可牢固地粘贴于创口边缘皮肤，当吸收渗液后可膨胀 12 倍。这类敷料的代表是 NeoDerm 和 Comfeel。

2. 特性

（1）具有吸收创面渗液的能力。吸收渗液后，敷料中的亲水性颗粒可形成类似凝胶的半固体物质，附着于伤口基部，提供并维持有利于创面愈合的湿性环境。

（2）有黏性，可形成密闭创面。密闭的愈合环境能够促进微血管的增生和肉芽组织的形成，从而加速创面愈合。

（3）可发挥清创功能。一方面，水胶体含有内源性的酶，能促进纤维蛋白的溶解；另一方面，水胶体敷料所提供的密闭环境，有利于巨噬细胞清除坏死组织。

3. 产品分类

（1）透明贴主要用于渗出液较少的伤口，如浅表烧伤、部分皮层烧伤、供皮区伤口、手术后伤口及皮肤擦伤。透明贴中的骶部专用敷料适用于骶尾部伤口。

（2）溃疡贴主要适用于有低到中度渗出液的伤口，如腿部溃疡和压疮，也用于浅表烧伤、部分皮层烧伤、供皮区伤口、手术后伤口及皮肤擦伤。

（3）减压贴主要用于压疮的预防和治疗。蝶形贴主要用于难以固定部位的压疮的预防和治疗。

4. 产品的优点

（1）提供湿性愈合环境。

（2）保护创面，减少伤口疼痛。

（3）吸收少至中量渗液。

（4）促进肉芽及上皮生长。

（5）取出时不损伤肉芽组织。

（6）溶解坏死组织。

（7）提高生活质量，可以沐浴，不易形成大小便浸渍，外表美观。

（8）预防瘢痕形成。

5. 产品的缺点　不适用于渗液多的伤口。

6. 适应证

（1）各类低至中度渗出性伤口，表浅和部分皮层损伤的伤口。

（2）Ⅰ～Ⅲ期的压疮。

（3）小面积浅度烧伤。

（4）黄色腐肉黑色坏死伤口。

（5）下肢静脉性溃疡。

（6）手术后伤口、供皮区创面、整形美容伤口、慢性伤口的肉芽期和上皮形成期。

（7）也可作外敷料使用。

7. 禁忌证

（1）水胶体敷料如果用于死腔、潜行、窦道、瘘管等伤口时需要添加内层敷料，不可以单独使用。

（2）水胶体敷料如果用于皮肤脆弱或已受刺激的伤口和骨骼肌腱暴露的伤口时需要添加内层敷料，不可以单独使用。

（3）水胶体减压贴不可用于深度或有潜行的伤口，因为有可能导致伤口边缘坍塌。

8. 临床应用　水胶体敷料主要用于慢性伤口，如压疮和静脉溃疡伤口的治疗。压疮是长期卧床患者的并发症，是临床护理工作中的一大难题。水胶体敷料常被用于治疗Ⅱ～Ⅲ期压疮。许多临床研究均表明，在伤口愈合情况、敷料更换的次数及更换敷料时对患者造成疼痛的程度等几个方面，水胶体敷料都要优于传统的纱布敷料。例如，一项针对Ⅲ期压疮的临床研究结果显示，使用 3M 水胶体敷料的治疗效果，显著优于使用碘伏消毒、TDP灯照射和纱布包扎的对照组，而治愈时间则显著短于对照组。

9. 伤口护理　水胶体敷料也可用于急性伤口的护理。对于供皮区（donor site）的创面，使用水胶体敷料治疗后的愈合时间要比传统治疗方法缩短约 40%。水胶体敷料在表层伤口和手术创伤的治疗中也具有类似的积极效果。另外，在治疗烧伤时，水胶体敷料具有减轻患者疼痛的作用。水胶体还是一种适用于儿童的理想敷料。在使用水胶体敷料后，儿童可以不受束缚地玩耍，因为敷料的密闭特性能够保护伤口不被可能接触到的细菌所感染。此外，水胶体敷料在揭除时也不会给儿童带来疼痛。

水胶体敷料是在湿性愈合原理指导下发展起来的一类新型伤口敷料，可应用于多种不同伤口的治疗，特别是对于慢性难愈性伤口具有显著疗效。水胶体的吸收性、黏性等特点，使其达到理想敷料的基本要求，即保护伤口、提供促进伤口愈合的适宜环境和易于移除且不损伤新生组织。当然水胶体敷料仍具有再发展的空间，如还可进一步提高吸收性和增强抗菌能力等。

10. 使用方法

（1）先用温水清洗干净患者受压处的皮肤，再用生理盐水擦洗受压部位皮肤，如果有伤口，用生理盐水冲洗，轻轻擦干伤口周围的皮肤，选用比伤口边缘大 1～2cm 的敷料覆盖伤口；采取无接触式操作，撕开保护纸，将有敷料、有黏性的一面覆盖在伤口上，再将无接触保护膜撕掉，以达到无菌粘贴敷料之目的。

（2）减压贴的使用：根据创面大小，将印有橙色标记的泡沫圈去掉，最多去除三层，使无泡沫范围比伤口略大 1.5～2.0cm。撕掉敷料保护纸，将敷料由一边向另一边轻压过去，盖住伤口，然后撕掉微孔粘胶上的保护纸，轻轻覆盖在伤口上。

（3）蝶形贴的使用：先将敷料中心处的保护纸揭掉，再将敷料覆盖伤口。将周围护翼上的保护纸揭去，轻轻地逐个贴好护翼，确保敷料紧贴皮肤。

（4）更换敷料：根据伤口渗出量的多少和敷料本身保持的情况而定，一般 1～3 天更换 1 次；当溃疡贴、透明贴及透明贴骶部专用敷料吸收饱和时，会形成乳白色凝胶，敷料外观也会变成乳白色透明状，此时提示更换敷料；当减压贴的泡沫厚度减至自身的一半时，此时提示更换减压贴；如有渗漏，请立即更换敷料。另外，水胶体敷料能阻隔异味。伤口散发出的特殊气味，可能会在敷料下聚集，这是一种正常现象。伤口被清洗后，这种异味将随之消失。水胶体敷料主要用于吸收伤口渗出液，为伤口愈合创造一个湿性环境。

11. 使用时注意事项

（1）水胶体敷料可以用于局部或全身感染性伤口，但需在医护人员指导下使用。

（2）如果伤口主要是动脉供血不足或是糖尿病足溃疡（主要是下肢溃疡或足部溃疡）造成，则使用水胶体敷料的条件：由医护人员进行指导使用并且每天定时检查伤口情况。

（3）万一出现过敏反应，请立即停止使用并立即与生产厂家联系，以获取敷料成分信息，及时处理。

（4）水胶体敷料为一次性灭菌物品，需一次性使用，严禁再加工、清洗、消毒及灭菌该产品，增加造成患者身体损害或感染的风险。

（5）如果包装破损，严禁使用，也不可重新灭菌后再使用。

（6）储存条件：15～25℃，避免日晒，水平放置。

四、藻酸盐类（吸收渗液）

（一）成分：天然海藻酸

海藻酸钠（NaAlg）是一类从褐藻中提取出的天然线性多糖，由 1,4 键合的 β-D-甘露糖醛酸（M 单元）和 α-L-古罗糖醛酸（G 单元）残基组成，无毒，可生物降解，生物活性高。以海藻酸钠制备的海藻纤维以其优异特性得到广泛应用，如高吸湿成胶性、整体易去除性、高透氧性、生物相容性、生物降解吸收性，以及其环保的生产工艺已在医疗行业作为医用纱布、敷料等。

海藻酸盐敷料是由源自海藻的天然材料制成的，具有高吸收性和生物降解性，遇到渗液后会转变成凝胶状，具有很好地吸收渗液和维持湿性环境的作用。此敷料广泛应用于各种渗出伤口的清洁和治疗，如静脉溃疡、糖尿病溃疡、出血伤口、腔洞伤口或压疮等。海藻酸盐敷料主要用于管理渗液和清洁伤口，有的敷料内加入了银离子成分后会具备抗感染的作用。海藻酸盐敷料易贴合伤口，故可用于各种形状的伤口或不同解剖部位的伤口，其规格一般分为片状和条状，片状的敷料主要用于治疗表浅的伤口，条状的则用于治疗潜行和窦道或腔洞伤口。

（二）海藻酸盐敷料的作用机制

海藻酸盐敷料的主要成分是不溶于水的藻酸钙，当遇到富含钠离子的渗液时，钙离子与钠离子会发生交换，钙离子被释放出来，而钠离子与海藻酸结合，形成亲水的凝胶状物质，有助于保持伤口的湿性环境，加强其自溶性清创力度，促进肉芽组织的生长。

海藻酸盐敷料可用于中度至重度渗液的伤口，特别是其对坏死组织能起到清创抗感染的功效，这是由于藻酸盐具有很强的液体吸收能力，可吸收达自身重量 20 倍的液体；同时，海藻酸盐敷料具有一定的止血功效，因其富含的钙离子成分是人体凝血因子之一，但海藻酸盐敷料不适用于出血较多的伤口。要特别注意的是，海藻酸盐敷料不适用于干燥的伤口，因其高亲水性原理会使伤口更加干燥，甚至会导致敷料与伤口发生粘连，在更换此类敷料时要对伤口进行冲洗，因为此类敷料容易在伤口处留下纤维类残留物，从而影响肉芽组织的发育生长。海藻酸盐敷料不能用于渗出液较少的伤口或者表面结痂坏死的伤口，因为亲水性凝胶的形成需要有足够的液体。

（三）禁忌证

1. 渗出液较少的伤口或干燥伤口。

2. 结痂覆盖的伤口。

3. III°烧伤的伤口。

4. 外科伤口。

（四）适应证

1. 高度渗出的伤口。

2. 感染伤口。

3. 供皮区。

4. 压疮。

5. 下肢静脉溃疡。

6. 糖尿病足部溃疡。

7. 腐肉覆盖和肉芽组织。

8. I°和II°烧伤的伤口。

（五）注意事项

1. 使用前不能将敷料浸湿。

2. 不能与水凝胶敷料联合使用。

3. 接受 MRI 检查时要去除含银的敷料。

4. 去除敷料时要采用正确的手法，若伤口较干燥或敷料粘连伤口时，可用生理盐水将其浸润后再去除。

5. 进行伤口填塞时不要使用过多的敷料，否则会影响伤口的愈合。

6. 更换敷料时需要用生理盐水对伤口创面进行冲洗。

7. 进行伤口填充时其填充范围不要超过伤口范围，否则会造成皮肤浸渍。

8. 使用海藻酸盐敷料时需加盖两层敷料，因为此类敷料通透性极高，不具备封闭性。

（六）优点

1. 提供伤口的湿性愈合环境　海藻酸盐敷料能够有效保留伤口渗液，提供伤口快速愈合所需的湿润环境，还可加快表皮细胞迁移速度，促进生长因子的释放，刺激细胞增殖，增强白细胞功能。

2. 保护创面，减轻伤口疼痛。

3. 促进肉芽组织生长。

4. 敷料中钙离子与血液、伤口分泌的钠盐产生离子交换形成凝胶，起到止血作用。

5. 溶解坏死组织。

6. 高吸湿性　可以吸收大量的伤口渗出物，吸收量是自身的 17～20 倍。与其他绷带相比，海藻酸盐绷带的更换时间间隔较长，更换次数较少，可以减少护理时间，降低总体护理费用。

7. 易揭除性　海藻酸盐纤维与渗出液接触后膨化形成了柔软的水凝胶。高 M 海藻酸盐纤维可以通过用温热的盐水溶液淋洗来去除；高 G 海藻酸盐绷带在治愈过程中膨化较小，可以整片揭除，这对伤口新生的娇嫩组织有极大的保护作用，可以防止在取出纱布的过程中造成二次伤口创伤。

8. 高透氧性　海藻酸盐纤维吸湿后可形成亲水性凝胶，与亲水基团结合的"自由水"成为氧气传递的通道，氧气通过吸附-扩散-解吸从外界环境进入伤口内环境；另外纤维内的高 G 段作为纤维的大分子骨架连接点成为水凝胶的相对硬性部分，成为氧气通过的微孔，避免了伤口的缺氧环境，提高了伤口治愈环境的质量。

9. 凝胶阻塞性质　海藻酸盐绷带与渗出液接触时纤维极大地膨化，大量的渗出液保持在凝胶结构的纤维中。此外，单个纤维的膨化减少了纤维之间的细孔结构，流体的散布被停止，凝胶阻塞性质使得伤口渗出物的散布及对健康组织的浸渍作用减少，并有效隔绝了外界细菌的侵入，防止因创面细菌传播而造成的感染。

10. 生物降解性和相容性　海藻酸盐纤维是一种生物可降解纤维，可以解决对环境污染的问题，海藻酸盐纤维的生物相容性使其在作为手术线时可不经二次拆线，减少了患者的痛苦。

11. 可用于填充腔隙、瘘管和窦道。

12. 可用于感染伤口。

（七）缺点

1. 不适合干燥伤口和有焦痂的伤口。

2. 无黏性，需要二级敷料固定。

（八）适用范围

1. 表浅到全皮层损伤的伤口、有中至大量渗液的伤口。

2. 黄色腐肉、坏死组织的伤口。

3. 潜行和窦道。

4. 轻度出血的伤口。

（余文静　吕　晶）

第二节　各种手术体位并发症的防护措施

一、仰卧位并发症的防护措施

1. 避免患者头颈部损伤　使手术床头板置于水平位，需要根据患者头部高度选择合适的头垫，注意避免患者头部过伸或过屈，保证其头部无悬空。

2. 避免眼部水肿、眼压过高　手术床调节头低足高时，角度不超过30°。

3. 避免臂丛神经损伤　对于因肥胖不易约束手臂置于体侧的患者，采用搁手板固定，注意保护肘关节和腕关节。使用搁手板时维持手臂自然舒展，避免肘关节从搁手板上滑落而损伤臂丛神经。

4. 避免患者双下肢损伤　膝关节和踝关节组织薄弱，在安置体位时，双腿分开，避免关节相互接触，防止使用单机电灼时因小电流通过而导致烧伤。

5. 避免下肢静脉血栓形成和坠床　妥善固定患者，将手术床调节头高足低时，角度应小于30°，可使用记忆海绵垫将双下肢抬高。

6. 避免增加压疮风险　调节体位至满意后，再进行约束，切不可先约束后调节，避免增加身体与床面间的剪切力，增加患者压疮发生的风险。

二、侧卧位并发症的防护措施

1. 避免耳廓损伤　对头部采用高度合适的薄枕或体位垫进行托高，保证颈椎处于同一直线，头部垫流体垫，使耳廓置于圈中。

2. 避免臂丛神经和背肌损伤　患者双臂外展小于 90°，避免手臂上举，过度牵拉肩关节及背肌，在下胸壁处放置软垫，使胸部充分扩展，防止下侧手臂受压。

3. 避免双下肢的交叉点状压迫导致的压力性损伤和电灼伤　双下肢间可选用软枕或隧道垫分隔，患者下侧腿部自然弯曲，上侧腿部从膝关节至踝关节置于隧道垫上，保持股骨轴向平行，减少侧卧位时上侧肢体直接压迫下侧肢体，保证静脉回流。

4. 避免男性患者外生殖器损伤　男性手术患者摆放体位时，合理摆放体位垫，注意保护外生殖器，避免阴茎受压、水肿。

5. 避免患者坠床意外　体位安置完毕及手术结束后拆除挡板时妥善固定患者，安置45°侧卧位时患者身体稳定性较差，应仔细固定，防止坠床。

三、截石位并发症的防护措施

1. 避免皮肤损害　对于骨突出部位、肌肉脂肪组织较薄弱的部位，需要重点防护，防止因长时间受压而导致皮肤及皮下组织损伤。采用头低膀胱截石位时，受力点会集中于枕部和肩胛处，再加上剪切力的作用，使患者背部皮肤极易受到损害，应注意做好背部皮肤保护。

2. 避免臂丛神经损伤　保持术中上肢外展小于 90°，远端高于近端。

3. 避免腓总神经损伤　摆放体位时，将患者膝关节摆正，腘窝腾空，两腿间角度不超过 135°，避免过度牵拉，腿架对腿的支撑面应在小腿肌肉丰厚处，并妥善固定。同时提醒医生注意站立的位置，不要将双手或身体压在患者的腿上。

4. 避免下肢静脉血栓　摆放体位时放置体位垫，将患者膝关节摆正，腘窝腾空，合理约束下肢，约束带不可过紧。

5. 避免急性循环功能障碍　截石位患者双腿不可放置太高，恢复体位时缓慢放平，防止有效循环血量骤减，造成急性肺水肿和顽固性低血压，术中密切观察患者各项指标，尤其是年龄较大或者有心脑血管疾病的患者。

四、俯卧位并发症的防护措施

1. 避免眶上神经、眼球、角膜损伤，视网膜中央动脉闭塞，急性青光眼等眼部损伤。保证患者前额的支撑点不低于眼眶，为患者涂上眼膏，用输液敷贴或薄膜覆盖双眼，以免消毒液进入眼睛，每间隔 30min 观察患者面部，发现问题及时调整，必要时适当调整受力点，改善患者颜面部血液循环。

2. 避免舌部损伤　口腔给予纱布垫保护，防止舌外伸。

3. 避免颧骨、口唇损伤　头面部的支撑点应选择前额、两颊及下颌，避免对颧骨直接压迫，同时下颌部支撑应避开患者口唇。

4. 避免手臂损伤　手臂给予保护垫保护，避免与头架、托盘架等硬物、金属物直接接触，造成意外伤害。

5. 避免生殖器官压伤　女性患者俯卧位时双侧乳房应重点保护，摆放时双侧乳房置于体位垫空洞处，避免挤压；男性患者俯卧位时应注意保护外生殖器，摆放时外生殖器不能与体位垫接触，避免受压。

6. 避免发生颈椎、腰椎和关节损伤　改换体位时参与操作人员要保持步调一致，即保持患者头、颈、背、下肢围绕同一个纵轴同时转动。

7. 避免皮肤损伤　俯卧位时身体着力点是头面部、胸部、髂前上棘、膝关节、足踝等部位，这些部位均为骨隆突处，肌肉脂肪较薄，应做好压疮防护。

五、坐位并发症的防护措施

1. 避免患者意外下滑　缓慢、间断地升高手术床背板 70°左右并调整手术床角度腿板升高至 15°～20°，手术床后倾 15°，防止患者向下滑移。

2. 避免管道脱落　在安置体位时动作轻柔，安置体位前先将各管道安置好，保持通畅；坐位安置好后，协助麻醉医生妥善固定气管导管；术中随时观察，防止导管扭曲、松脱。

3. 避免下肢深静脉血栓形成　双下肢从足趾直至腹股沟缠上弹性绷带或橡皮驱血带，绷带缠绕一定要松紧适度，以患者自觉舒适为宜。

4. 避免主要受力点皮肤损伤　在术前摆体位时用硅胶垫垫于臀部最高点处，并拉平布单及固定约束带。在患者胸腹部放置海绵垫，足跟部用棉垫保护，腘窝下垫小棉垫，术中定时检查受压部位局部血运情况，避免枕部、双侧肩胛部、背部、骶部、腘窝和足跟部等部位皮肤破损、压疮发生。

5. 避免或减轻体位改变造成的血压、心率的波动　操作过程中缓慢升高背板和腿板，每升高 15°左右停留 3～5min，并严密观察患者各项生命体征的变化，让患者自身利用间歇时间调节，避免患者生命体征发生剧烈变化。

6. 避免气管和颈静脉受压回流障碍及脊髓血管损伤　手术患者头部支撑符合人体生理弯曲，避免颈部仰伸或屈曲，头部居中，避免偏向一侧。使头部处于垂直或稍前倾位置，前倾要保持下颌骨与胸骨两横指距离。

7. 避免手术床调节不当引起患者坠床或其他损害　巡回护士要熟练掌握手术床的调节方法，根据手术需要合理、缓慢调节手术床的角度，避免过快或操作错误而引起患者意外坠床或其他损害。

（马　琼　张晓芳）

参 考 文 献

高兴莲，田莳，2012. 手术室专科护士培训与考核［M］. 北京：人民军医出版社：498-502.

郭莉，2017. 手术室护理实践指南［M］. 北京：人民卫生出版社：45-65.

吴欣娟，徐梅，2016. 手术室护理工作指南［M］. 北京：人民卫生出版社：122-133.

第五章 手术体位改变对人体系统的影响

为了适应手术的需要，手术过程中常需将患者置于各种不同体位，此时患者因麻醉而丧失知觉，不能随意活动而被迫接受改变体位引起的地心引力（重力）对血液和脏器的影响，从而导致患者呼吸、循环、神经、组织器官等生理功能改变。正常人这些变化较轻微，通过机体自身调节均能自动纠正或适应，而全身麻醉后的患者知觉已丧失，肌肉松弛无力，保护性反射作用已大部分消失或减弱，患者已基本失去自身调节能力，因此改变体位所产生的各种生理功能变化较明显。又因在改变体位后身体的负重点和支点均发生变化，软组织承受的压力和拉力的部位、强度亦随之而发生变化，因此可导致血管、韧带和肌肉等软组织损伤。其次由于术中肢体活动受限，固定制动，麻醉后，循环生理受到干扰较大，导致血管扩张、扭曲和旋转，加之手术时间长，局部长时间受压，极易发生压疮和受压肢体神经损伤等并发症。下文将阐述不同体位对呼吸系统、循环系统、神经系统、组织器官（皮肤）的影响。

第一节 仰卧位对人体系统的影响

一、标准仰卧位手术体位对人体系统的影响

（一）对呼吸系统的影响

人体从站立位变为标准仰卧位时，胸式呼吸增强，腹式呼吸减弱，腹腔内容物向头侧移动，并将膈肌向头侧挤压上移，胸腔容积减少，肺的功能余气量降低。正常人平静呼吸时可减少 0.8L，全身麻醉诱导时可减少 1L。在肌松药物的作用下，人体全身肌肉松弛，呼吸肌的张力减弱，肺的功能余气量更低，进一步影响气体交换。

（二）对循环系统的影响

标准仰卧位时，患者的腹部处于受压状态，特别是孕妇、肥胖患者、有腹水患者等，由于腹主动脉等大动脉受压，静脉回流减少，血压降低，呼吸减弱，组织器官的氧供和血供受到影响。麻醉后，交感和副交感神经被阻断，骨骼肌张力降低，血管平滑肌松弛，血管运动中枢神经功能减弱，各种生理反射被抑制，抵御外界损伤的能力相应下降。

（三）对神经系统的影响

标准仰卧位的患者双上肢呈外展状态，在体位摆放中，对神经的压迫和牵拉是可能存在损伤的主要原因。标准平卧位时，非生理性体位导致的神经过度牵拉主要好发于臂丛神经、桡神经、尺神经。

1.对臂丛神经的影响　臂丛神经分布于上肢，走行于颈部和腋窝，从尺骨鹰嘴内侧下方通过，如果肩关节持续超过 90°的外展状态，臂丛神经将承受严重的牵拉负荷，这是导致臂丛神经损伤的直接原因。因此，摆放时应注意肩关节外展不超过 90°，尽量避免内旋或外旋。

2.对桡神经的影响　桡神经在肱骨肌管内紧贴骨干中段后面在外下方走行，若上臂外侧受压时间过长或受压压力过大易导致桡神经损伤。腕部被约束固定而肘部屈曲时，桡神经可在手术床边角与肱骨内侧面之间受到挤压损伤。

3.对尺神经的影响　尺神经环绕经过肱骨内上髁且经由肘管韧带下方走行，压迫肘关节及前臂尺侧易导致尺神经受到压迫。

（四）对运动系统的影响

标准仰卧位时，肘关节和膝关节将长时间保持固定状态，全身麻醉状态下，患者关节周围起保护支撑作用的肌肉组织松弛，关节处于强直状态，持续时间过长，会导致关节术后僵硬，运动障碍，关节周围肌肉无力，应在腘窝下使用膝部支撑垫、将肘关节远端抬高，保持膝关节和肘关节的屈曲位功能状态。

（五）对皮肤的影响

仰卧时人体因具有颈、胸、腰、骶四个生理弯曲，受力点主要集中在枕部、双侧肩胛部、骶尾部、双侧肘部和足跟部，在体位不变且没有保护措施的情况下，人体组织可承受 4.67kPa 的压强约 4h，如果压强增加到 9.33kPa，安全时间约为 2h。仰卧时患者受力点皮肤受到长时间压迫，会发生压力性损伤。

二、头低足高仰卧位手术体位对人体系统的影响

（一）对呼吸系统的影响

头低足高仰卧位时由于腹腔脏器受到进一步的压迫，膈肌上移导致肺容量更低，腹腔的压力增高，限制胸廓运动或使膈肌收紧，导致胸顺应性降低，易引起限制性通气障碍及肺不张。在麻醉状态下气道压增高容易引起通气不足或障碍，进而引起肺水肿、肺淤血等。因此，调节体位倾斜角度不应超过 30°。

（二）对循环系统的影响

患者由平卧位转换为头低足高位时，在重力作用下，体内血液重新分布，由于麻醉后循环代偿功能较差，心脏负荷增加，会引起血压上升，心率减慢。患者的头部位于最低位，静脉回流阻力增大，头部的静脉压增加，静脉壁通透性增加，会引起头部充血，眼睑、结膜水肿。若患者持续头低至 45°，心脏容积增加，上腔静脉容积增加 2 倍，对原先已有心肌病或肺淤血的患者，足以诱发致命性急性心脏扩大或急性肺水肿意外。在部分腹腔镜手术中，头低足高位则可使股静脉直径减小，平均血流速度及血流量增加，有利于血液回流，可改善 CO_2 气腹所引起的血液回流不畅，降低下肢深静脉血栓（DVT）形成的风险。

（三）对神经系统的影响

在头低足高仰卧位时，为了防止身体向头部滑落，需使用肩托支撑，若肩托抵靠患者肩部过紧，会导致从肩部走行的臂丛神经被过度牵拉。因此，需将肩托置于合适位置并利用体位垫保护，避免局部的压伤。

（四）对皮肤的影响

患者由标准平卧位转换为头低位时身体受力点发生改变，患者身体下半部分的受力点压力相对减小，上半部分身体受力点压力相对增加。患者枕部、双肩部、肘部、骶尾部受到的压力增加，并且在重力的作用下，几个着力点还增加了对抗下滑力量的剪切力，这使局部皮肤发生压力性损伤的概率显著增加。

（五）其他

1. 对胃肠道的影响 患者被麻醉后，胃食管连接部的特殊功能被削弱，胃内容物易受体位改变而反流。头低位时腹部受到的压力增加，使胃内压力升高，对胃食管连接部的压力增大，最易出现反流。

2. 对眼压的影响 头低足高仰卧位时，头面部静脉回流不畅，静脉淤血，静脉压升高。眼部静脉系统的特点是全程无瓣膜，头低位或中心静脉压的升高均可导致眼静脉压升高，使静脉扩张及房水回流受阻，引起眼压升高，使眼灌注压下降。头面部低于心脏水平、眼静脉回流不畅、压力上升是导致眼压升高的主要因素。

三、头高足低仰卧位手术体位对人体系统的影响

（一）对呼吸系统的影响

头高足低仰卧位时患者膈肌下降，胸腔压力减小，有利于肺叶充分扩张，增加肺容量，使肺通气充分，增加肺活量，可减缓因胸腔压力过高导致的肺不张、肺水肿等症状，头高足低可引流肺炎患者的炎性病灶。

（二）对循环系统的影响

对于全身麻醉后的手术患者，麻醉药物会抑制心肌收缩力和减少交感神经活动，抵消了血流动力学代偿机制，15°头高足低仰卧位患者会出现血压和动脉压明显下降。头高足低仰卧位可使 LAD 的血流量减少，对于术前存在冠状动脉疾病的患者可能有一定的风险。同时，头高足低体位的改变使平均动脉压降低，有利于颅脑静脉的回流，可降低颅内压。但有研究表明，采取 30°～60°沙滩椅位术中 80%的患者发生局部脑氧饱和度下降，其下降幅度大于 20%。从平卧位改为头高足低位后，下肢静脉内的压力会明显上升，导致发生下肢深静脉血栓（DVT）的概率增加。

（三）对皮肤的影响

头高足低仰卧位中，患者的身体受力点发生了变化，身体与地面成角度，平卧位时的

几处受压点如枕部、双侧肩胛部、骶尾部、双侧肘部和足跟部对床面的接触压力从垂直变为成角度倾斜，在力学轴距的作用下，使几处皮肤接触点对床面的压力变小而增加了向下的摩擦力和剪切力，若忽视了摩擦力和剪切力的作用则会使受压处更易产生压力性损伤。

（四）其他

1. 对腹腔器官的影响　头高足低仰卧位时，在重力的影响下，患者腹腔内肝脏、脾脏、肠胃等器官向盆腔方向偏移，可降低胃内压，减轻胃内容物反流症状。腹腔、盆腔脏器下移，使盆腔压力增加。

2. 对眼压的影响　头高足低仰卧位时，患者头部位于高位，中心静脉压降低，眼部静脉系统全程无瓣膜，可促进房水回流，起到降低眼内压的作用。

四、倾斜仰卧位手术体位对人体系统的影响

（一）对呼吸系统的影响

倾斜仰卧位中，患者纵隔向一侧偏移，使受压侧胸腔压力增大，肺叶扩张受限，引起受压侧肺叶限制性通气障碍。另一侧胸腔压力减小，使肺叶通气充分，增加了肺的潮气量。

（二）对循环系统的影响

倾斜仰卧位时，上下腔静脉血液回流至心房的压力减小，使中心静脉压降低；上下腔静脉回流压力降低，回心血量增加，使主动脉压力增高，患者血压增高；外周腹主动脉受压，外周动脉阻力增加，使身体动脉循环血流量减少，身体各器官的灌注量减少。

（三）对神经系统的影响

1. 对头面部系统的影响　倾斜仰卧位时，头部受力点由枕后部变为了受压枕侧的颞部，此处分布有枕大神经、枕小神经、面神经、耳大神经等（图 5-1-1），这些分布密集且表浅的神经如果受到长时间压迫会引起相应神经区域疼痛。

2. 对臂丛神经的影响　倾斜仰卧位一般不使用胸枕将肩部垫空，会压迫受压侧肩部，倾斜角度越大，肩部受压程度越严重，走行于肩部的臂丛神经（图 5-1-2）会受到压迫和牵拉，压迫和牵拉时间过长会造

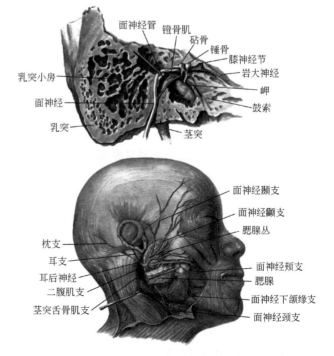

图 5-1-1　头面部神经解剖图

引自：游潮，黄思庆，2014. 颅脑损伤[M]. 北京：人民卫生出版社

成臂丛神经损伤。

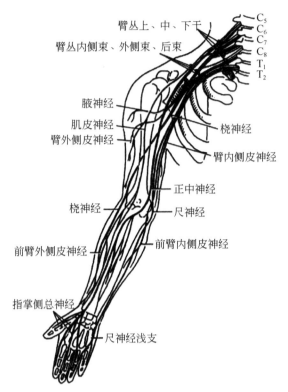

图 5-1-2　臂丛神经

引自：马正良，2013.矫形外科手术麻醉 [M]. 北京：人民卫生出版社

（四）对运动系统的影响

1. 对颈椎关节的影响　倾斜仰卧位的侧卧角度在全侧 90°卧位和仰卧位角度之间，角度的范围变化大，由于患者身高、肩宽、肩颧距、枕头材质等客观影响因素的存在，合理的枕高因人而异，差异性极大。枕头高度的选择不适宜会使颈椎间盘侧屈成角，使椎间盘内承受的压力双侧差距较大，易使椎间盘发生退行性变或偏侧突出，诱发颈椎病，全身麻醉下颈部的肌肉呈松弛状态，如头部的高度严重不合适，甚至可导致颈椎脱位。有报道使用有限元分析法（finite element analysis，FEA）的工程物理问题的数值分析方法，建立全颈椎三维有限元模型，计算颈椎间盘等效应用力云图、最大主应力云图和最大剪应力云图，得出结论，全侧卧位时，枕头高度为 7～15cm 时，可保证颈、胸、腰椎棘突在一条水平线上，避免颈椎侧屈的发生。

2. 对髋关节的影响　倾斜仰卧位时，位于上方的下肢处于游离状态，全身麻醉状态下髋关节周围的肌肉组织松弛，若固定不稳固，使上方下肢过度屈曲或外旋，易导致髋关节受到牵拉而脱位。

（五）对皮肤的影响

倾斜仰卧位时，患者重心朝受压侧偏移，皮肤受力点也向受压侧发生偏移，枕部、肩胛部、髂嵴、膝关节外侧、外踝、足跟的受压侧为主要受力点，此处皮肤若不做好保护措施，易造成压力性损伤。女性乳腺会向一侧偏移，若乳腺腺体发达，应注意保护受压乳腺皮肤，注意心电监护的电极片，粘贴时应避开受压处皮肤。

（六）其他

倾斜仰卧位时，受压侧眼部位于颜面部最低处，眼部静脉回流不畅，导致该侧眼内压升高；另一侧眼部位于颜面部最高处，眼部静脉回流充分，可降低眼内压。

五、仰卧中凹位手术体位对人体系统的影响

（一）对呼吸系统的影响

仰卧中凹位需抬高头胸部，使头胸部高于心脏平面，有利于降低胸腔压力，胸腔压力降低，肺顺应性增高，降低了气道压，减少了术中肺损伤的可能，改善了术中肺通气及肺部的血流分布，有利于 CO_2 的交换及排出。

（二）对循环系统的影响

仰卧中凹位头胸部及下肢均抬高，增加了静脉回心血量，可有效纠正低血压的症状，同时使脑部血流量减少，减轻颅内压增高症状，可缩短患者苏醒时间。若对产妇使用仰卧中凹位可使躯干和下肢形成夹角，承托妊娠子宫，从而减轻对下腔静脉的压迫，有利于下腔静脉的回流，同时下肢抬高 30° 有助于回心血量增加，产生自身输血的作用，使回心血量和心排血量明显增加。有研究显示，使用超声测得产妇在左侧倾斜卧位和仰卧中凹位两种体位中，仰卧中凹位的下腔静脉内径大于左侧倾斜卧位，仰卧中凹位能更加明显地减轻对下腔静脉的压迫，对产妇纠正仰卧位低血压更加有效。

（三）对神经系统的影响

仰卧中凹位时坐骨棘处于最低点，承受的压力最大，从坐骨棘走行的坐骨神经所受压力最大，抬高的下肢对坐骨神经等下肢神经具有明显的牵拉力，双重作用力下，坐骨神经易受到损伤。仰卧中凹位使腰椎生理前凸程度减轻，腰椎正常曲度减小或消失，腰椎的生理曲度减小会挤压腰椎管，使腰椎管径变小，使走行于腰椎管内的马尾神经受压。

（四）对运动系统的影响

仰卧中凹位对腰椎的压力增大，使腰椎的正常生理曲度消失，腰椎两侧的肌肉组织受到牵拉，造成腰部肌肉劳损致术后腰部酸痛。腰椎的正常生理弧度消失可压迫腰椎间盘，使腰椎间盘受到的向后的压力增加，从而诱发腰椎间盘突出。

（五）对皮肤的影响

仰卧中凹位时，全身皮肤的受力点发生改变，最低位为坐骨棘与骶尾部，此处的皮肤受到的压力最大，除受到压力外，仰卧中凹位的坐骨棘和骶尾部还会受到床单造成的剪切

力，在此双重作用力下，坐骨棘与骶尾部皮肤极易受到压力性损伤。

（六）其他

仰卧中凹位中抬高头胸部，可改善头面部静脉回流不畅、静脉淤血、静脉压升高的症状，头面部高于心脏水平，可促进眼部静脉回流，有效改善因头低位引起的眼内压增高问题。

六、大字仰卧位手术体位对人体系统的影响

大字位应用于可代替截石位的会阴部手术中，可有效预防因体位摆放造成的神经损伤。大字仰卧位双腿分开角度超过 90°，会对髋关节造成过度牵拉，使髋关节发生脱位；下肢的韧带被过度牵拉，造成韧带损伤，会使患者术后下肢酸痛无力；双下肢分开成角度，可对骶尾部皮肤产生挤压力，使骶尾部受压皮肤厚度增加，有利于缓解骶尾部的受压程度。

第二节　侧卧位对人体系统的影响

一、标准侧卧位手术体位对人体系统的影响

（一）对呼吸系统的影响

人体从站立位变成 90°侧卧位时，患者侧卧于手术床上，体位的改变造成卧侧胸廓的完全性受压，引起肺通气不足，加重呼吸困难。侧卧位时膈肌向胸腔推移：清醒状态下侧卧位功能残气量（FRC）下降、通气血流比例（V_A/Q）基本正常；全身麻醉下侧卧位 FRC下降、V_A/Q 失常，下侧肺 V_A/Q 下降，上侧肺 V_A/Q 升高。全身麻醉下 FRC 进一步减少0.4L。对于多数需摆置 90°侧卧位手术体位的胸科肺部手术的患者，术中单肺通气及术中腹腔内容物对横膈膜的挤压，同样也会引起肺通气不足。全身麻醉后在肌松药物的作用下，人体全身肌肉松弛，呼吸肌的肌张力减弱，肺的功能余气量降低，若术中患者头颈前屈过甚，容易导致上呼吸道梗阻，气管插管下全身麻醉的患者也有导管折曲梗阻的可能。

（二）对循环系统的影响

体位改变时，容易对人体的各个器官造成影响，人体在平卧位时并不造成双下肢静脉压力差异，但是在侧卧位时，由于关节弯曲和血管旋转，导致回心血量减少，心排血量下降，此时，受压部位的压力增高、回流受阻情况随受压时间延长而递增是不容忽视的。在摆置侧卧位时固定挡板前会放置海绵垫加以固定，致使腹部受压，导致下腔静脉回流受阻，使血液出现重新分布，从而影响回心血量，致血压降低，呼吸减弱，组织器官的氧供和血供受到影响。侧卧位时因患者局部肢体受压，特别是上肢，易造成上肢静脉回流障碍，影响循环系统。下肢长时间受压，肢体制动会引起小腿血液循环障碍，造成血管内膜损伤，形成静脉血栓。

（三）对神经系统的影响

1. 对脊髓的影响　脊髓分布于患者的脊柱内，患者在全身麻醉下由仰卧位转变为标准

侧卧位属于被迫体位。在翻身摆置的过程中若未能够保证患者脊柱处于同一轴线，则会导致患者的脊髓损伤。

2. 对腓总神经的影响　标准侧卧位时，膝外侧被支腿架或其他硬物挤压，特别是膝关节处用约束带，加上老年人多伴有关节活动不便、关节僵硬，尤其是受压肢体长时间固定不动，易引起腓总神经损伤，表现为踝关节不能背伸及外翻，足趾不能背伸，而足呈下垂内翻状，即马蹄内翻畸形。

3. 对臂丛神经的影响　臂丛神经损伤是周围神经损伤最严重的一种，常造成患者上肢功能的部分或完全丧失，导致终生残疾。对神经的过度牵拉是引起神经损伤的主要原因。肢体或颈部的过度移动都可能使臂丛神经长时间的牵拉和缺血，造成不同程度的神经功能障碍。手术时，患者的头部过于垂仰、上臂长时间垂于床边，可引起臂丛神经损伤；上肢伸直水平过度外展，可引起低位臂丛神经损伤，如以肱骨头为支点，使上肢向背侧过伸时或被床边或其他固定物直接压迫，都可使臂丛神经损伤。

4. 对尺神经的影响　尺神经在肘后部位置最浅，易受损伤。可因自身的重力、放置角度的改变及手术时体位不当，使尺神经过度牵拉受压而导致尺神经缺血损伤，表现为屈腕能力减弱，小指外展或对指无力，严重时呈现"爪指"畸形，感觉障碍以小指最明显。

5. 对桡神经的影响　手术体位不当致上肢长期受压易造成桡神经主干损伤，如将下侧位上肢强行牵离体侧，腕部被约束固定而肘部屈曲时，桡神经即有可能在手术床边角与肱骨内侧面之间受到挤压损伤，表现为不能伸腕、伸指，严重时呈垂腕、垂指畸形，感觉障碍以手背桡侧明显。

侧卧位肩关节手术导致尺神经损伤的案例

2014年2月7日，患者王某因外伤致右关节脱位复位后不稳定到医院住院治疗。体格检查未见异常，专科检查：右肩关节无明显肿胀畸形，未见皮肤破损，无明显肌肉萎缩，无明显压痛，未及盂下空虚感，右肩关节活动度前屈上举160°，体侧外旋70°，体侧内旋T_7水平。右上肢末梢血运好，感觉运动无异常。2014年2月8日某院为该患者行全身麻醉下关节镜下肩关节不稳定修补术，术中采用常规侧位牵引体位，在关节镜下植入4枚可吸收缝合锚钉，修复前盂唇损伤。手术过程顺利，手术耗时约90min。患者意识恢复后回病房，嘱患者患肢颈腕吊带制动。术后患者右臂至小手指疼痛、麻木、无法伸直、手掌无法握紧。2014年2月12日患者出院，出院后数日右臂仍疼痛难忍，右臂不能上举，活动严重受限。2014年4月2日患者因右臂疼痛到该医院复诊，经该院肌电图诊断为右尺神经重度损伤，正中神经不全受损。

患者手术过程中的操作区域为盂肱关节内，该患者受损区域为尺神经于肘管内部分，患者手术操作区域与患者术后受损部位不相符合，故推测患者手术后出现此症状与手术体位、牵拉有关。根据《肩关节外科学》记载，Andrerws和Carson报道了120例肩关节手术患者中有3%的患者出现神经功能麻痹。这种损伤与侧卧时过度牵拉有关。这些症状多在8周内缓解。根据诊疗常规，手术过程中一般采用侧卧位，通过悬挂滑轮系统，根据体重不同，牵拉重量为10～30kg。该肩关节镜手术，需常规对患肢进行牵引，当患肢承受重物牵拉、压迫时间较长时，会导致相应部位的神经刺激症状，臂丛神经等存在因牵拉致伤的风险。

（四）对运动系统的影响

侧卧位时，肩关节和髋关节长时间保持固定状态，全身麻醉状态下，关节周围起保护支撑作用的肌肉组织松弛，关节处于强直状态，持续时间过长，会导致术后关节僵硬，运动障碍，关节周围肌肉无力。

（五）对皮肤的影响

标准侧卧位时身体受力点是耳部、肩峰、肘部、髋部、膝关节的内外侧、内外踝，这些部位均为骨隆突处，肌肉脂肪较薄，受力点皮肤受到长时间压迫，会产生压力性损伤，引起皮肤压疮。另外，部分侧卧位时固定挡板固定骨盆的前后支撑点长时间受压也易引起皮肤压疮。

侧卧位导致压力性损伤形成的案例

侧卧位是泌尿外科手术常用的一种手术体位，与胸科手术侧卧位的不同点是为了使术野有效显露，多采用健侧升桥位。升桥位会使皮肤压力增加，手术时间长致使侧卧位患者健侧腰部升桥位皮肤压疮的案例也较常见。

例1：患者，男，46岁，体重78kg，右肾盂复杂性鹿角状肾结石。腰硬联合麻醉，左侧卧位下经右侧第12肋切口，行肾盂切开取石，手术时间167min。术毕发现左髂前上棘部位皮肤潮红，面积4.5cm×1.2cm，横向，术后1h原皮肤潮红部位出现一2.2cm×0.9cm水疱。

例2：患者，女，38岁，体重57kg，双侧肾盂肾实质多发性结石，左肾结石多于右肾。腰硬联合麻醉，右侧卧位下经左侧第12肋切口行肾盂肾实质切开取石，手术时间114min。术毕发现右侧腰间一条索状水疱，0.3cm×6.2cm。

例3：患者，男，49岁，体重67kg，右肾错构瘤。腰硬联合麻醉，左侧卧位下经右侧第12肋切口，行右肾肿瘤切除术，手术时间165min。术毕发现右大腿根部外侧一条索状皮肤发红，面积1.0cm×5.2cm。其中有4粒小水疱呈串珠样，每粒约0.3cm×0.5cm。

左髂前上棘皮肤水疱主要原因为皮肤及毛细血管有一定承受压力的限值，实验证实为4.3kPa，超过此限值即可阻断毛细血管对组织的血流灌注，使组织发生缺血性损伤。由于手术床垫使用时间长，床垫变薄变硬，对皮肤的缓冲压力减少，加上躯体重力及反作用力的作用，左侧腰部皮肤受压；更重要的原因是泌尿外科侧卧位，为了显露术野，须腰部升高成腰桥位，使皮肤持续承受体重的压迫亦随之增大，导致血液无法通过，造成这些组织缺血缺氧，皮肤超过承受压力的限值而引起压疮。肾结石取出后，为了切口彻底止血，减轻切口压力，利于切口缝合，须降低腰桥，摇高床头及床尾，在这一过程中，由于床垫过薄，床垫及患者腰部皮肤夹入腰桥下缘，损伤腰部皮肤引起压疮。

右侧腰间条索状水疱主要为摩擦力所致。术毕将患者过床后发现手术床单不平整，可能是摆置体位和腰桥时，移动患者使床单皱褶产生摩擦力而使皮肤受损。

右大腿根部外侧条索状小水疱主要原因为剪切力及固定体位过于牢固。剪切力是由两层组织相邻表面间的滑行而产生的相对性移动所引起，由摩擦力与压力相加而成。升桥侧卧位使人体形成"八"字卧位，升高腰桥7～10cm，头低足低位。由于重力的作用，患者下肢产生一个平行于手术床尾端向下的作用力，使身体向足部方向运动，而皮肤与支撑物表面之间的摩擦力却阻挡机体的移动，产生剪切力，剪切力比压力更容易阻塞血流，导致局部组织缺血缺氧，致使急性压疮发生。

（六）其他

标准侧卧位体位时，应在患者胸部下方垫胸枕，要注意女性的乳房，避免挤压损伤；使用固定挡板时，要注意男性外生殖器不能与体位垫接触，避免受压造成损伤。

二、特殊侧卧位手术体位对人体系统的影响

特殊侧卧位主要包括 45°、60°等特殊角度的侧卧位。

（一）对呼吸系统的影响

人体从站立位变成特殊侧卧位时，患者侧卧于手术床上，患者背部与床缘呈一定角度，造成卧侧胸廓的部分受压，引起肺通气不足，呼吸困难，其程度较标准侧卧位小。但对于部分需摆放 45°、60°侧卧位的手术患者，单肺通气及术中腹腔内容物对横膈膜的挤压，同样也会引起肺通气不足，全身麻醉时在肌松药物的作用下，人体全身肌肉松弛，呼吸肌的张力减弱，肺的功能余气量降低，以及头颈前驱过其导致的呼吸道梗阻，均会影响患者的呼吸功能。

（二）对循环系统的影响

45°、60°侧卧位时，患者背部与床缘成一定角度，要维持此角度则对于骨盆处的固定要求更高，若挡板固定过紧，会导致下腔静脉回流受阻，影响回心血量，易引起心率和血压的变化。约束带位置固定不当，还可造成肢体动脉的血运障碍。

（三）对神经系统的影响

患者在全身麻醉状态下由仰卧位转变为特殊侧卧位，相较于标准侧卧位患者并未完全侧卧，其头部的放置也相对复杂，若过度旋转头部会导致颈椎脱位和脊髓损伤；患者腋窝受重力压迫，可引起腋神经、臂丛神经损伤；肘部及腕部摆放不当也可能引起尺神经、桡神经的损伤；肾及输尿管手术中的特殊侧卧位时，因其手术切口显露要求高，升高腰桥后，腰椎侧弯抬高，头部及下肢降低，进一步加重了关节弯曲和血管旋转，此过程中小腿长时间强制伸直、两腿交叉不成平行、体位垫固定移位、约束带固定过紧或上腿压在下腿上等均会造成胫腓神经损伤。

（四）对运动系统的影响

全身麻醉下，关节周围起保护支撑作用的肌肉组织松弛，关节处于强直状态，持续时间过长会导致术后关节僵硬，运动障碍，关节周围肌肉无力等。

（五）对皮肤的影响

特殊侧卧位时受力会部分分布于后背和臀部的一侧，除标准侧卧位常规受力点以外，

还会存在骶尾部及卧侧肩胛部的部分受压，长时间压迫会引起皮肤压力性损伤。

（六）其他

其他同标准侧卧位手术体位。

第三节 截石位对人体系统的影响

一、传统截石位手术体位对人体系统的影响

（一）对呼吸系统的影响

与仰卧位相比，由于截石位抬高了患者下肢，使膈肌的运动受限增加，肺通气余量下降更加明显，气道阻力增加、肺顺应性下降、肺泡有效通气量减少。

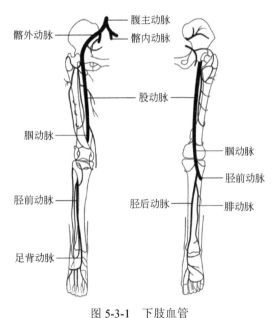

图 5-3-1 下肢血管

引自：Yu PR，孙长伏，2013. 头颈部缺损修复与重建[M]. 北京：人民卫生出版社

（二）对循环系统的影响

传统截石位在抬高和降低下肢的过程中，引力作用使患者全身血液重新分布，可增加或减少回心血量。在麻醉状态下，患者循环代偿功能明显减弱，如血管舒张、有效血容量相对不足、神经反射抑制、心肌收缩抑制等。老年患者因机体代偿功能降低，更易引起直立性低血压，甚至顽固性低血压，在改变体位时应注意有效循环血量一过性下降不宜过快，应采用单腿依次慢放的方式变换体位，防止中心静脉压明显改变，减缓心脏负荷的剧烈波动。维持小腿血液循环的主要血管腘动脉、腘静脉位于腘窝处（图 5-3-1），此处血管缺乏肌肉脂肪组织的保护，腘窝长时间受压会引起小腿血液循环障碍，造成血管内膜损伤，引起下肢深静脉血栓形成。

（三）对神经系统的影响

截石位患者易受损的下肢周围神经有腓总神经、腘神经、坐骨神经等（图 5-3-2）。

1. 对腓总神经的影响 摆放膀胱截石位时下肢呈外展外旋状，腓骨小头位置靠近搁腿架，腓总神经在此绕经腓骨小头且位置表浅。当膝外侧被支腿架或其他硬物挤压、膝关节处使用约束带固定较紧时，就会造成腓总神经受压，表现为术后翌日患者下肢小腿外侧皮肤感觉丧失，踝关节不能背屈及内翻，行走呈下垂足态。

2. 对腘神经的影响 传统截石位搁腿架在安置体位时容易挤压腘窝部，小腿因重力下垂，增加了对腘窝的压力，极易造成腘窝部受压，导致腘神经受压损伤。

3. 对臂丛神经的影响 传统截石位双上肢外展角度超过90°，使臂丛神经过度牵拉，造成臂丛神经损伤。

4. 对坐骨神经的影响 坐骨神经在腰骶部至坐骨棘及腘窝是人体体表相对表浅处。在腰骶部的表浅处若手术床缘置于臀股皱褶处，骶尾部受压较重，易引起坐骨神经损伤。若腘窝被卧位支架压迫或固定过紧，易导致坐骨神经在腘窝处受压。

（四）对运动系统的影响

传统截石位摆放中髋关节呈外展位，髋关节不稳定的患者在体位摆放中，若髋关节角度过大或被过度牵拉，高举的下肢外展程度超过"T-K-O"连线，就有可能造成股骨颈骨折。小腿筋膜室高压综合征一般不常见，系小腿约束过紧，使组织受压后引起缺血、细胞死亡，液体渗漏入一个封闭的筋膜间室中，使之压力增高而引起，表现为患肢感觉麻木、疼痛，足背动脉搏动减弱或消失。

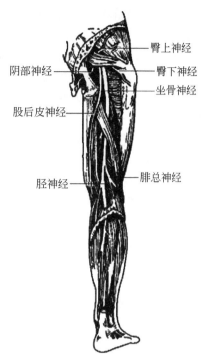

图 5-3-2 下肢神经

引自：燕铁斌，窦祖林，冉春风，2010. 实用瘫痪康复[M]. 北京：人民卫生出版社

（五）对皮肤组织的影响

患者骶尾部直接受压处于手术床边缘，上举的双腿在重力作用下，增加了对骶尾部皮肤的压力。由于骶尾部处于最低点，清毒液会下流聚集于此，造成骶尾部皮肤潮湿，增加发生压力性损伤的概率。

二、改良截石位手术体位对人体系统的影响

（一）对呼吸系统的影响

改良截石位可导致胸腔压力增高，功能残气量进一步减少、肺顺应性下降、气道阻力增高和肺通气血流比例失调等病理生理改变。气道压力增高，可增加肺泡损伤的概率，导致肺功能障碍。在使用 CO_2 气腹的头低足高截石位中由于胸腔压力增高导致肺泡有效通气量减少，叠加 CO_2 气腹经腹膜快速吸收引起 $PaCO_2$ 升高，甚至高碳酸血症等生理改变。

（二）对循环系统的影响

1. 对血压的影响 改良截石位，在抬高下肢的过程中，下肢的血容量有 600ml 的差异，这会使心脏负荷突然加大致患者血压上升。改良截石位中胸腔压力增高，胸腔压力增加过度会影响静脉回流，回心血量减少，手术后将截石位改变为平卧位时，血液进入下肢扩张的血管，使机体有效循环血量减少，导致低血压的发生。

2. 对头部循环系统的影响　截石位使手术患者循环容量重新分布，上半身血液分布明显增多，若再使用头低足高位，会使上半身血液循环容量进一步增加，上半身静脉回流压力增加。对"血脑屏障"调节异常、无法自动调节、需保持颅脑压力正常的患者，头低足高位会造成颅内正常压力被破坏，导致颅内压增高。麻醉肌松药的作用使眼睑轮匝肌功能丧失，导致头低足高位的患者在重力的作用下眼睑自然闭合不良，易发生显露性角膜炎。

3. 对下肢循环系统的影响　改良截石位的患者双下肢大腿与身体角度较小，放置的位置相对水平，改良截石位调节成头低足高位前双足的平面低于身体平面，双足呈"下垂"状，且腿架支托在小腿肚肌肉丰富处，使小腿与大腿的角度相对较大，双足下垂程度更加明显，使下肢尤其是小腿以下的外周血液循环压力增加，易导致双足静脉血液淤积。改良截石位调节至头低足高位后，下肢抬高，位置相对水平，下肢静脉血液回流压力减小，双足血液淤积现象可得到缓解。

（三）对神经系统的影响

1. 对上肢神经系统的影响　上肢易损伤的周围神经有臂丛神经、尺神经、桡神经、腋神经等。改良截石位中患者头低足高位，外展侧肢体若不妥善固定，术中易受重力影响而向上滑动，导致外展大于 90°，造成外展侧上肢神经损伤，外展上肢与同侧抬高下肢间的空间狭小，站立其间的术者易挤压患者手臂，加大手臂外展角度或挤压位于手臂浅表处的神经，造成外周神经损伤。

2. 对下肢神经系统的影响　改良截石位的大腿与身体平面接近，大腿外展且骶尾部位于床沿，相比下肢高度较高的传统截石位，位于骶尾部表浅处的坐骨神经受压明显增加。若骶尾部手术床铺巾不平整，极易造成坐骨神经受压。

（四）对运动系统的影响

改良截石位时，若手术过程中压迫肩部过紧，会使肩颈部肌肉组织被过度牵拉，若时间过长会导致术后肩部关节、肌肉组织酸痛，甚至肿胀。患者由于臀部垫高，腰部处于悬空状态，使腰部肌肉被长时间牵拉，造成腰背部肌肉劳损，导致术后腰背部酸痛。

（五）对皮肤的影响

贴近于身体一侧的上肢易由于包裹过紧，在床单褶皱处受到压力性损伤。包裹于布单下的手易被外展的下肢或臀部误压形成压力性损伤。头低位时患者下滑加大了皮肤摩擦力，产生剪切力，对着力面积最大的背部皮肤的摩擦力增大，背部皮肤有发生擦伤的风险。头低足高位的患者，由于重力的作用，肩托会承受一部分的体重压力，若肩托对患者肩部长时间抵压过紧，会导致肩部皮肤受压变红甚至形成压力性损伤。

三、小儿截石位手术体位对人体系统的影响

（一）对呼吸系统的影响

小儿由于心肺发育不良，主要依靠腹式呼吸，年龄越小的患儿呼吸中枢发育越差，抬

高双下肢的截石位会增加患儿心脏循环负荷，影响呼吸系统功能。小儿摆放成抬高双下肢的截石位时，腹腔空间被挤压，腹腔压力增加，由于幼儿膈肌较成人相对宽大，柔软且富于弹性，易被挤压向胸腔，膈肌上移减少吸入气体的容积，进一步减少换气量，严重者会引发肺出血和肺水肿。

（二）对循环系统的影响

截石位中小儿双下肢抬高，下肢血容量减少，心脏回心血量增加，使小儿血压增高，下肢血压下降，下肢末梢血液循环量下降，导致末梢血供不足，代谢率下降，皮温下降；在小儿腘窝上段，腘动脉和腘静脉深浅并行，紧密相贴，位于同一筋膜鞘内，若在体位摆放中使用工具不合适，造成腘窝受压，极易同时压迫腘动脉与腘静脉，造成下肢血液循环受阻，血液淤积，严重者会并发静脉血栓。小儿颅腔容积小，"血-脑屏障"发育不完善，1岁半以内的小儿囟门未闭合，脑部代偿能力差。当截石位使小儿回心血量增加、血压增高时，其血液循环压力增加、血容量增加，易导致颅内压增高。

（三）对神经系统的影响

小儿周围神经较细，神经纤维的髓鞘发育不完善，外周神经较成人的解剖位置相对表浅，更容易受到牵拉和压迫，神经受到极度牵拉后，会引起神经营养血管痉挛、狭窄，乃至栓塞，神经血液供应减少或中断，造成广泛缺血与坏死变性。研究表明，神经受到30mmHg压力时，功能即发生变化，导致远侧轴突运送蛋白功能丧失，神经受压30mmHg在4h内尚可恢复，否则恢复的可能性很小。截石位体位摆放时，若因体位用具不合适，会使腘窝外侧受压，当压迫到腘神经体表最表浅处，会导致腘神经受损；坐骨棘平面受压或压迫腘窝上段，易压迫坐骨神经，使坐骨神经受损；上肢与身体的角度容易被忽视而大于90°，或前臂与上臂的夹角小于90°而使小儿肩部受到过度牵拉，导致臂丛神经受损。

（四）对运动系统的影响

与成人相比，小儿关节囊和韧带较松弛，肌肉纤维比较细长，力量差，所以关节的牢固性较差，若外力作用不当，容易发生脱臼。小儿截石位中下肢的髋关节、膝关节会被调节成一定的角度以适应手术要求，全身麻醉下肌肉松弛，对关节和骨骼的保护力更弱，若牵拉过度，会造成髋关节、膝关节脱位。若截石位使用的工具不合适，或术中手术医生对患儿施加过多的外力压迫大腿或小腿，严重者会造成股骨或胫骨弯曲变形。

（五）皮肤的影响

小儿由于年龄等因素个体差异较大，截石位的摆放多使用自制工具。小儿的皮肤敏感娇嫩，自制工具如消毒不到位易造成患儿皮肤过敏；大小不适宜的自制工具易造成体位摆放不稳定，导致皮肤压力性损伤。小儿皮肤在防止局部外用药物或有毒物质渗透方面较成人差，截石位在消毒的过程中消毒液若淤积在骶尾部，易造成骶尾部皮肤灼伤、湿疹、水疱等皮肤损伤。小儿体温自主调节能力差，截石位中被抬高的双下肢，没有较好的保温措施，被抬高的下肢循环阻力增加，循环容量降低，造成下肢供血不足，容易发生局部皮温过低，严重者出现皮下硬肿症。

第四节　俯卧位对人体系统的影响

一、骨科俯卧位手术体位对人体系统的影响

（一）对呼吸系统的影响

患者体位为俯卧位时，腹部不悬空，胸壁顺应性明显降低，因为此时腹侧胸廓及腹壁因受接触面的压迫而扩张受限，顺应性变差，这在腹型肥胖患者表现更为明显，而背侧胸廓及腰背因受脊柱的影响，在同样未被外力压迫时比腹侧更加僵硬，更不易扩张，造成俯卧位后胸壁顺应性的下降，双肺通气不足，特别是腹腔内容物对横膈膜的挤压，使呼吸困难加重。

（二）对循环系统的影响

脊柱后路手术常需将患者安置在俯卧位以适应手术需要，麻醉后改变体位可造成地心引力对血液和脏器的影响，又因改变体位后身体的负重和支点发生变化，机械性压迫胸腹部，导致呼吸和循环等生理功能发生相应改变。由于麻醉后血管床扩张，造成血容量的相对不足，加上翻身俯卧时，血液受重力作用，容易淤积于低于心脏平面的血管内；且麻醉后全身代偿调节功能削弱，循环系统内的血液几乎完全受体位改变所支配，各种综合因素引起有效循环血量减少，从而导致血压下降。

麻醉后因下肢血管扩张，周围静脉血液向心性推动功能减弱，血液淤滞，有效循环血量减少。在俯卧位的情况下，腹部受支撑垫物轻微压迫。远端静脉压即可迅速上升 $3\sim 4cmH_2O$（$0.29\sim 0.39kPa$），如果压迫严重，远端静脉压可超过 $30cmH_2O$（$2.9kPa$），甚至使下腔静脉完全闭塞。此时，下半身的静脉血将通过椎旁静脉网回流入心。这样，椎板手术的术野将出现严重的静脉淤血，渗血倍增，给手术操作带来困难。

（三）对神经系统的影响

全身麻醉后，由于患者肌肉完全松弛，脊柱和各大小关节均处于无支撑无保护状态，医护人员在搬动患者时，对患者身体的每一个部位都要有足够的支持，特别是脊柱骨折或损伤的患者，要提高警惕，在转换体位时，若因未统一步调保持患者的头颈部与脊柱同步转动并始终维持在功能位，会加重脊髓损伤。此外，髂前上棘骨突明显，在俯卧位时很容易受到压迫，如术中固定垫使用不当或手术医师用力过大等，均可致股外侧皮神经受压损伤。另外，在手术操作过程中可能出现体位轻度滑移，长时间的局部牵拉也可造成股外侧皮神经损伤。

患者取俯卧位致股外侧皮神经损伤的案例

患者，男性，58 岁，身高 174cm，体重 58kg，诊断为 L_5 滑移症。于 2006 年 9 月 8

日行腰椎后路切开减压植骨内固定术。患者全身麻醉后取俯卧位，头部垫头圈，双臂自然弯曲置于头两侧的搁手板上，胸部两侧各垫 1 个方垫，髂嵴两侧各垫 1 个体位垫，膝关节处垫长方垫，大腿与背部成 20°角，双小腿上翘，与大腿成 30°～35°，双足悬空避免足趾受压，约束带固定腿部。手术历时 5h。术后第一天，患者双侧股外侧下 2/3 出现皮肤感觉障碍，有麻木、蚁走感、刺痛、烧灼感及沉重感。查体：右股外侧皮神经支配区域浅感觉减退，Tinel 征阳性，左下肢直腿抬高可达 50°，左股外侧皮神经走行髂嵴下有压痛，医生诊断为股外侧皮神经损伤，予维生素 B_1、B_2 及地巴唑等口服 3 个月，症状缓解。

损伤原因：俯卧位时身体的主要受力点是两侧肩峰前侧面、两侧肋骨、髂前上棘，膝、胫前等部位，由于身体的全部重量都集中在这些部位，使较小的面积承受较大的压力，且这些部位均为骨隆突处，以及肌肉、脂肪较薄处，因此受压时间长容易引起皮肤损伤。股外侧皮神经系由第 2、第 3 腰神经发出，通过腰大肌外侧缘，斜过髂肌，沿骨盆经腹股沟韧带的深面在髂前上棘以下 10cm 处穿出阔筋膜至股部皮肤。在该神经行程中，如果由于受压、外伤等原因影响到股外侧皮神经，即可能发生股外侧皮神经炎。本例患者体重指数 $19.16kg/m^2$，虽在正常范围内，但皮下脂肪很少，髂前上棘骨突明显，加上手术时间长，体位固定长时间保持不变；另外术中使用的垫子可能比较硬，手术医师打钉时可能用力过大等，这些因素相互作用，相互影响，导致或加重患者股外侧皮神经受损。

（四）对皮肤的影响

俯卧位时身体的主要受力点是两侧肩峰前侧面、两侧肋骨、髂前上棘、膝、胫前、足趾等部位，受压时间长易引起皮肤受伤。在脊柱手术过程中，手术医师使用电钻螺钉固定骨头，此时会对局部形成较大压力，使骨隆突处受到的压力过大造成皮肤的损伤。有研究表明，手术时间＞4h 的患者出现术中压力性损伤阳性率明显高于手术时间≤4h 的患者，因此对于年龄越大、手术时间＞4h 的患者压力性损伤发生率会显著升高，同时手术时长每增长 0.5h 压力性损伤发生率会相应上升 33%左右。随着手术时间延长，受压组织处于低灌注或缺血状态的时间越长，患者表皮的温度就越低，皮肤受损的发生率就越高，越易导致术中压力性损伤的发生。

（五）对眼睛和面部的影响

头部使用马蹄形头托固定时，前额和颧骨是头面部的主要受力点。前额、颧骨受压造成局部坏死，是俯卧位并发症之一。面部皮肤受损主要是由于胶布的黏附、撕脱、牵拉损害局部皮肤，以及胶布中的化学物质溶解刺激皮肤产生过敏症状。俯卧位手术时，口腔分泌物外溢较其他体位增多，加上重力作用，面部皮肤受胶布和 3M 贴膜长时间牵拉且被浸湿，患者面部皮肤红肿概率较大。除此之外，还要注意眼部保护，临床观察全身麻醉后有一部分患者眼睑闭合不好，时间长角膜易干燥，可引起眼部不适。有研究表明，俯卧位时眼部受压可造成视网膜因受压而失明，俯卧位脊柱手术后失明的发生率明显较高，达 0.03%～0.20%，且通常发生于脊柱侧弯矫正术和经后路腰椎融合术的患者。视网膜中央动脉阻塞常引起整个视网膜缺血性损伤，导致患眼视力完全丧失且难以恢复。有文献报道，俯卧位脊柱手术后视网膜中央动脉阻塞发生率为 0.001%，最常见的原因为患者头部位置不当和外力压迫眼球，外力压迫眼球可造成视网膜中央动脉及其分支血流中断，发生视网膜缺血。

脊柱手术时俯卧位致患者左眼失明的案例

患者，女性，18 岁，体重 48kg。1996 年在外院行脊柱侧弯哈氏棒矫形手术。2003 年 6 月 29 日来本院行哈氏棒拔除手术。术前 X 线检查：内固定棒扭曲，一侧棒杆断裂。血常规、尿常规、便常规检查未见异常，肝功能、肾功能、电解质和心电图未见异常。心前区听诊无异常杂音。眼科检查：形觉检查中裸眼视力左眼 0.1，右眼 0.2；矫正视力左眼 1.0，右眼 1.2；光觉检查中明适应和暗适应均中等；色觉检查中左眼色弱，右眼尚可。入手术室时血压 112/164mmHg（1mmHg=0.133kPa），心率 78 次/分，$SpO_2$99%。俯卧位下行手术，头前额部垫一普通头圈。术中以维库溴铵及芬太尼间断静脉注射和恩氟烷吸入维持麻醉，静脉注射林格液维持补液，酌情输入胶体液和全血。术中血压维持在（90～112）/（56～64）mmHg，心率在正常范围。因哈氏棒固定时间长及一侧棒杆断裂，取棒困难，最后只能采用骨钻、剥离器等重器械用力才能取出，患者震动移位明显，手术历时 2h。术毕 30min 患者清醒，常规拮抗肌松药后，拔除气管导管。这时发现患者左眼睑红肿，自诉左眼失明，返回病房请眼科及脑外科会诊，查两侧瞳孔不等大，左眼瞳孔直径 8.0mm，直接对光反射消失，间接对光反射存在，肢体无肌力障碍，无脑损害表现。眼底检查发现视盘境界尚清，颞侧弧形斑，后极部网膜水肿、呈灰色，黄斑樱桃红，左眼球各方向活动受限。结合病史及检查，眼科医生认为患者全身麻醉下手术，术中俯卧位，左眼及面部枕于海绵垫，手术时间约 2h，加之眼部表现符合视网膜中央动脉及睫状动脉阻塞症状，诊断为眼眶挤压综合征。

本例患者手术历时 2h 左右，眼球压迫约 1h，术中血压平稳，苏醒顺利，SpO_2 正常，最终导致失明的直接原因是视网膜中央动脉阻塞，可能是在俯卧位时由于局部眼眶挤压，加之患者近视，眼球前后径长，直接压迫视网膜，引起组织缺血缺氧、血管痉挛，导致局部血流动力学改变，血液循环迟缓，血液黏稠度增高，导致中央动脉阻塞。严重的永久性失明常与视觉通路的氧供不足有关，包括视神经病变（前部或后部）、视网膜动脉阻塞（中央性或分支性）和皮质盲。有研究认为，采用膝胸卧位、俯卧位，以及使用马蹄形头托是导致患者失明的原因，可能与直接作用于眼球的压力导致眼内压升高，超过了视网膜的灌注压有关；同时俯卧位头部静脉性充血、淤血，以上情况共同导致视觉器官的氧供不足。

（六）其他

俯卧位需要对女性患者双侧乳房着重保护，乳腺组织血运丰富，受到挤压易引起损伤，摆放体位时双侧乳房应放在硅胶垫空洞处，避免挤压损伤。男性患者俯卧位时应注意保护外生殖器，男性外生殖器皮肤薄嫩，摆放体位时注意外生殖器不能与体位垫接触，否则易导致外生殖器损伤。

二、神经外科俯卧位手术体位对人体系统的影响

（一）对呼吸系统的影响

俯卧位常可导致患者通气不足，潮气量下降、缺氧和二氧化碳蓄积等征象。患者腹部受压导致腹压增大，影响呼吸，同时，体位改变有关的机械性因素（如压迫、限制）或生理性因素（如肺内血流量、呼吸反射性）均可影响呼吸功能，且俯卧位时头部位置常保持前屈状态，容易导致气管导管打折、弯曲，影响患者通气。

（二）对循环系统的影响

患者由仰卧位翻身至俯卧位时，因患者胸部及腹部受压，可致下腔静脉不同程度受压，使下腔静脉回流受阻，回心血量减少，出现血压下降及手术区域失血增多。某些疑难手术时间较长，由于下肢长时间制动，容易出现静脉及淋巴回流不足，可能导致下肢肿胀或心排血量不足。静脉曲张的患者由于静脉回流不足，静脉内压增高，俯卧位手术后可能导致病情加重，手术时的静卧可致下肢静脉通过肌肉泵的回流作用减弱，下肢静脉丰富的静脉窦亦容易使血液停滞而形成血栓。对于神经外科患者，其血栓形成有关的危险因素包括脊髓外科手术、恶性肿瘤、运动神经元缺损等。

（三）对神经系统的影响

神经外科手术时间长，肢体长时间固定于一种体位，过度牵拉、旋转，易造成神经麻痹或损伤。颈髓损伤虽然不多见，但一旦发生后果很严重，一般是因体位摆放过程中操作不当，用力扭转、牵拉头部或托起肩部头突然下垂均会引起颈椎脱位。全身麻醉后，患者肌肉完全松弛，脊柱和肢体各大小关节均处于无支撑无保护状态，搬动患者时如果颈部保护不当，使颈椎过度扭转、牵拉，可造成颈髓损伤，甚至高位截瘫。并且，患者由仰卧位转换至俯卧位时前臂常呈环抱式置于头两侧或手术床两侧的搁手板上，长时间呈此被动体位还易造成患者前臂周围神经的损伤。

（四）对皮肤的影响

俯卧位时身体的主要受力点是额部、颊部、颏部、两侧肩峰前侧面、胸骨部、两侧肋缘突出部、髂前上棘、膝胫前部、踝关节前部、足趾等部位。由于身体的全部重量都集中在这些部位，使较小面积承受较大压力，此外，这些部位均为骨隆突部位，并且长时间手术患者采用一定的被动体位，使身体某一部位持续营养不良及缺血、缺氧，易发生急性压疮。神经外科手术具有操作精细、耗时长的特点，由于手术需要，患者取俯卧位，局部组织长期受压，易发生压力性损伤，影响预后。神经外科手术时间越长，局部受压组织处于缺血缺氧状态的时间就越长，发生压疮的概率就越高，手术时间大于 2.5h 是压疮发生的危险期。手术时间超过 4h，每延长 30min 会使压疮发生率增加 33%。神经外科手术多采用全身麻醉，由于麻醉药物的作用，全身肌肉松弛，此时身体的大部分重量都集中于骨隆突处或肌肉、脂肪较薄的地方，并且在术中大多会使用电动磨钻，在使用磨钻的过程中，手术医师也会对患者头面部施加一定的压力。Dinsdule 提出，正常人体毛细血管压在 15.7～

32.2mmHg，在 69.7mmHg 压力下持续受压 2h 以上就能引起组织的不可逆损害。

（五）对眼睛和面部的影响

实施全身麻醉时，70%的患者双眼不能完全闭合，导致双眼球外露，角膜干燥，加上手术前 30min 应用抑制腺体分泌的麻醉辅助药，可加重球结膜的干燥，致使术后出现暴露性角膜炎等眼部并发症的概率高达 40%~66%。另外，长时间俯卧位会引起眼压及头部静脉压增高，头架等外部机械性压力直接压迫眼球，其中患者头部接触马蹄形头架的位置不当是导致眼部失明的危险因素之一，可能由于头部直接作用于眼球的压力导致眼内压升高，超过了视网膜的灌注压。患者始终面部朝下，巡回护士难以观察其病情，有时术前消毒液、手术过程中的血液及生理盐水冲洗液易渗入眼内，引起角膜损伤、结膜充血、眼部水肿。也有相关报道称，术中失血过多和低血压可能是患者缺血性视神经病变的主要致病因素。

（六）其他

女性患者俯卧位时双侧乳房是重要的保护器官，因乳腺组织血运丰富，腺体有一些韧度，受挤压易引起损伤；男性患者俯卧位时要注意外生殖器的保护，因阴茎和阴囊血液循环丰富，皮肤薄，俯卧位时阴茎极易受压，引起水肿的发生。同时，还需确保尿管无扭曲、折叠和脱落。全身麻醉手术术中由于使用肌松剂，加上俯卧头低重力的影响，以及口腔不能自行闭合，还极易造成舌部下垂脱出齿外甚至被牙齿咬伤。

俯卧位神经外科手术后伴发舌体损伤的案例

患者，男性，19 岁，主因头部外伤后左上肢肌张力增高 12 年于 2017 年 6 月 23 日入院。患者头部外伤病史明确，CT 显示右颞顶叶脑软化灶。入院查体：左上肢肌张力增高，以前臂肌群较为明显，肘关节及腕关节屈曲僵硬，手指呈鹰爪样握拳，因痉挛无法自然伸展、握持和随意运动。入院后完善术前检查，于 2017 年 6 月 30 日行全身麻醉，静脉麻醉诱导后气管插管，牙垫固定，取俯卧位，三钉头架固定头部，常规颈后正中入路，电生理监测下离断 C_6 脊神经后根比例为 20%、C_7 脊神经后根比例为 50%、C_8 脊神经后根比例为 20%。手术持续 5h 左右，术后 10min 患者恢复清醒，生命体征平稳，气管拔管后，发现舌体青紫，肿胀明显，以右侧为重，卷舌、伸舌活动受限，舌系带肿大明显，口腔内泡沫样分泌物多，不能言语，吐字不清，无张口受限。考虑为气管插管损伤舌体导致肿胀，予以反复清理口腔内分泌物，保持气道通畅，面罩吸氧并即刻给予地塞米松 10mg 静脉注射。持续观察 1h 后，患者可简单言语，因口腔稀薄分泌物较多，为保持气道通畅，遂予以置入鼻咽通气道，术后 5h 口腔内分泌物明显减少，严密观察生命体征变化。给予甘露醇脱水、地塞米松、雾化、改善循环等对症治疗。经上述治疗 1 周后右侧舌体及系带肿胀减轻好转，舌体表面逐渐形成假膜，2 周左右假膜可剥离，及时予以清理；3 周后假膜基本脱落，舌体及系带基本恢复正常。

术中舌损伤多因神经损伤或机械损伤等造成。术中存在以下机械损伤可能因素：俯卧体位时间久，气管导管对舌组织长时间压迫；固定气管导管时牙垫固定不稳与管道之间形成夹角直接嵌顿舌组织；术中俯卧位头部屈曲、插管的位置变动等。这些因素均可损伤舌体甚至造成舌体缺血、静脉回流障碍致肿胀，严重者可出现喉头水肿、呼吸道梗阻等，部分患者甚至出现舌神经、舌咽神经损伤，舌体感觉异常、味觉异常、吞咽困难等。

三、膝胸卧位手术体位对人体系统的影响

（一）对呼吸系统的影响

患者在保持膝胸位体位期间常规处于清醒状态或局部麻醉状态，由平卧位转换至膝胸卧位时腹腔脏器压迫膈肌，使其上移导致肺容量降低，胸腔的压力增高，限制胸廓运动或膈肌收紧，导致胸壁顺应性降低，易引起限制性通气障碍及肺不张，从而导致患者肺通气不足，出现呼吸困难。

（二）对循环系统的影响

患者由平卧位转换为膝胸卧位时，患者的上半身呈头低位，在重力作用下，体内血液重新分布，向身体的上半部分汇集，导致患者身体上半部分循环血容量增加，身体下半部分循环血容量减少，心脏负荷增加，引起血压上升，心率减慢，并且此时患者的头部位于最低位，静脉回流阻力增大，头部的静脉压增加，静脉壁通透性增加，引起头部充血，眼睑、结膜水肿。此特殊体位同样也可使膈肌抬高，胸腔压力增高，影响心脏充盈，增加下腔静脉阻力，同时，此体位患者下肢的屈曲摆放也会阻碍下肢静脉回流。

（三）对神经系统的影响

患者由仰卧位转换为膝胸卧位时，双上臂常规环抱于头两侧或向前固定于手术床两侧搁手板上，而臂丛神经分布于上肢，走行于颈部和腋窝，从尺骨鹰嘴内侧下方通过，如果在固定上臂的过程中使肩关节长时间持续呈超过 90°的外展状态，臂丛神经承受严重的牵拉负荷，将导致臂丛神经损伤。若使双上臂环抱于头两侧则会在手腕处加以固定，固定不当易导致尺神经和桡神经的损伤。

（四）对皮肤的影响

患者由仰卧位转换至膝胸卧位时身体的主要受力点是额部、颊部、颏部、两侧肩峰前侧面、胸骨部、两侧肋缘突出部、膝胫前部、足尖等部位。手术中可以使某局部受到垂直压力、剪切力和摩擦力的作用，在手术中垂直压力是形成压疮的常见因素；另外床单皱褶不平整、搬动患者时操作不当等会与患者皮肤产生较大的摩擦力，使表皮的浅层细胞与基底细胞分离，继而发生充血、水肿，炎性细胞浸润及表皮坏死形成压疮。随着手术时间的延长，皮肤对压力和剪切力的抵抗下降，加重皮肤血液循环障碍，持续缺血缺氧，增加了皮肤压疮发生的可能性。

（五）其他

患者取膝胸卧位时，两个长枕分别在左右两边支撑住患者肩部、胸廓外缘至髂嵴处，患者面部正面向下俯卧在马蹄形头架上，此时若有口腔气管导管则易导致导管受压、变形；口唇若接触马蹄形头架下缘，则易导致患者口唇部的挤压伤；患者眼睛若接触到马蹄形头

架上缘同样也会造成患者眼睛的损伤，甚至导致术后失明。

第五节 坐位对人体系统的影响

一、半坐卧位手术体位对人体系统的影响

（一）对呼吸系统的影响

患者由平卧位改为坐卧位时，胸腹带约束过紧，胸廓运动受限，由于重力作用，膈肌下降，胸腔容积增大，此时若胸腹带约束过紧，胸廓运动受限，肺总容量和功能余气量下降、肺顺应性降低，通气血流比例降低，可导致通气不足，如果通气不足长时间存在，低氧血症则难以避免。另外，体位改变时，患者颈部前屈，极易造成气管导管挤压，呼吸道受阻，亦可因无菌单和杂物压迫致使气管导管扁瘪。这些情况均可造成不同程度的呼吸道梗阻，可见呼吸道阻力增加，继之呼气末二氧化碳分压升高和血氧饱和度降低。

（二）对循环系统的影响

人体平卧时，身体各部分血管大致都与心脏处于同一水平，故静脉压也大致相同。但当人体从平卧位转为坐卧位时，头部较心脏水平位置高，足部较心脏水平位置低，则足部血管内的血压要比平卧位时高约 80mmHg，其增高的部分相当于从足到心脏这段血柱所产生的静水压。体位改变所致的心肌供血不足及手术对脑神经的牵拉、刺激等均可诱发心律失常，特别是并存颅内压高时，可见心动过缓、室性逸搏心律、交界性心动过速、窦房结停搏和室性心动过速等。将仰卧位改变为坐位的过程中，如果动作粗暴，体位变化幅度较大，体位变动急剧且不协调，会造成体内血液分配的大幅度调整及回心血量锐减，心排血量降低、血压显著降低、心肌收缩力减弱和心率减慢，致使循环系统功能失代偿，严重者可导致心搏骤停。

（三）对神经系统的影响

1. 对中枢神经系统的影响 坐位手术中偶有术后四肢瘫痪的病例报道，其机制尚不清楚，可能与头颈屈曲结合部脊髓受压有关。研究发现，四肢瘫痪的病因是脊髓缺血。脊髓受到牵拉可使脊髓缺血，严重者可导致脊髓反射消失。长时间低血压亦可致脊髓缺血而造成四肢瘫痪。另外，严重的颈椎狭窄，麻醉患者颈部的骤然屈曲、逆行动脉空气栓塞均有可能导致四肢瘫痪的发生。

2. 对周围神经系统的影响 坐位可导致臂丛神经、坐骨神经、腓总神经损伤等。神经外科坐位手术中有周围神经损伤的报道，最常见的是腓总神经损伤。1979 年 Keykhah 和 Rosenberg 首先报道了该并发症，其原因可能是腓骨头周围的腓总神经受压缺血；也可能是因为大腿过度屈曲，坐骨神经牵拉或压迫腓总神经。另有喉部神经麻痹的报道，可能是气管插管的同时使用食管听诊器，两者直接压迫咽喉部神经末梢所致。

（四）对组织器官的影响

1.咽部及面部水肿　坐位手术时，头部过度屈曲会影响患者舌部、咽喉部的静脉和淋巴回流，可出现舌体下垂性水肿，或称巨舌征，亦有咽喉部水肿、面部肿胀者（大多为单侧面部），常伴发上呼吸道梗阻症状，导致术后气道阻塞、低氧血症、高碳酸血症。尤其是婴幼儿的喉部较高、气管直径较小、舌根相对肥大，其风险性更大，其产生原因与体位有关。另外，由于头颈部处于屈曲或同时伴有向一侧旋转的状态，口咽部的前后径显著减小，手术中在此处长时间存在的外来物品，如气管导管、牙垫、口咽气道、食管超声管线等对咽部结构持续挤压，致使其缺血或损伤，则该处组织的毛细血管壁受损，通透性增加，血管内的无形成分外溢，导致该处组织水肿。手术后，上述口咽部的外来物品移除后，该处组织的受压状况解除，继之发生组织再灌注，则可导致或加重咽部结构及面部水肿。

2.颅腔积气　亦称"倒置汽水瓶"综合征，是神经外科手术后的常见并发症。特别是坐位时，体位呈头高位，颅内静脉血液回流顺畅，加之手术野脑脊液丢失、手术切除占位病变或脑组织、渗透性利尿剂脱水和过度通气等，使颅腔内容物的体积减小，于是在脑实质表面与颅骨最高点之间便出现了相当大的"空腔"，并被空气所占据。据报道，由手术后颅腔积气所致的威胁生命的脑疝发病率为3%，此并发症与体位密切相关。

（五）对皮肤的影响

无论何种体位均有某些部位的皮肤处于受压状态，当患者由平卧位转变为坐卧位时，其全身受力点进行了重新分布，由原有的枕骨、肩胛骨、骶骨和足跟转变为肩胛骨、髂骨、坐骨和足跟（图5-5-1）。

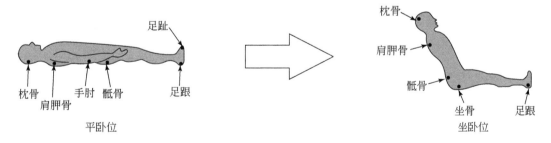

图 5-5-1　不同体位全身受力点

骶尾部是坐卧位中皮肤损伤最为常见的部位。由于重力的作用上半身的压力集中到了下半身，尤其是骶尾部的皮肤及皮下脂肪薄弱，髋关节及骶尾部屈曲时，失去了臀部肌肉的保护，不但要承受自身的重力所带来的压力，还增加了背部向下滑行所产生的剪切力。剪切力在坐位手术体位的摆放中最为多见，患者斜靠在倾斜的床上，背部及骶尾部与床面之间产生剪切力（图 5-5-2），患者体表的皮肤被牵拉

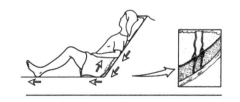

图 5-5-2　坐位时产生的剪切力

移位，骨、肌肉等深部组织不移动，而它们之间结合较弱的部分如骨膜发生断裂，肌肉通向皮肤的营养血管被阻断，从而引起皮肤损害。

坐卧位中，患者的肩胛部也是同样要承受垂直压力与剪切力的双重作用，其压疮的发生概率较平卧位时有所升高。因此，在摆放体位时可将手术床整体略微后倾，使患者背部尽量紧贴手术床背板，增大接触面积，使压力分散，同时避免背部下滑，以减轻剪切力的作用。

另外，患者头部在进行消毒时，消毒液极易沿患者背部与手术床背板之间的缝隙流下，将背部的床单浸湿，多余的消毒液积聚在患者骶尾部，将皮肤长时间置于潮湿的环境中，无疑增加了发生压疮的风险。

二、中凹坐卧位手术体位对人体系统的影响

（一）对呼吸系统的影响

患者体位由传统半坐卧位转变为中凹坐卧位时，由于手术床整体后倾，患者重心轴发生偏移，可适当减轻患者颈部所承受的压力，使气道通畅，利于患者呼吸。胸膜腔内压通常低于大气压，为负压。患者由传统坐卧位变为中凹坐卧位时，胸廓压力减轻，胸腔容积增大，胸膜腔负压增大，使胸腔内大静脉和右心房更加扩张，中心静脉压降低，因而静脉回心血量增加；呼气时则相反，静脉回心血量减少。

（二）对循环系统的影响

人在直立时，身体心脏水平以下部位的静脉充盈扩张，可以比平卧位时多容纳约 500ml 血液，因此，中凹坐卧位患者当下肢抬高时，会使回心血量骤然增加，导致中心静脉压升高、每搏量与心排血量增加、动脉血压升高。这些变化会引发机体的神经和体液调节机制，使阻力血管收缩，心率加快。中凹坐卧位患者将双下肢抬高，可以增加回心血量，减缓手术野静脉内的负压程度，降低静脉空气栓塞发生的可能性或减小其严重程度。

（三）对神经系统的影响

中凹坐卧位患者，髋关节屈曲程度明显增加，可能导致坐骨神经的过度牵拉，引起坐骨神经的牵拉性损伤；同时，双下肢抬高时，膝部关节的屈曲弧度也应有所增大，以避免膝关节过伸，牵拉损伤胫神经、腘神经及腓总神经。

（四）对组织器官的影响

中凹坐卧位时，双下肢抬高，应注意保持膝关节正常的生理弯曲。为了使膝部的肌腱、韧带处于松弛状态，双下肢抬高程度越大，膝关节屈曲程度应相应有所增加，否则容易引起膝部韧带牵拉性损伤。

中凹坐卧位时，手术床整体后倾，以及双下肢的抬高，使患者各部位皮肤的受压程度亦发生改变。手术床整体后倾使患者背部与手术床背板更加贴合，增大了背部的受力面积，使肩胛部皮肤的压力减轻，同时减缓了患者背部及骶尾部由于重力作用产生的下滑趋势，减轻了背部及骶尾部与床单位之间的剪切力，降低了骶尾部皮肤的压疮风险。但双下肢抬

高，会导致床体对足跟部皮肤的压力增加，同时倾斜的床体也使足跟皮肤与床面之间产生了一定的剪切力，增加了足跟部皮肤压疮的风险。

（马　琼　刘　娟）

参 考 文 献

陈峰，蔡莹，李文军，2017. 腹腔镜手术后下肢深静脉血栓形成的危险因素分析［J］. 新乡医学院学报，34（9）：833-835.

陈晓玲，乐革芬，2013. 小脑肿瘤坐位手术并发空气栓塞1例［J］. 中国临床神经外科杂志，11：704.

杜江，2017. 腹腔镜手术中头低脚高体位气腹建立后对冠状动脉血流量的影响分析［J］. 中华普外科手术学杂志（电子版），11（2）：154-157.

冯建萍，桂波，张萍，等，2013. 不同截石位改变速度及不同气腹压力对妇科腹腔镜手术患者的影响［J］. 护士进修杂志，28（5）：396-399.

高波，伊彪，李自力，等，2016. 头高脚低位对正颌外科术中出血量影响的研究［J］. 口腔医学研究，10（32）：1089-1091.

古玲玲，陈峰，2017. 俯卧位脊柱手术后失明的研究进展［J］. 国际麻醉学与复苏杂志，（7）：620-624.

郭芳，米卫东，潘伟，等，2014. 呼气末正压通气对侧卧位手术患者功能性血流动力学指标的影响［J］. 解放军医学杂志，4（39）：320-323.

何丽，李丽霞，李冉，2014. 手术体位安置及铺巾标准流程［M］. 人民军医出版社：26-29.

胡春燕，汪祖来，2012. 手术侧卧位引发副损伤的原因及护理对策［J］. 中国医药指南，（32）：328-329.

黄芳，刘文领，2014. 22例坐位下颅颈部手术的麻醉总结［J］. 吉林医学，35（23）：5169-5170.

黄萍，高碧蓉，2014. 体位干预对神经外科侧卧位手术患者术后并发症的影响［J］. 解放军护理杂志，31（11）：56-57，76.

李俊，2017. 超声引导技术在小儿腘窝坐骨神经阻滞中的应用［J］. 中外医学研究，15（18）：40-41.

李小君，2015. 1例脑外科手术坐位麻醉案例分析［J］. 当代临床医刊，1：1249-1250.

李晓强，王深明，2013. 深静脉血栓形成的诊断和治疗指南（第2版）［J］. 中国医学前沿杂志（电子版），5（3）：53-57.

梁平，2016. 循证护理在神经外科俯卧位并发症预防与护理中应用的效果评价［J］. 内蒙古中医药，（16）：138.

刘彬，姚爱军，冯祝余，等，2015. 肺保护性通气对截石位腹腔镜全宫切除术患者肺顺应性和氧合的影响［J］. 现代医院，5（15）：42-44.

刘红梅，李丹凤，2016. 探讨不同侧卧位护理对ARDS患者通气效果的影响［J］. 实用妇科内分泌杂志（电子版），（16）：151-152.

罗宝蓉，邢桂英，吴曼，2003. 全身麻醉坐位下行后颅窝手术时循环功能的维持［J］. 内蒙古医学杂志，（05）：446-447.

马莉，石水萍，2015. 神经外科俯卧位手术压疮的护理防范［J］. 实用医技杂志，（11）：1246-1247.

马晓军，刘雪琴，1999. 坐位手术体位对患者循环功能影响的分析及护理［J］. 中华护理杂志，（3）：3-5.

牛彦斌，赵晨，陆利，2016. 俯卧位手术压疮评分与手术时间的相关研究［J］. 中国现代医生，（3）：86-89.

芮琳，周亚昭，王巧桂，等，2013. 改良中凹位对妇科腹腔镜手术眼压的影响［J］. 护理学杂志，18：

47-48.

宋烽，2012. 实用手术体位护理［M］. 北京：人民军医出版社：29-31.

苏桂芳，赵学梅，沈美秀，2016. 30°～60°侧卧位在昏迷患者体位护理中的应用［J］. 护理实践与研究，
（14）：130-131.

孙庆文，徐远达，2015. 俯卧位通气的呼吸力学变化趋势［J］. 国际呼吸杂志，（10）：791-795.

唐玉超，翁晨曦，杨霞，等，2015. 不同卧位时压疮易患部位的人体压力/重力比值分布分析［J］. 国际
护理学杂志，34（24）：3341-3344.

王莉，张泽勇，黄间崧，等，2016. 一体式肩托在头低脚高截石位腹腔镜手术患者中的应用［J］. 现代
临床护理：15（1）：55-58.

王朔，于流洋，陈凯等，2017. 腹腔镜手术体位因素对患者脑血流的影响［J］. 中华麻醉学杂志，37（4）：
420-422.

王薇，2017. 胸科侧卧位对人体眼压的影响及围术期护理［J］. 护理研究，（34）：4399-4401.

王岳娜，许远乐，2018. 改良中凹截石位与人字形分腿位在妇科腔镜手术的应用研究［J］. 护士进修杂
志，33（6）：560-562.

王臻，2016. 成人心脏术后常用卧位下中心静脉压差异及压力零点位置研究［J］. 护理学杂志，31（6）：
48-50.

吴敏，黄毓婵，马育璇，等，2013. 两种不同手术体位在小儿短段型巨结肠根治手术中的应用［J］. 现
代临床护理，12（10）：32-33.

夏玲，万梅，2018. 三种体位预防剖宫产术中仰卧位低血压综合征的对比研究［J］. 当代护士（下旬刊），
25（2）：135-137.

尹爱芳，孙萍，2015. 全身麻醉手术患者膝胸卧位摆放的护理体会［J］. 医药前沿，（35）：211-212.

张云凤，宋思贤，梁亮芳，2014. 医用高分子凝胶体位垫在侧卧位手术中预防急性压疮的效果评价［J］.
中国实用护理杂志，30（20）：49-50.

赵爱萍，周嫣，胡文娟，2012. 手术室护理［M］. 北京：人民卫生出版社：87-90.

周力，吴欣娟，2011. 安全手术体位图谱［M］. 北京：人民卫生出版社：1-10.

周毅强，林蔚莘，张灿辉，等，2017. 侧卧位枕高与颈椎间盘应力关系的三维有限元分析［J］. 国际生
物医学工程杂志，4（40）：113-117.

祝焕蕾，曲华，丛超，等，2016. 神经外科侧卧位手术皮肤压疮的护理干预［J］. 中国伤残医学，（5）：
177-178.

Biais M，Bernard O，Ha JC，et al，2010. Abilities of pulse pressure variations and stroke volume variations to
predict fluid responsiveness in prone position during scoliosis surgery［J］. Br J Anaesth，104（4）：407-413.

Chin JH，Lee EH，Hwang GS，et al，2013. Prediction of fluid responsiveness using dynamic preload indices in
patients undergoing robot-assisted surgery with pneumoperitoneum in the Trendelenburg position［J］. Anaesth
Intensive Care，41（4）：515-522.

Farag E，Sessler DI，Kovaei B，et al，2012. Effects of crystauoid versus colloid and the α_2 agonist brimonidine
versus placebo on intraocular pressure during prone spine surery：a factorial randomized trial［J］. Anesthe-
siology，116（4）：807-815.

Gan EC，Habib AR，Rajwani A，et al，2014. Five-degree，10-degree，and 20-degree reverse Trendelenburg
position during functional endoscopic sinus surgery：a double-blind randomized controlled trial［J］. Int Forum

Allergy Rhinol，4（1）：61-68.

Hathorn I F，Habib AR，Manji J，et al，2013. Comparing the reverse Trendlenburg and horizontal position for endoscopic sinus surgery：a randomized controlled trial［J］. Otolaryngol Head Neck Surg，148（2）：308-313.

Kawanishi S，Mizobuchi S，Matsumi M，2011. Case of coronary vasospasm during lumbar dicectomy in prone position［J］. Masui，60（6）：718-720.

Kelekis A，Filippiadis DK，2015. Percutaneous treatment of cervical and lumbar herniated disc［J］. Eur J Radiol，84（5）：771-776.

Moerman AT，Hert SGD，Jacobs TF，et al，2012. Cerebral oxygen desaturation during beach chair position［J］. Eur J Anaesthesiol，29（2）：82-87.

Patil CG，Lad E M，Lad SP，et al，2008. Visual loss after spine surgery：a population-based study［J］. Spine，33（13）：1491-1496.

Shen Y，Drum M，Roth S，2009. The prevalence of perioperative visual loss in the United States：a 10-year study from 1996 to 2005 of spinal，orthopedic，cardiac，and general surgery［J］. Anesth Analg. 109（5）：1534-1545.

Sitthinamsuwan B，Chanvanitkulchai K，Phonwijit L，et. al，2012. Improvement of sitting ability and ambulation status after selective peripheral neurotomy of the sciatic hamtring nerve together with obturator branches for severe spasticity of the lower extremities［J］. Stereotact Funct Neurosurg. 90（5）：335-343.

Stein PD，Matta F，Sabra MJ，2014. Pulmonary embolism and deep venous thrombosis following laparoscopic cholecystectomy［J］. Clin Appl Thromb Hemost. 20（3）：233-237.

Vedovati m C，Becattini C，Rondelli F，et al，2014. A randomized study on 1-week versus 4-week prophylaxis for venous thromboembolism after laparoscopic surgery for colorectal cancer［J］. Ann Surg，259（4）：665-669.

Willard RN，Muñiz AE，Chuidian F，2012. Delayed subdural hematoma after receiving enoxaparin for prevention of thromboembolic events from high-risk surgery［J］. Am J Emerg Med，30（6）：1017.

Wu CY，Lee TS，Charn KC，et al，2012. Does targeted pre-load optimisation by stroke volume variation attenuate a reduction in cardiac output in the prone position［J］. Anaesthesia，67（7）：760-764.

Zhang Z，Lu B，Sheng X，et al，2011. Accuracy of stroke volume variation in predicting fluid responsiveness：a systematic review and meta-analysis［J］. J Anesth，25（6）：904-916.

第六章　手术体位改变对患者机体组织和器官的损伤

第一节　患者机体组织的损伤

一、上皮组织的损伤

（一）上皮组织结构

上皮组织（epithelial tissue）是由密集排列的上皮细胞和极少量的细胞间质构成的动物的基本组织（图 6-1-1）。一般彼此相连呈膜片状，被覆在机体表面或衬于机体内有腔器官的腔面及体腔腔面。其排列方式有单层和多层之分，依功能和结构的特点可将上皮组织分为被覆上皮、腺上皮、感觉上皮三大类。其中被覆上皮一般为泛称的上皮组织，分布最广。上皮组织细胞排列紧密，呈单层或多层分布，细胞间质少，覆盖在体表或体内各器官的表面和管腔的内表面，具有保护、吸收、排泄、分泌等功能。上皮组织是个体发生中最先形成的一种组织，由内、中、外三个胚层分化形成，但主要来源于外胚层和内胚层。①内胚层分化的上皮有消化道、呼吸道、消化腺腺泡和导管、膀胱、甲状腺、甲状旁腺的上皮等。②中胚层

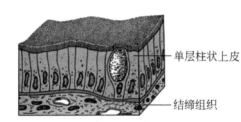

图 6-1-1　上皮组织

引自：高英茂，李和，2010.组织学与胚胎学[M].北京：人民卫生出版社

分化的上皮有循环系统的内皮，衬于腹腔、胸腔、心包腔及某些器官表面的间皮，以及肾、肾上腺皮质和生殖腺的上皮等，具有保护、分泌等功能。③外胚层分化的上皮主要有表皮及其衍生物（毛、腺等），体表所有的开口部位（口腔、耳腔、鼻腔、肛门等）的被覆上皮及神经管壁的上皮等。在正常情况下，上皮组织具有较强的再生能力（生理性再生），以及较强的修复能力（病理性再生），上皮表面细胞经常有死亡脱落现象，当上皮表面细胞出现自然死亡脱落现象或上皮组织发生炎症损伤时，其周围未受损的上皮组织能迅速增生出新的细胞，并移向损伤表面，形成新上皮。

（二）手术体位对上皮组织的损伤

局部皮肤持续受压 2h 以上，会出现上皮中复层扁平上皮变薄、部分结构不清、细胞层次减少等现象，造成隐性损伤。虽然皮肤表面完整，但组织结构的变化会影响皮肤抵抗能力，一旦皮肤组织受到摩擦或在潮湿等外界因素的作用下，容易导致压疮的发生或加剧压疮损伤的进展。此时血管产生的反应性充血常伴有动静脉出血、间隙水

肿和血管内膜改变，形态学变化类似炎症早期的可逆性改变。上皮层血管分布匮乏，但是能适应无氧环境。近年来研究者越来越重视在细胞持续变形后对组织损害的作用机制的研究。

二、真皮组织的损伤

（一）真皮组织结构

真皮位于表皮深层，向下与皮下组织相连，且无明显界线。真皮由致密结缔组织组成，其内分布着各种结缔组织细胞和大量的胶原纤维和弹性纤维，使皮肤既有弹性，又有韧性。结缔组织细胞以成纤维细胞和肥大细胞较多。真皮位于表皮和皮下组织之间，主要由胶原纤维、弹性纤维、网状纤维和无定型基质等结缔组织构成，其中还有神经和神经末梢、血管、淋巴管、肌肉及皮肤的附属器（图 6-1-2）。

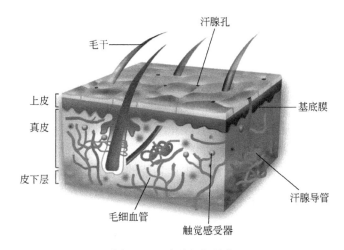

图 6-1-2　皮肤组织结构

引自：庞希宁，徐国彤，付小兵，2017. 现代干细胞与再生医学[M]. 北京：人民卫生出版社

真皮在体表各部位的厚度不同，一般厚度在 1~2mm。其中，手掌和足底的真皮较厚，3mm 以上，眼睑等处最薄，约 0.6mm。真皮可分为乳头层和网状层。真皮比表皮厚，真皮不仅含有丰富的血管和感觉神经末梢，还含有大量弹性纤维和胶原纤维，使皮肤有一定的弹性和韧性。真皮结缔组织的胶原纤维和弹性纤维互相交织，并埋于基质内。正常真皮中细胞成分有成纤维细胞、组织细胞及肥大细胞等。胶原纤维、弹性纤维和基质都是由成纤维细胞分泌而产生的。网状纤维是幼稚的胶原纤维，并非独立成分。

真皮主要由成纤维细胞及其产生的纤维和基质构成，还包括血管、淋巴管、神经、皮肤附属器及其他细胞成分。细胞有巨噬细胞、成纤维细胞、浆细胞、肥大细胞等。纤维包括胶原纤维、弹性纤维和网状纤维，主要起联系各组织和器官的作用。

（二）手术体位对真皮组织的损伤

多数压疮局限于皮肤的真皮层，受到血管和血流因素的影响，当外加压力高于外周血管压力时，组织受压变形后，毛细血管出现部分或完全阻塞时导致局部缺血，血流灌注状态发生改变，从而出现组织氧和营养供应不足的现象。由于水和大分子物质的输入、输出平衡被破坏，血管和组织的渗透压也发生了改变，继而出现了细胞损伤，同时局部缺血也会阻碍组织间液和淋巴液的交汇，使大量的代谢产物在局部堆积，从而导致局部水肿，当皮肤发生摩擦或微小损伤时加剧了外周血管血栓的形成，在受压 4h 后，血液会出现浓缩，血液黏稠度也会增高，血栓逐步形成，机体发生水肿，即使解除压迫，血管疏通后血流速度也十分缓慢，此时产生的损伤为不可逆的损伤。

三、肌肉组织的损伤

（一）肌肉组织结构

肌肉组织（muscle tissue）是由特殊分化的肌细胞构成的动物的基本组织。肌细胞间有少量结缔组织，还有毛细血管和神经纤维等，其外形细长，因此又称肌纤维。肌细胞的细胞膜称作肌膜，其细胞质称肌质。肌质中含有肌丝，它是肌细胞收缩的物质基础。根据肌细胞形态与分布的不同可将肌肉组织分为 3 类：骨骼肌、心肌与平滑肌。骨骼肌一般通过肌腱附于骨骼上，但也有例外，如食管上部的肌层及面部表情肌并不附于骨骼上。心肌分布于心脏，构成心房、心室壁上的心肌层，也分布在靠近心脏的大血管壁上。平滑肌主要分布于内脏和血管壁上，平滑肌纤维无横纹；骨骼肌与心肌的肌纤维均有横纹，又称横纹肌。肌肉组织是由特殊分化的肌细胞构成，并由许多肌细胞聚集在一起，在结缔组织包围下而形成肌束，其间有丰富的毛细血管和纤维分布，肌肉组织具有收缩特性，是躯体和四肢运动及体内消化、呼吸、循环和排泄等生理功能的动力来源。

（二）手术体位对肌肉组织的损伤

当骨骼肌受损伤后，肌卫星细胞分裂并分化为成肌细胞，成肌细胞互相融合成多核细胞，称肌管，肌丝增多后细胞核移至边缘，逐渐变成骨骼肌纤维。骨骼肌损伤后，肌肉虽可以自主进行再生，但再生进程是缓慢且不完全的，随着肌纤维的形成，进一步阻碍肌肉的再生，导致肌肉的不完全康复，从而形成瘢痕组织，随着肌肉的收缩性降低，诱发二次损伤的概率较高，在时间上经历着相互联系的阶段，即坏死、炎症、再生和纤维化。随着中性粒细胞浸润，巨噬细胞、淋巴细胞及多种炎性细胞因子和生长因子释放。这些释放的细胞和因子均来源于炎性细胞或肌原细胞。肌纤维的再生通常伴随着纤维化，即成纤维细胞在结缔组织中不断增生。骨骼肌损伤后的变化可以理解为纤维化和再生之间的平衡。纤维化的形成可能导致肌肉功能难以得到完全恢复，影响这种平衡的因素包括炎症和位于损伤部位的生长因子、细胞因子、炎性细胞和肌原细胞的相互作用。

四、神经组织的损伤

（一）神经组织结构

神经组织是由神经细胞和神经胶质细胞组成的，它们都是有突起的细胞（图 6-1-3）。神经细胞是构成神经系统结构和功能的基本单位，又称神经元。神经细胞数量庞大，它们具有接受刺激、传导冲动和整合信息的能力。有些神经细胞还具有内分泌功能。

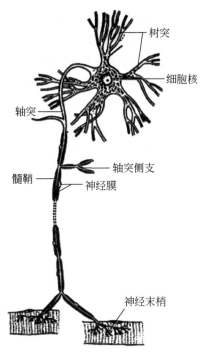

图 6-1-3 神经组织

引自：周丛乐，2012. 新生儿神经病学[M]. 北京：人民卫生出版社

（二）手术体位对神经组织的损伤

神经细胞的胞体是其代谢、营养中心，当神经细胞突起或胞体受到伤害或轴突断离时，如果损伤部位距胞体较远，胞体可出现逆行性改变，发生胞体肿胀、核偏位、尼氏体溶解的现象，重者核消失。若受到轻度伤害，3 周后胞体开始恢复，而被损伤的神经纤维远端的轴突及髓鞘在 12～24h 可逐渐出现解体和脂滴的现象，此过程被称为演变反应。损伤部位的近侧断端残留组织的检测结果显示，术中获得性压力性损伤主要发生在术后 3 天内，2015 年，Hayes 等的大样本病例对照研究显示，手术当天压力性损伤发生率仅为 5%，术后 5 天的压力性损伤发生率可达 58%。国内学者对 1049 名术后患者进行研究，结果显示压力性损伤主要发生在术后的 1～3 天。可见，术后的 1～6 天是术中获得性压力性损伤发生的高危时期，护理管理者和临床护士应给予足够的重视，并及时采取预防措施。同时，也有学者指出不能简单地将术中获得性压力性损伤的发生率和发生时间区分来看，因为两者是密切相关的。2014 年，国内一项多中心的术中获得性压力性损伤研究，共纳入 12 家医院 1704 名手术患者并进行为期 5 天的连续观测：手术当天、术后第 1 天、术后第 2 天、术后第 3 天、术后第 4 天，压力性损伤发生率分别为 18.18%、45.46%、27.27%、9.09%、0，结果显示术中获得性压力性损伤的发生率随手术时间发展变化而变化。

（三）手术期皮肤压力性损伤手术相关危险因素

手术引起术中压力性损伤的相关因素主要包括术中生命体征的维持、手术类型、手术时间、手术体位、麻醉方式、手术禁饮禁食时间等。

1. 术中生命体征的维持　手术患者易发生术中低血压，术中低血压持续时间较长会引起组织灌注量不足，从而降低组织对缺血缺氧的耐受能力，进一步增加压力性损伤的发生概率。多项研究发现，术中失血量越多、低血压持续时间越久，血流动力学变化越大，压力性损伤发生的可能性也会越来越大。

2. 手术类型　不同类型的术中压力性损伤发生率的差异较大，Lindgren 等报道，心脏手术和股骨头置换手术的压力性损伤发生概率是最高的，其发生率可能与疾病的类型、手术时间、手术体位、术中体温及患者的年龄等有关。

3. 手术时间　Fred 等在其研究中提到术中压力性损伤的发生与手术持续时间和手术体位相关。Schultz 的系统综述中有 8 篇文献研究了手术时间对术中发生压力性损伤的影响，其中 5 篇结果显示手术时间对压力性损伤的发生有显著意义。马有璇等对 64 例肝移植患者进行研究发现压力性损伤组和非压力性损伤组在手术持续时间方面差异有统计学意义。有研究认为，手术时间大于 2.5h 是压力性损伤发生的危险因素，也有研究认为，手术时间大于 4h，手术时间每延长 30min，压力性损伤发生率会增加 33%，当压力为 93kPa 时，组织持续受压时间大于 2h，就可能引起压力性损伤。

4. 手术体位　有研究显示，手术体位引起的压力性损伤占手术室安全隐患的第 4 位。手术体位决定了患者的受压部位，手术体位对术中压力性损伤的影响可能并非来自体位本身，根本原因可能为施万细胞分裂增生，并向远端形成细胞索，而受伤的近端轴突以出芽的方式生长，伸入新生的施万细胞索内，在施万细胞的诱导下，轴突沿细胞索生长直至伸到原来轴突终末所在部位，新生轴突终末的分支与相应细胞组织共同建立起联系，从而恢复了功能，此过程称为神经再生。一般神经轴突都有再生能力，一般需要 3～6 个月，即可恢复原来的功能，若损伤严重且两断端相距甚远，其间长入瘢痕组织过多或与远端未能良好对接，将影响再生。施万细胞在周围神经再生修复过程中有诱导、营养及促进轴突生长和成熟的作用。中枢神经纤维虽然也有再生能力，但由于损伤部位的神经胶质细胞增生较快，会形成胶质瘢痕，阻断神经对接，从而影响再生。当神经细胞体或近胞体处严重受损时，可导致神经细胞解体死亡，一般难以修复再生。在损伤部位周围，可见神经细胞进行有丝分裂，说明神经细胞损伤后，在一定条件下仍具有一定的分裂能力，但再生的条件和功能的恢复仍然受诸多因素的影响。

第二节　患者机体器官的损伤

一、感觉器官的损伤

感觉器官是机体感受刺激的装置，其功能是感受机体内外环境的相应刺激，并将之转换为神经冲动，经感觉传导通路传到大脑皮质，从而产生相应的感觉，主要感觉器官如下所述。

（一）视觉器官

1.眼的生理结构　眼球由眼球壁及其内容物构成（图 6-2-1）。眼球壁由外向内为纤维膜、血管膜和视网膜。纤维膜由坚韧的结缔组织构成，分为角膜和巩膜两部分。角膜占纤维膜的前 1/6，无色透明，无血管，富有感觉神经末梢。血管膜由前向后分为虹膜、睫状体和脉络膜三部分。虹膜位于角膜的后方，呈圆盘状，中央有瞳孔。睫状体内有睫状肌，可调节晶状体的曲度。视网膜的后部偏鼻侧处有视神经盘，为神经纤维汇集处，此处称为盲点。视神经盘的颞侧约 4mm 处为黄斑，黄斑的中央凹是感光、辨色最敏锐的部位。视网膜有三层神经细胞，由外向内为视细胞、双极细胞和节细胞。视细胞又分为视杆细胞和视锥细胞。视杆细胞能够感受弱光，不能辨色。视锥细胞分布于视网膜的中央部，可感受强光并具有辨色能力。眼球内容物包括房水、晶状体和玻璃体。房水是无色透明的液体，由睫状体产生，充满在眼房内。晶状体位于虹膜的后方，双凸透镜状、无色透明。晶状体的周缘借睫状小带连于睫状突。玻璃体是无色透明的胶体物质，充满于晶状体和视网膜之间。

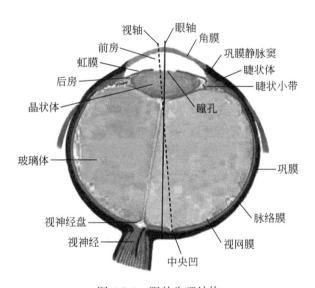

图 6-2-1　眼的生理结构

眼副器包括眼睑、结膜、泪器、眼球外肌及眶内的结缔组织等，可起到保护眼球、运动和支持作用。

2.手术体位对视觉器官的损伤

（1）患者麻醉后，由于肌肉松弛，或手术体位需要使头部后仰，在重力的影响下，眼睑不能闭合，角膜暴露在外，可能导致角膜擦伤。角膜擦伤在俯卧位手术时较多，特别是脊柱手术俯卧位、头偏向一侧时，靠近床侧的眼睛更易发生此并发症。另外，角膜长时间暴露于空气中亦会导致角膜干燥。麻醉后，在眼睑内涂抹眼膏，使眼睑自然闭合，可有效预防角膜擦伤及角膜干燥。在粘贴薄膜的过程中，睫毛根部用棉絮覆盖，避免损伤患者睫毛，亦可防止消毒液、血液流入眼中，灼伤角膜。

（2）眼部常见的体位损伤还包括眼部受压。眼部受压可影响视网膜动脉血流的速度，严重者可因视网膜动脉栓塞致使视网膜和视神经缺血，从而造成患者单目或双目失明。眼部受压或长时间俯卧亦可影响视网膜静脉血液回流从而导致眶内水肿，眶内水肿可压迫或牵拉视神经，继而引发眼球血液循环障碍，导致缺血性视神经病变。如果外力对眼的压迫超过静脉压，眼静脉可因受压发生阻塞，但动脉血流仍然继续灌注，这时有可能引起眼动脉出血。如果外压超过动脉压，动脉血流明显减少甚至被阻断，会引起视网膜缺血性损伤、视网膜动脉栓塞，最终可导致失明。也有研究发现，视神经前部或后部梗死或缺血时均可引发缺血性视神经病变，在解剖结构上视神经后部的血液供应相对较差，因此循环系统功能障碍时较易累及此部。心血管手术（特别是心肺转流手术）及脊柱手术（特别是俯卧位体位）中出血和低血压的发生等均与缺血性视神经病变有关。患者手术前原有的基础疾病，如高血压、糖尿病、高脂血症等，也是诱发缺血性视神经病变的危险因素。另外，眼部受压亦可导致眼肌功能障碍而出现视物模糊或复视。因此，在摆放体位尤其是俯卧位时，应特别关注患者头部的安置，可使用针形头部固定器、马蹄形头部支架或啫喱头圈，尽量使双眼悬空，不受任何支撑物或敷料的压迫。在俯卧位手术时间较长时，应定时检查眼部情况，手术中每次变换头部位置时，均要重新确认眼球未受压迫，必要时对头部位置特别是眼部周围毗邻物品做适当调整，以避免手术中体位变动对眼造成伤害。手术中维持循环系统功能稳定也能有效预防缺血性视神经病变。有研究者主张，手术中应对患者行视觉诱发电位监测。一般认为，一过性视觉诱发电位的消失不会导致手术后失明，但是如果视觉诱发电位消失时间大于 4min 则手术后失明的可能性增大，故在此 4min 之前应及早提醒外科手术医师及相关人员适当变更手术操作、调整头部位置、整理眼睛周围环境、纠正循环系统功能障碍等，从而预防或减少手术后失明的发生。

（二）听觉器官

1. 耳部的解剖结构　耳分为外耳、中耳、内耳三部分。外耳包括耳廓、外耳道和鼓膜（图 6-2-2）。外耳道长 2.5cm，外 1/3 为软骨部，内 2/3 为骨部。鼓膜为椭圆形半透明薄膜，位于外耳道与中耳鼓室之间。

中耳包括鼓室、咽鼓管、乳突窦和乳突小房，为一个含气的不规则腔道，大部分在颞骨岩部，是声波传导的主要部分。鼓室内有三块听小骨，即锤骨、砧骨和镫骨。三块听小骨以关节相连，构成听骨链。咽鼓管是咽与鼓室的通道，使鼓室与外界大气压保持平衡，有利于鼓膜的振动。小儿咽鼓管近水平位，咽部感染易蔓延至鼓室。乳突小房位于颞骨乳突内，借乳突窦与鼓室相通。

内耳由骨迷路和膜迷路组成。骨迷路分三部分：耳蜗、前庭、骨半规管。膜迷路是套于骨迷路内的封闭的膜性管道，也分三部分：蜗管、椭圆囊和球囊、膜半规管。①蜗管上有螺旋器，是听觉感受器。②椭圆囊和球囊有位觉感受器，能感受变速直线运动的刺激及头部的位置觉。③膜半规管也有位觉感受器，可感受变速旋转运动的刺激。

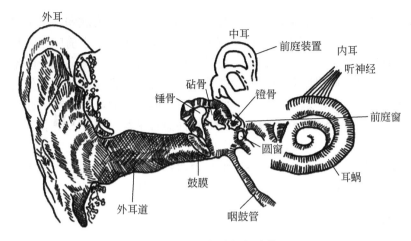

图 6-2-2 耳部的解剖结构

2. 手术体位对听觉器官的损伤 耳廓由皮肤和软骨构成，其具有皮肤薄、皮下组织少、血液循环较差的特点，尤其在患者侧卧位时，耳突出于面部，耳廓在搬动体位的过程中容易反折，且后方有乳突相互挤压，是易受压部位。加上压迫时间长，局部血液循环障碍，易诱发水疱、压疮，从而导致局部组织感染且不易愈合，降低患者的生活质量。在进行头面部手术时，术前为防止消毒液、血液流入外耳道，通常会采用棉球填塞于外耳道入口，此时应使用薄膜覆盖整个耳廓并确保其与耳廓完全贴合，以防止消毒液流至耳廓部棉花处，长时间浸润而造成化学灼伤。

（三）嗅觉器官

1. 鼻的解剖结构 外鼻以鼻骨和鼻软骨为支架，外被皮肤，内覆黏膜（图6-2-3）；软骨部皮肤富含皮脂腺和汗腺。鼻腔由骨、软骨及其表面被覆的黏膜和皮肤构成，被鼻中隔分为左右两部分。向前有鼻孔与外界相通，向后有鼻后孔与鼻咽相通。鼻中隔由筛骨垂直板、犁骨和鼻中隔软骨构成，表面覆盖黏膜；上、中、下鼻甲由鼻腔外侧壁突入鼻腔；上、中、下鼻道位于相应鼻甲的上方。鼻窦为鼻腔周围颅骨的含气腔隙，开口于鼻腔，衬覆黏膜并与鼻腔黏膜移行，其有温暖、湿润空气，发音共鸣的功能。鼻窦包括额窦、筛窦、蝶窦和上颌窦。

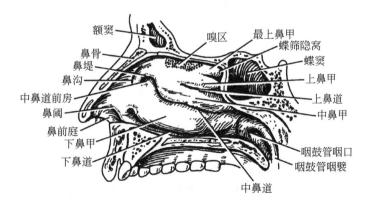

图 6-2-3 鼻的解剖结构

引自：何权瀛，陈宝元，2009. 睡眠呼吸病学[M]. 北京：人民卫生出版社

2.手术体位对嗅觉器官的损伤　鼻突起于面部，而鼻骨较为脆弱，皮下组织薄，容易受到外力的损伤而发生骨折或移位，且鼻腔内血供丰富，患者于术前应用阿托品后，亦会导致鼻腔黏膜干燥，使鼻腔血管更脆弱、更易出血。平卧位时，鼻突起于面部，当头侧放有升降器械台时，要注意保证器械台的功能性与稳定性；当升床或改变体位时，注意评估器械台的高度，避免对鼻部造成挤压伤。俯卧位时，面部垫俯卧位头垫，亦要注意鼻部的悬空，防止鼻部受压；当俯卧位头偏向一侧时，注意评估鼻部有无受到挤压。

当患者鼻部有胃管、鼻饲管或气管导管时，在搬动体位的过程中需妥善固定各个管道，避免管道脱落。摆好体位后再次检查各管道是否通畅并在鼻翼处用胶布妥善固定，将管道末端妥善放置，防止牵拉，避免引起鼻黏膜损伤或导管脱落等严重问题的发生。

（四）味觉器官

1.口腔的解剖结构　口腔由成对的上颌骨、腭骨和不成对的下颌骨及相关的软组织构成。骨性结构有上颌骨、腭骨、下颌骨；软组织结构有唇、颊、舌、牙龈、软腭等。正常情况下，因面肌的张力使口腔前庭壁与牙和牙龈紧紧贴合在一起，但当面神经麻痹时，颊与牙和牙龈不贴合，呈开放状态并伴有流涎现象。

2.手术体位对味觉器官的损伤　手术体位对口腔咽喉部的损伤多由局部压迫使咽部、舌部静脉和淋巴回流受阻引起。俯卧位及坐位下行颅后窝手术时出现过手术后咽部结构水肿的事件，其涉及软腭、咽后壁、咽部及舌根部，可出现舌体下垂性水肿，也称巨舌症，亦有面部肿胀者，常伴发上呼吸道梗阻症状，其产生原因与手术体位之间关系密切。多例报道指出，患者为俯卧位时，头部被放置在侧旋并呈极度屈曲状，颏部靠近胸骨，结果发现屈曲侧面部水肿的现象，其发生可能与气管导管牵拉、压迫，阻碍咽部、舌部静脉和淋巴回流有关。另外，由于头颈部处于屈曲状态，并向一侧旋转，使口咽部的前后径显著减小，术中在气管导管、牙垫、口咽气道、食管超声管线等医疗器械对咽部结构持续挤压下，致使该处组织缺血或毛细血管壁受损，通透性增加，血管内的无形成分外渗，从而造成该处组织水肿。手术后，当上述医疗器具从口腔内移除后，则该处组织的受压状况得以解除，继之发生组织再灌注，则可导致或加重咽部结构及面部水肿。

另外，口腔黏膜及唇部皮肤较为娇嫩，在搬动体位的过程中，尤其是在俯卧位或侧卧位时，注意避免气管导管、牙垫及患者牙齿等坚硬物对口唇的磕碰、挤压，防止损伤。

（五）皮肤

皮肤覆盖全身表面，是对各种外部刺激感受面最大的器官，由体位因素导致的皮肤损伤最为多见，后文有相关段落进行简述。

二、内脏器官的损伤

由体位因素直接导致内脏器官损伤较为少见，多由体位改变导致呼吸、循环系统发生障碍而间接引发脏器损伤，体位不当导致术野显露不佳，也会使术中脏器损伤的风险增加。

胸腔及盆腔脏器有骨性支撑，而腹部脏器没有骨骼的保护，因此在摆放任何体位的过程中均要注意腹部不可受压。腹部受压可致下腔静脉回流受阻，使血液重新分布，从而影响回心血量，导致患者血压波动，继而出现其他脏器损伤。下腹部支撑软垫放置不当引起的损伤尤为严重。全身麻醉后，体位的改变造成腹腔内容物对横膈膜的挤压，引起通气不足，加重呼吸困难，造成组织缺氧，亦可引发脏器发生不可逆损伤。俯卧位时采用大小合适的硅胶垫将双肩、双侧肋缘垫高，双髂部贴压疮贴，并使用软枕垫高来减轻胸腹部受压，让患者胸部、腹部有空间移动，维持正常的静脉回流、呼吸频率和通气功能。在约束患者的过程中，也应尽量选择有骨性支撑的位置进行约束，且松紧适宜，尤其选择在患者胸廓进行约束时，注意不要影响呼吸，同时，避免直接约束在患者腹部。若患者为多发伤或复合外伤，在进行体位摆放时应注意在满足手术需要的同时，避免其他脏器的损伤。

三、皮肤器官的损伤

（一）皮肤的生理结构（图 6-2-4）

1. 表皮　属复层扁平上皮，主要由角质形成细胞和树枝状细胞两大类细胞组成。根据角质形成细胞的分化阶段和特点，表皮由内向外依次分为基底层、棘层、颗粒层、透明层和角质层。基底层借助基底膜带与真皮连接。

2. 表皮与真皮交界处　皮肤基底膜带位于表皮与真皮之间，电镜下分为四层，由各种不同成分有机结合在一起，具有紧密连接真皮层及渗透和屏障的作用。表皮内无血管分布，营养物质通过基底膜带进入表皮，而表皮的代谢产物又通过基底膜带进入真皮。基底膜带限制分子量大于 4 万的大分子通过。当基底膜带损伤时，炎症细胞和肿瘤细胞及大分子物质可通过其进入表皮。如果基底膜带结构异常，可导致真皮与表皮分离，形成水疱或大疱。

3. 真皮　从上至下分为乳头层和网状层，但两层之间并无明确界线。乳头层为凸向表皮底部的乳头状隆起，与表皮突呈犬牙交错样相接，内含丰富的毛细血管和毛细淋巴管，还有游离神经末梢和囊状神经小体。网状层较厚，位于乳头层下方，由较大的血管、淋巴管、神经、皮肤附属器及较粗纤维组成。真皮属于不规则的致密结缔组织，由纤维、基质和细胞成分组成，以纤维成分为主，但纤维之间有少量基质和细胞成分，当胶原纤维和弹性纤维互相交织在一起，丰富的粗大纤维组织交织形成致密的板层结构。

4. 皮下组织　位于真皮下方，其下与肌膜等组织相连，由疏松结缔组织及脂肪小叶组成，又称皮下脂肪层，其含有血管、淋巴管、神经、外泌汗腺和顶泌汗腺等。脂肪的厚度随所在的部位、性别及营养状况不同而有所差异。

5. 皮肤的血管　具有营养皮肤组织和调节体温的作用。真皮中有由微动脉和微静脉构成的乳头下血管丛和真皮下血管丛，相邻血管丛之间由垂直的交通支相连通。皮肤的毛细血管大多为连续型，由连续的内皮构成管壁且相邻的内皮细胞间有细胞连接。

6. 皮肤的淋巴管　盲端起始于真皮乳头层的毛细淋巴管。毛细淋巴管管壁很薄，只由一层内皮细胞及稀疏的网状纤维构成。毛细淋巴管汇合成为管壁较厚的且具有瓣膜的淋巴管，形成乳头下浅淋巴网和真皮淋巴网，经皮下组织通向淋巴结。

7. 皮肤的神经　皮肤中有感觉神经和运动神经，通过它们与中枢神经系统联系，可产生各种感觉，支配肌活动及完成各种神经反射。皮肤的神经支配呈节段性，但相邻节段间有部分重叠，皮肤中的神经纤维分布在真皮和皮下组织中。

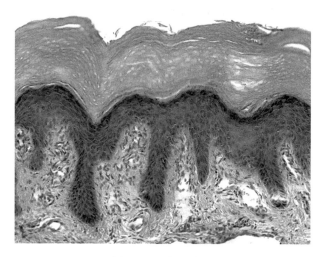

图 6-2-4　皮肤结构

引自：单士军，2015.皮肤性病病理诊断[M].北京：人民卫生出版社

（二）手术体位对皮肤的损伤

1. 内在因素　在非麻醉状态下，体位变化后通过人体自身的代偿能力可维持皮肤正常生理功能，但在麻醉状态下，人体知觉部分或全部消失，各种保护性反射功能减弱或丧失，肌肉张力减弱，基本丧失自身保护和调节能力，这时由体位引起的生理改变可能会给人体带来伤害。在麻醉后体位发生改变时，通常因重力作用导致人体各部位血液重新分布，某些受压部位的血液循环、代谢均减慢，长时间保持该体位可能导致局部皮肤的防御能力减弱，从而增加皮肤损伤的概率。

2. 外力因素　由手术体位造成皮肤损伤的外力因素包括压力、压强、摩擦力、剪切力。无论何种体位均有某些部位处于受压状态，除了承受患者自身体重的压力以外，有些部位还承受为维持某种特殊体位而使用的约束带的牵拉所造成的压迫。如果这些部位的皮肤受压时间较长，可能影响局部组织的血液供应，导致该处皮肤发生缺血性损伤，从而导致术后压疮及局部脱发的发生。特别是受压处为某些骨性结构邻近体表的部位，如仰卧位时的骶部、足跟腱部、枕部、肩胛部；侧卧位时下侧肢体的髂部、髋部、膝部、足踝部、肩部、肘部、耳廓和颧骨部，以及为维持侧卧位而受约束带牵拉的上侧肢体的肩部、腋窝、髂部；俯卧位时的髂部、膝部、肩部、面部和颏部；坐位时的骶部、颌面部等。围手术期的低血压和低体温更易诱发或加重因受压所致的缺血性损伤。

（1）压力：是受力面上所承受的垂直作用力，是导致压疮的重要因素，正常皮肤毛细血管压力为 2.1~4.4kPa，压力若超过此值，即可阻断毛细血管对组织的血流灌注，引起组织缺氧。如果一个压力持续大于 10.74kPa，即超过毛细血管平均压的 3 倍，会使组织循环阻塞，浅表组织的血液供应不足，持续时间过长时，就会使组织遭到破坏诱发压疮。麻醉过后，全身肌肉处于松弛状态，且手术中的一些操作也会对机体施加压力，尤其是骨科手术，从而导致局部组织承受的压力升高，增加受力点皮肤损伤的风险。

（2）压强：是作用力与受力面积的比值，作用力相同，受压面积越小，压强越大。如果毛细血管的内部压强小于体表压强就会阻断毛细血管内的血液运行。试验表明，人体组织在承受 3.99kPa 压强的情况下就有受到损伤的可能。在没有保护措施，人体不变化体位的情况下，人体组织可承受 4.67kPa 压强的安全时间达 4h。而如果这个压强增加到 9.33kPa，安全时间则缩短至 2h。人体平卧时骶骨部位所受压强范围为 5.32～9.98kPa，这也就意味着，患者在正常平卧时，就有发生压疮的可能性。而在麻醉状态下，患者的自我保护和调整能力减弱，也增加了发生损伤的概率。

（3）摩擦力：在移动患者或者更改体位的过程中，患者与床单位、体位用物或敷料等相接触的物品之间发生摩擦，容易损伤皮肤。

（4）剪切力：是由于两层组织相邻表面之间相对滑行所发生的逆行性相对移位而产生的力。这种力会对组织造成损伤，是压疮发生的原因之一。剪切力多见于坐位手术，患者斜靠在倾斜的床上，背部及骶尾部与床面之间产生剪切力，患者体表的皮肤被牵拉移位，骨、肌肉等深部组织不移动，而它们之间结合较弱的部分如骨膜发生断裂，肌肉通向皮肤的营养血管被阻断，从而引起皮肤损害。

（三）体位用具对皮肤的损害

不论是床单位还是各类体位用具，为了利于清洗消毒，其表面通常都由高分子聚合材料制成，若皮肤直接与坚硬、金属、不透气不易散热的材料接触，会增加患者皮肤的局部压力，加上消毒液的渗透及血液的污染，使皮肤处于潮湿的环境中，更易发生压疮。约束用具的安全使用也尤为重要，特别是进行肢体约束时需注意维持适宜的松紧度，既不能过松影响体位的稳定性，亦不能过紧导致局部皮肤受压、缺血。使用胶布牵拉固定时，切忌过度拉扯，造成表皮撕脱，去除胶布时，也应小心轻柔，不可暴力操作，导致皮肤损伤。

四、生殖器官的损伤

（一）生殖器官的解剖结构

1. 男性生殖器官　包括阴茎、阴囊、睾丸、附睾、输精管、精囊腺、前列腺、尿道球腺。其中与手术体位摆放关系较为密切的为阴茎、阴囊及睾丸。

2. 女性生殖器官　包括外阴、阴道、子宫、卵巢、输卵管及乳房。其中与手术体位摆放关系较为密切的为乳房。

（二）手术体位对生殖器官的损伤

生殖器官的损伤多见于俯卧位或侧卧位，其中俯卧位极易压迫女生乳房和男性外生殖器，如果压迫时间过长则易对其组织结构和功能造成损害，尤其是男性外生殖器，其动脉血供丰富，若长时间压迫，远侧循环障碍，极易导致组织水肿、缺血甚至坏死。因此，安置及固定特殊体位尤其是俯卧位和侧卧位时，必须注意保护女性乳房和男性外生殖器免受压迫，手术时间较长体位变更时，应重新检查上述部位是否受压，必要时适当调整体位或局部辅助用物。另外，在摆放或调整体位时，应尤其注意尿管的摆放，避免牵拉尿管，导致尿道损伤。

（沈剑辉　冷青青）

参 考 文 献

陈孝平，2005. 外科学［M］. 北京：人民卫生出版社：973-974.

冯星梅，罗建英，王琳，2016. 妇科腹腔镜手术体位并发症的预防与护理进展［J］. 上海护理，16（1）：61-64.

付小兵，王正国，吴祖泽，2013. 再生医学基础与临床［M］. 北京：人民卫生出版社：345-350.

郭莉，2017. 手术室护理实践指南［M］. 第4版. 北京：人民卫生出版社：42-45.

潘爱芬，刘思兰，蒋海娟，等，2013. 显微神经外科手术侧俯卧位受压上肢摆放法的改进［J］. 护理学杂志，28（20）：55.

温玉明，2004. 口腔颌面部肿瘤学：现代理论与临床实践［M］. 北京：人民卫生出版社：741-742.

咸婷，2017. 手术体位常见并发症及预防护理［J］. 实用临床护理学电子杂志，（40）：193-195.

赵艳青，陈祥青，朱春阳，2017. 全身麻醉脊柱手术俯卧位的循证护理［J］. 中华现代护理杂志，13（8）：171-172.

周力，吴欣娟，2010. 安全手术体位图谱［M］. 北京：人民卫生出版社：1-10.

第七章　皮肤压力性损伤评估与预防措施

第一节　皮肤压力性损伤概述

一、皮肤压力性损伤国内外研究进展

（一）皮肤压力性损伤的定义

19 世纪，压力性损伤首次在出土的人类木乃伊身上被发现，并被称为"decubitus ulcer"，decubitus 来自拉丁语 decumbere，为"躺下"之意。压力性损伤又称为压疮、皮肤压力性损伤。

20 世纪 70 年代早期普遍使用"压力性溃疡"这一术语，2012 年，泛太平洋地区压力性损伤的预防和处理指南中用压力性损伤一词取代了不够精确的压力性溃疡、褥疮。尽管各个机构的压力性损伤定义表述不同，但关键内容基本相同。医学主题词表（medical subject heading，MeSH）中，压力性溃疡、压力性损伤、褥疮是同义词，并将其解释为"当长期处于同一体位，皮肤和组织由于长期受压而引起的溃疡，如卧位时，骨突处最易因组织持续受压引起缺血而发生压力性损伤"。荷兰医学文摘数据库（The Excerpta Medica Database，EMBASE）将压力性损伤分类在皮肤溃疡下。第 10 版国际疾病分类（international classification of disease-10-clinieal modification，ICD-10-CM）中压力性损伤也是在皮肤和皮下组织疾病的分类下并根据其部位和分期由不同的代码表示。《新编护理学基础》中将压力性损伤定义为"由于局部组织长时间受压，血液循环障碍，局部持续缺血、缺氧、营养不良而致的软组织溃烂和坏死。"

2016 年，美国国家压疮咨询委员会（National Pressure Ulcer Advisory Panel，NPUAP）将皮肤压力性损伤的定义进行更新："压力性损伤是位于骨隆突处、医疗或其他器械下的皮肤和（或）软组织的局部损伤。可表现为完整皮肤或开放性溃疡，可能会伴疼痛感。损伤是由于强烈和（或）长期存在的压力或压力联合剪切力导致。软组织对压力和剪切力的耐受性可能会受到微环境、营养、灌注、合并症及软组织情况的影响。"

（二）皮肤压力性损伤的早期诊断

临床通常根据 NPUAP 中皮肤压力性损伤的定义及分期对患者进行区分诊断。压红及 1 期压力性损伤为可逆性损伤，但均已发生皮肤颜色改变，而对于皮肤压力性损伤，越早干预则效果越好，采用辅助技术进行早期诊断，可有效采取预防措施。诊断方法包括组织反射光谱法（tissue reflectance spectroscopy，TRP）、皮肤温度变化、影像技术、皮肤镜检查、血流监测。

1. 组织反射光谱法是指当一束宽波长的光透射到生物组织表面上时，由于界面的光学系数变化，产生两种形式的效应，即弹性散射和吸收现象。在这个过程中，一部分的光被组织表面镜面反射，其余的一部分的光将以一定的角度进入生物组织内部。由于光与组织相互作用时，光强会随着光在组织体中传播距离的增加而衰减，以及被不同类型生色团吸收，产生吸收现象；组织体内部结构成分复杂，细胞器或细胞质的折射系数不均匀，导致光在传播过程中方向发生变化，这将会使传播在组织内的光发生反射、折射和散射。由于皮肤损伤过程中皮肤内部组织、细胞发生了变化，因而组织反射光谱法能够在不同的皮肤上进行反应性红斑检测，从而进行压力性损伤早期诊断。

2. 当患者发生皮肤损伤时，其皮肤内部组织由于局部缺血缺氧、炎性反应，其皮肤温度会发生一定的变化，可使用温度监测对患者受压部位皮肤进行评价。例如，Nakagami 等使用热成像仪器，根据温度变化来预测创面愈合时间；Fard 等开发了一种连续的压力和温度监测系统，通过设置压力和温度报警设置来预防压力性损伤。

3. 影像学技术中，Marylou 等使用扫描电镜发现压红成 1 期压力性损伤局部皮下水分含量比正常人多，认为表皮及皮下水分含量的变化可预测压力性损伤发生，多项研究也证实了水肿患者较普通患者更易发生压力性损伤。

4. 皮肤镜检查中，压红不缓解的患者毛细血管持续存在扩张性条纹和紫癜。镜下检查中，压红、1 期压力性损伤的皮肤组织特点可反映受损皮肤早期变化特点，有助于压力性损伤的早期诊断。

5. 利用血流监测激光多普勒血流仪（laser Doppler flowmeter，LDF）可对压力性损伤高危患者进行血流监测，评估组织缺血的情况。例如，Liao 等关于大鼠压力对皮肤血流的影响研究中，使用 LDF 对负重缺血部位皮肤血液的排量波动监测（blood flow oscillations，BFO）证实，利用 LDF 预测压力性损伤是可行的。新技术的开发使用，使皮肤损伤更易在早期被发现，让医护人员更容易对压力性损伤高风险的患者进行早期诊断、采取预防措施。

（三）皮肤压力性损伤的现患率和发生率

连续性现患率监测能够揭示该疾病的发病趋势，对于发生率的监测则能评价医护质量。美国卫生保健质量研究所（agency for health care research and quality）将压力性损伤现患率、发生率作为护理质量监测的标准之一。NPUAP 将压力性损伤现患率定义为在特定时间内特定人群中压力性损伤患者总数与该人群的百分比；发生率定义为在特定时间内特定人群中压力性损伤患者新发数与该人群的百分比，并指出进行压力性损伤现患率和发病率研究时，应使用严谨的设计方法和一致性的测定参数，根据发病率评估机构压力性损伤预防计划。同时，由于 1 期压力性损伤中的皮肤损伤具有可逆性，因此有学者提出对比评价压力性损伤现患率及发生率时，应关注除 1 期外其他分期压力性损伤的现患率及发病率。目前，压力性损伤发病、患病情况调查工具主要有 MDS（minimum date set）、LPZ（landelijke prevalentiemeting zorgproblemen）。MDS 调查工具是欧洲压疮咨询委员会于 2002 年制订的，包括年龄、性别等一般资料，疾病诊断相关信息，Braden 风险评估内容及大小便失禁评估，皮肤观察结果，翻身及减压工具使用预防措施五部分调查内容。由于操作简单、内容设计严谨，信效度较好，应用较为广泛。LPZ 调查问卷是由荷兰学者基于文献回顾及专家函询制订的压力性损伤现患率调查问卷，于 1998 年用于荷兰全国压力性损伤现患率调查。该问卷内容包括年龄、性别、入院诊断等患者一般资料，Braden 风险评估及失禁，营养不良评估内容，压力性损伤分期，预防护理措施实施情况，医疗机构的质量评价指标及医疗机构内护理人员配备情况。该调查工具先后被翻译为多种语言版本在全球多个国家开展应用并得到多位研究者的一致认可。

国外对患者压力性损伤流行病学调查研究开展较早，研究者使用不同调研工具针对综合医院、康复医院、长期照护医院等不同医疗机构患者进行压力性损伤发病及患病现况调查。美国自 1989 年起对压力性损伤现患率使用 MDS 进行调研，1989 年压力性损伤现患率为 9.2%，2012 年压力性损伤现患率为 4.5%。法国压力性损伤学会使用自制问卷先后于 1994 年和 2004 年对全国压力性损伤患病率进行横断面调研，1994 年压力性损伤现患率 8.6%，2004 年压力性损伤现患率为 8.9%。德国使用 LPZ 调查问卷对 2001 年至 2007 年压力性损伤现患率趋势进行分析，压力性损伤平均现患率 10.2%，住院患者压力性损伤发生率从 2001 年 13.9%下降至 2007 年 7.3%。荷兰自 1998 年起使用 LPZ 调查问卷进行全国压力性损伤患病率调查，除 1 期外其他分期压力性损伤现患率从 1998 年的 11.95%下降至 2013 年的 8.7%。我国患者压力性损伤流行病学调研起步较晚，徐玲、蒋琪霞等在全国范围内率先使用 MDS 调查工具开展多中心、大样本调查，压力性损伤现患率为 1.579%，医院获得性压力性损伤发生率为 0.628%。刘莹等对 6 省市 25 所医院进行调研，住院卧床患者压力性损伤现患率为 3.38%，发生率为 1.26%，除 1 期外其他分期压力性损伤患病率为 1.68%，除 1 期外其他分期压力性损伤发生率为 0.67%。但由于各研究中研究方法、研究工具及应用人群存在差异，不宜对各国压力性损伤患病及发病情况进行直接比较。

现况调查中，目前国内外学者大多聚焦于对脊髓损伤患者、重症监护室患者、老年卧床患者、手术患者等各类特殊群体的压力性损伤现况调查研究。有研究者对脊髓损伤卧床患者进行长期随访调查，得出脊髓损伤患者压力性损伤现患率为 11.5%～21.0%；Ham 等对 254 名创伤导致脊髓损伤的患者进行前瞻性调查得出，压力性损伤发生率为 28.3%；Widen 的前瞻调查研究显示，185 名康复中心脊髓损伤患者压力性损伤发生率为 29.7%；Wilczweski 的回顾性调查研究表明，94 名脊髓损伤重症监护室中患者压力性损伤患病率为 9.6%。重症监护室中，有研究提到，美国重症监护卧床患者压力性损伤发生率为 8.8%～10.3%；文献回顾中，ICU 内压力性损伤的现患率为 14%～41%，发生率在 1%～56%，是普通病房的 2～3 倍；有学者对国内某三甲医院重症患者的调查得出压力性损伤患病（除 1 期外其他分期压力性损伤现患率）为 17.4%～35.4%。在老年卧床患者中，邓霞等对某医院老年卧床患者的调查研究中压力性损伤发生率为 22.4%；陈茜对老年卧床患者的横断面调查研究表明卧床时间＞1 个月的老年患者压力性损伤发生率为 27.3%；张焱对某市居家长期照护老年人的横断面调查研究结果表明，发生压力性损伤的患者均为卧床老年人，且重度日常生活活动能力障碍的老年人压力性损伤现患率高达 46.3%。在手术患者中，国外文献报道的术中压力性损伤发生率较高，Schultz 等对 413 名患者进行调查，发现 21.5%的患者出现 1 期压力性损伤，2.0%的患者出现 2 期或 4 期压力性损伤。有系统综述报道，术中压力性损伤的发生率为 3.7%～27.2%；也有学者回顾，文献中手术患者压力性损伤发生率为 0.3%～57.4%，平均为 15%。国内研究中不同手术的压力性损伤发生率也有所不同，尽管临床护理中越来越注重压力性损伤的评估与防护，文献报道中的心脏大血管手术中压力性损伤发生率仍有 1.37%～41%，肝移植手术为 12%～23.3%，妇科腔镜手术中为 7.3%。

二、手术期皮肤压力性损伤研究进展

（一）手术期皮肤压力性损伤的定义

术中获得性皮肤压力性损伤（intraoperatively acquired pressure injury，IAPI）是指在手术过程中发生的皮肤损伤，为急性压力性损伤。国内外暂缺乏对手术患者术中获得性压力性损伤的统一定义或概念。在 2016 年压力性损伤定义未更新前，国外学者多用"手术压力性损伤""手术患者压力性损伤"等指代术中获得性压力性损伤，并未对其进行解释。2016 年 NPUAP 对压力性损伤的定义进行更新后，有护理专家开始称其为"术中获得性压力性损伤"，并定义其为"一种术后 72h 内发生的组织损伤，与术中体位相关"。国内学者对术中获得性压力性损伤的定义和理解是一个逐步完善的过程。

1996 年，胡晶等开展了应用 Akton 聚合物垫预防术中获得性压力性损伤的观察研究，提及"术中获得性压力性损伤"一词但并未对其进行具体解释，文章中也是以"术中获得性压力性损伤""急性压力性损伤"指代。

2011 年，魏革等在文章中提及"手术患者急性压力性损伤"并解释为"手术结束时自行发生的皮肤损伤"。

2013 年，魏彦姝等对"术中获得性压力性损伤"进行了解释，即"手术过程中发生的皮肤损伤，为急性压力性损伤，可能发生于术后几小时内，但是大多数发生在术后 1～3 天，也有可能发生在术后 6 天内"。此后，国内学者在定义术中获得性压力性损伤的概念时多采用魏彦姝的定义方法。

2015 年，高兴莲等对"手术患者术中压疮高危因素评估表"的编制与信效度研究发表SCI 论文，量表定名为 3S，意为手术室三个拼音的缩写，同时也表达"safe、strict、satisfactory"三个英文单词的首个字母拼写，翻译为安全、严格和满意。3S 手术患者术中高危因素评估量表经过武汉协和医院单中心、湖北省多中心 10 家三级甲等医院和全国多中心 6 家三级医院手术室，历经 5 年时间，100 余万例患者筛查工作，最终量表信效度 CVI0.92，内容信度 Cronbachs 系数为 0.701～0.725，共有 707 例样本进行结构效度的测试，经检验，Bartlett 近似卡方值为 135.3，统计量检验（KMO）值为 0.729，KMO 值＞0.5，公因子的累积方差贡献率为 64.63%，探索性因子分析显示，各个条目承载的因子负荷均大于 0.596。2016～2017 年，在湖北省多中心研究中，高危患者 2652 例，压疮发生率为 7.62%；空腹时间、全身皮肤状态、受压部位皮肤、肢体活动情况、手术体位是高危压疮患者手术压疮发生的危险因素（$P<0.05$，$P<0.01$；OR 值为 1.314～2.582）。

（二）手术期皮肤压力性损伤的发生率及发生时间

压力性损伤的发生率不同于现患率，其计算时仅纳入新患压力性损伤的人数作为分子，而不会纳入现已患压力性损伤的患者人数。国内外学者对术中获得性压力性损伤的发生率均有报道，为 6%～58%，1996 年的一篇文献报道，术中获得性压力性损伤的发生率为 12%。2005 年，Lindgren 等对 1996～1998 年间的 286 名手术患者进行前瞻性研究，结果显示术中获得性压力性损伤发生率为 14.3%。2009 年，Paul 等在印度著名的心脏医院进行为期 5 个月的观察，显示术中获得性压力性损伤的发生率为 6%。2010 年，Vangilder 等的研究显示，术中获得性压力性损伤的发生率在 20%左右。Galvin 等在研究中得出术中压力性损伤的危险因素包括强制体位。Schultz 在综述中认为俯卧位最易发生术中压力性损伤。各种体位易患压力性损伤的部位如图 7-1-1 所示。

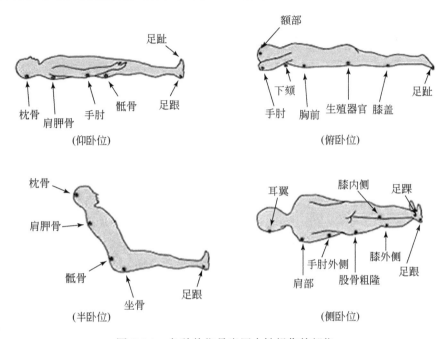

图 7-1-1　各种体位易患压力性损伤的部位

（三）麻醉方式

Lindgren 等的研究得出，硬膜外麻醉的患者有比全身麻醉患者压力性损伤发生率高的趋势；但是国内有学者认为在各种麻醉方式中以全身麻醉的发生率最高。麻醉本身不对皮肤造成损害，其影响主要体现于血流动力学的改变和感觉运动功能的受限，除了低体温麻醉，所有的非局麻麻醉方式均可能导致血压、心率的降低，全身或局部感觉、运动功能的丧失，对于麻醉导致的压力性损伤发生的影响理论上是相对一致的。另外，与麻醉相关的独立危险因素是美国麻醉医师协会（American Society of Anesthesiology，ASA）分级标准：Ⅰ级为正常；Ⅱ级为有轻度系统性疾病；Ⅲ级为有严重系统性疾病，日常活动受限，但尚未丧失工作能力；Ⅳ级为有严重系统性疾病，已丧失工作能力且经常面临生命危险；Ⅴ级为不论手术与否，生命难以维持 24h 的濒死患者。这一分级标准也体现了患者的疾病严重程度的状况。

（四）手术禁饮禁食时间

营养是皮肤压力性损伤的重要影响因素，而机体在禁饮禁食状态下，会发生血糖下降、体内脂肪分解增加等变化，这些变化会减少局部皮肤对压力的耐受性，增加压力性损伤发生的风险。研究显示，患者空腹时间越长，术中压力性损伤发生率越高。该研究提出针对缩短空腹时间，应强化外科快速康复理念，做好择期手术计划，避免患者禁饮禁食时间过长。

第二节　皮肤压力性损伤分期

一、国际压力性损伤组织分期及临床表现

（一）压力性损伤分期及临床表现

1.1 期　局部皮肤完好，出现压之不变白的红斑，深色皮肤表现可能不同；指压变白红斑或者感觉、皮温、硬度的改变可能比观察到皮肤改变更先出现（图 7-2-1）。此期的颜色改变不包括紫色或栗色变化，因为这些颜色变化提示可能存在深部组织损伤。

2.2 期　部分皮层缺失伴随真皮层暴露。伤口床有活性，呈粉色或红色，湿润，也可表现为完整的或破损的浆液性水疱。脂肪及深部组织未暴露。无肉芽组织、腐肉、焦痂（图 7-2-1）。该期损伤通常是由于骨盆皮肤微环境破坏和受到剪切力及足跟受到的剪切力导致。该分期不能用于描述潮湿相关性皮肤损伤，如失禁性皮炎、皱褶处皮炎及医疗黏胶相关性皮肤损伤或者创伤伤口（如皮肤撕脱伤、烧伤、擦伤）。

3.3 期　全层皮肤缺失，通常可见脂肪、肉芽组织和边缘内卷，可见腐肉和（或）焦痂（图 7-2-1）。不同解剖位置的组织损伤的深度存在差异，脂肪丰富的区域会发展成深部伤口，可能会出现潜行或窦道。无筋膜、肌肉、肌腱、韧带、软骨和（或）骨暴露。如果腐肉或焦痂掩盖组织缺损的深度，则为不可分期压力性损伤。

4.4 期　全层皮肤和组织缺失，可见或可直接触及筋膜、肌肉、肌腱、韧带、软骨或骨，可见腐肉和（或）焦痂，通常会出现边缘内卷、窦道和（或）潜行（图 7-2-1）。不同解剖位置的组织损伤的深度存在差异。如果腐肉或焦痂掩盖组织缺损的深度，则为不可分期压力性损伤。

5.不可分期　全层皮肤和组织缺失，由于被腐肉和焦痂掩盖，不能确认组织缺失的程度（图 7-2-1）。只有去除足够的腐肉和（或）焦痂，才能判断损伤是 3 期还是 4 期。缺血肢端或足跟的稳定型焦痂不应去除（表现为干燥、紧密黏附、完整无红斑和波动感）。

6.深部组织损伤　完整或破损的局部皮肤出现持续的指压不变白，深红色、栗色或紫色，或表皮分离呈现黑色的伤口床或充血水疱（图 7-2-1）。疼痛和温度变化通常先于颜色改变出现。深色皮肤的颜色表现可能不同。这种损伤是由强烈和（或）长期的压力和剪切力作用于骨骼和肌肉交界面导致。该期伤口可迅速发展暴露组织缺失的实际程度，也可能溶解而不出现组织缺失。如果可见坏死组织、皮下组织、肉芽组织、筋膜、肌肉或其他深层结构，说明这是全皮层的压力性损伤（不可分期、3 期或 4 期）。该分期不可用于描述血管、创伤、神经性伤口或皮肤病。

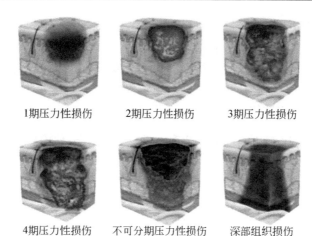

1期压力性损伤　　2期压力性损伤　　3期压力性损伤

4期压力性损伤　不可分期压力性损伤　深部组织损伤

图 7-2-1　压力性损伤分期

（二）附加的压力性损伤定义

医疗器械相关性压力性损伤：此概念描述了损伤的原因，它是指由于使用用于诊断或治疗的医疗器械而导致的压力性损伤，损伤部位形状通常与医疗器械形状一致。这一类损伤可以根据上述分期系统进行分期。

黏膜压力性损伤：使用医疗器械导致相应部位黏膜出现的压力性损伤。由于这些损伤组织的解剖特点，这一类损伤无法进行分期。

二、国际及国内皮肤压力性损伤指南对手术室皮肤压力性损伤建议

（一）EPUAP/NPUAP 快速参考指南：压疮的预防和治疗（2014）

1. 要考虑到手术患者有额外风险因素

（1）术前制动时间长。

（2）手术持续时间长。

（3）术中低血压事件次数增多。

（4）手术期间低核心体温。

（5）术后一日活动能力低。

2. 所有经评估的压力性损伤风险高的患者，均要使用高规格的记忆性或压力可交替变化支撑面手术台。

3. 患者的体位摆放方式要利于降低术中压力性损伤形成的风险。

（1）患者俯卧过程中，使用其他支撑面（如脸垫）来减除面部和身体受压点的压力。

（2）非特殊情况勿将患者直接置于医疗器械上。

4. 确保足跟不要碰触手术台。足跟建议避开所有压力——这种状态称作"足跟悬浮"。使用可使足跟完全解除负荷的足跟悬浮器械，使腿部重量沿小腿分布，而不会使跟腱受压。手术中完全制动患者建议选用足跟悬浮器械。

5. 为足跟解除负荷时，将膝部摆放于轻度屈曲位。将膝关节摆放于轻度屈曲位，预防

腘静脉受压，并降低围手术期深静脉血栓（DVT）的风险。

6. 手术前后考虑实施压力再分布措施。

（1）手术前后均应将患者置于高规格的记忆性或压力可交替变化支撑面上。

（2）记录手术期间患者体位承受了高压力部位的接触面。

（3）手术前后患者的体位应不同于手术期间的体位。

（二）围手术期注册护士协会围手术期实践指南（2015）

1. 支撑面的选择　应根据卫生保健组织的患者人数、目前研究结果和设备安全性能来决定。围手术期护士需了解产品和研究进展以选择合适的产品。选择床垫和体位装置时应根据标准但不限于标准做出决定：①能够将患者安置在理想的位置，适合患者和预期体位要求；②可提供各种尺寸和形状；③能够支持最大重量要求；④耐久的材料和设计（如保持韧性）；⑤具有能分散皮肤界面压力的证据；⑥防潮性；⑦防火性；⑧易清洁；⑨易于使用和储存；⑩成本效益。

2. 风险评估　在术前评估中，围手术期注册护士应评估患者个体差异以确定是否需要额外的预防措施，还应确定患者对计划手术体位的耐受性。评估患者压力性损伤发展的危险因素是预防的关键步骤。以下情况应考虑采取额外的预防措施：特殊患者（如新生儿、病态肥胖患者、慢性病患者、现有压疮患者等）；年龄为 70 岁以上患者；患者持续受压时间超过 4h；患者瘦小或有不良的术前营养状况；患有糖尿病或血管性疾病；术前 Braden 分数小于 20 分。术前评估应同时包括对患者因素和手术因素的评估。

3. 护理措施　应适量使用毯子、温毯，过量使用毯子和温毯可能是压力性损伤的危险因素。泡沫床垫可能不是有效的支撑面，复杂的泡沫床垫覆盖物可更有效地重新分配压力。这种床垫的有效性取决于患者的体重，肥胖患者使用效果较差。枕头、毛毯和泡沫支撑面只能够产生最小的压力再分配量，长时间持续使用则效果较差。毛巾和床单不减少压力，可能导致摩擦损伤。稳定的设备可以帮助患者保持体位，但不能帮助重新分配压力。如果不考虑将体位设备造成的皮肤界面压力值降到最低限度，体位装置可能无法充分降低压力性损伤的可能性并可能增加风险。使用体位装置如胸枕时，体位垫应放置在患者的下方，而不是在床垫或覆盖物下。当卷起的毛巾、床单或其他体位设备放在床垫或覆盖物下时，它们可能会抵消床垫或覆盖物的减压效果。患者的移动或体位摆放应与手术医生协调。滑动或牵拉患者可能导致剪切力和（或）摩擦在患者的皮肤上。当患者的皮肤保持静止和底层组织移位或移动时，可能会产生剪切力。

（1）俯卧位时，应避免对患者的眼睛和脸部施加直接压力，使用马蹄枕规格选择不当时可能会增加眼部压迫和围手术期视网膜中央动脉闭塞的风险。应用规格适宜头垫防止患者在手术床上滑动，避免剪伤力损伤的风险增加。

（2）截石位时，应注意患者足跟支持部位的压力性损伤的风险，如果手术预计持续 4h 或更长时间，手术小组成员应每 2h 将患者的腿从支撑结构中取出，但目前研究尚不确定应该从马镫型腿架中取出多长时间。

（3）侧卧位时，由于受力点集中于侧边骨突处，特别是耳廓、肩部、髂嵴、股骨大转子、侧膝和踝关节。患者的伸直腿应该在腿间垫上枕头或其他支撑面。支撑面应用于患者的膝部、足踝和足。应评估患者耳廓，使用支撑面并确保它不折叠。

手术室护士应将手放在安全带和患者之间，以确保约束带未施加过多的压力到患者的组织。手术室护士应通过将一只手、手掌向上放于患者压力性损伤高风险的部位下方来评估是否有足够的填充物以确保身体部分和坚硬表面之间有超过 2.54cm 的支撑材料。手术开始前，确认患者和体位装置之间是否潮湿（如尿失禁）。手术室护士应与患者术后护理人员合作，识别因术中体位而引起的损伤。当患者在术中较长时间处于同一体位时，手术室护士应交接病房护士，在术后对患者进行护理时仔细检查有压力性损伤的高危部位，以避免对高危部位的反复压力。围手术期管理人员应参与制订和监测全组织的压力性损伤预防和管理风险控制计划，其包括但不限于以下方面：一种确定患者压力性损伤风险的方法；可跟踪压力性损伤进展的方法；保护患者皮肤的预防计划；包括患者和家庭成员在内的照顾者健康教育计划。

（三）2019 版预防和治疗压力性损伤快速参考指南

2019 版预防和治疗压力性损伤快速参考指南由 EPUAP、NPIAP 和泛太平洋地区压力性损伤联盟联合统一发布，是全球认可度最高的指南，每 5 年更新一次，主要内容如下所述（表 7-2-1）。

表 7-2-1　2019 版预防和治疗压力性损伤快速参考指南

	证据强度	推荐强度
风险因素和风险评估		
1.1 对移动、活动受限并有极高潜在摩擦力和剪切力的人考虑潜在压力性损伤风险	A	↑↑
1.2 对现有 1 期压力性损伤有进展成 2 期或者更深压力性损伤的危险	A	↑↑
1.3 考虑现有任何期的压力性损伤对新增压力性损伤的潜在影响	C	↑
1.4 考虑先前压力性损伤对新增压力性损伤发展的潜在影响	GPS	
1.5 考虑受压点皮肤状态的改变对压力性损伤发生危险的潜在影响	GPS	
1.6 考虑受压部位疼痛对压力性损伤发生危险的潜在影响	GPS	
1.7 考虑糖尿病对压力性损伤发生危险的影响	A	↑↑
1.8 考虑灌注和循环缺陷对压力性损伤风险的影响	B1	↑
1.9 考虑缺氧对压力性损伤风险的影响	C	↑
1.10 考虑营养状态受损对压力性损伤发生危险的影响	C	↑
1.11 考虑潮湿的皮肤对压力性损伤发生危险的潜在影响	↑	↑
1.12 考虑升高的体温对压力性损伤发生危险的影响	B1	↑
1.13 考虑高龄对压力性损伤发生危险的影响	C	↑
1.14 考虑感知觉受损对压力性损伤发生危险的潜在影响	C	↑
1.15 考虑实验室指标对压力性损伤发生危险的潜在影响	C	↔
1.16 考虑总体和精神状况对压力性损伤发生危险的潜在影响	GPS	
1.17 考虑术前制动、手术时间和美国麻醉医师协会身体情况分类对手术相关压力性损伤发生危险的影响	B2	↑
1.18 考虑下列危险因素对极危重人群压力性损伤发生的影响：重症监护住院时间、机械通气、血管抑制剂的使用和 APACHE II 评分	GPS	
1.19 考虑新生儿和儿童皮肤成熟度、灌注氧和使用医疗器械对压力性损伤发生危险的影响	B1	↑↑

续表

	证据强度	推荐强度
风险因素和风险评估		
1.20 考虑疾病的严重程度、患者在重症监护室的住院时长对新生儿和儿童压力性损伤的影响	B2	↑
1.21 入院后尽快进行压力性损伤危险筛查，之后持续阶段性筛查压力性损伤发生的高危人群	GPS	
1.22 入院后和病情变化后根据筛查结果进行全面的压力性损伤风险评估	GPS	
1.23 对于明确压力性损伤高危人群，制订和实施基于危险预防的照护计划	GPS	
1.24 压力性损伤的风险评估应包含以下几个方面：使用结构化的方法、全面评估皮肤、结合风险评估工具对额外的风险因素进行评估、结合临床来解读评估的结果	GPS	

点评：此部分与以往相比，首次将糖尿病列入压力性损伤的危险因素并予以高级别推荐；同时增加了手术室、危重症患者、新生儿及儿童等易感人群的危险评估

	证据强度	推荐强度
皮肤和组织评估		
2.1 对所有有压力性损伤危险人群进行全面皮肤和组织评估：入院/转去其他医疗机构后尽快开始；作为每次风险评估的组成部分；根据压力性损伤危险程度进行持续阶段评估；出院前评估	GPS	
2.2 对于压力性损伤风险患者检查皮肤情况来发现红斑	A	↑↑
2.3 利用指压法或透压板法鉴别按压变白与否，并评价红斑的程度和范围	B1	↑↑
2.4 评估皮肤和软组织的温度	B1	↑
2.5 相对于周围组织，评估受检组织水肿和连续性的改变	GPS	
2.6 考虑使用皮下湿度/水肿测量设备作为对常规临床皮肤评估的辅助补充	B2	↔
2.7 评估深色色素沉着皮肤，考虑评估皮温和皮下湿度纳入重要评估策略的辅助评估	B2	↑
2.8 皮肤评估时可采用颜色比对卡对皮肤颜色进行客观评估以评价相关性	B2	↔

点评：使用新型皮温探测设备辅助进行皮肤评估，也强调深色肤色个体评估

	证据强度	推荐强度
预防性皮肤护理		
3.1 实施皮肤护理方案：保持皮肤湿度和合适水分；尿失禁后立即清洁皮肤；避免使用碱性肥皂和清洁剂；使用皮肤屏障保护产品隔绝皮肤受潮湿的影响	B2	↑↑
3.2 对有压力性损伤风险者避免用力摩擦皮肤	GPS	
3.3 对尿失禁伴有压力性损伤或风险人群，使用高吸收性失禁产品来保护皮肤	B1	↑
3.4 有压力性损伤或危险人群，考虑使用低摩擦的纺织物	B1	↑
3.5 对压力性损伤危险人群，使用柔软的多层硅酮泡沫敷料保护皮肤	B1	↑

点评：此处主要新增泡沫敷料保护皮肤，原本在 2014 版 "压疮预防的新兴疗法中"

	证据强度	推荐强度
营养评估和治疗		
4.1 对有压力性损伤风险者进行营养筛查	B1	↑↑
4.2 对压力性损伤危险人群和已发生人群，采用全面的营养评估，判断是否有营养不良	B2	↑↑
4.3 对有营养不良或者有风险的压力性损伤个体或高危人群，计划并实施个体化营养照护计划	B2	↑↑
4.4 对有营养不良或者有风险的压力性损伤个体或高危人群，优化能量摄入	B2	↑
4.5 对有营养不良或者有风险的压力性损伤个体或高危人群，调整蛋白摄入	GPS	
4.6 对有营养不良或者有风险的压力性损伤个体或高危人群提供 30~35cal/（kg·d）	B1	↑
4.7 对有营养不良或者有风险的压力性损伤个体或高危人群提供蛋白 1.2~1.5g/（kg·d）	B1	↑↑
4.8 如果日常膳食的热量无法满足营养需求，对有营养不良或营养风险、已有压力性损伤或高危人群，除常规饮食，另外提供高热量、高蛋白强化食物和（或）营养补充剂	C	↑

续表

	证据强度	推荐强度
营养评估和治疗		
4.9 如果营养需求无法通过日常饮食摄入满足，对有营养不良或营养不良风险的压力性损伤人群，除常规饮食外提供高热量、高蛋白营养补充剂	B1	↑↑
4.10 对伴有 2 期及以上压力性损伤的成年人，当有营养不良或营养不良风险时，提供高热量、高蛋白、精氨酸、锌和抗氧化口服营养补充物或者肠内配方	B1	↑
4.11 经口服摄入的营养干预措施仍旧无法满足有压力性损伤风险人群营养需求时，根据照护的优先原则和目标，讨论经肠内或肠外营养支持整体健康的利弊	GPS	
4.12 经口服摄入的营养干预措施仍旧无法满足有压力性损伤人群营养需求时，根据照护的优先原则和目标，讨论肠内或肠外营养来支持压力性损伤治疗的利弊	B1	↑
4.13 对有压力性损伤或高危人群，当照护目标和临床情况相符时，提供并鼓励充分的水/液体摄入	GPS	
4.14 对有压力性损伤危险的新生儿和儿童进行年龄合适的营养筛查和评估	GPS	
4.15 对有压力性损伤或危险的新生儿和儿童如无充分的口服摄入，考虑强化食品、年龄合适的营养补充剂或者肠内肠外营养支持	GPS	
点评：较 2014 版更简单明了，增加了儿童的营养支持建议内容		
体位变换和早期活动		
5.1 除非有临床禁忌证，对压力性损伤或高危人群根据个性化时刻表予以体位变换	B1	↑↑
5.2 根据个人活动、移动和独立翻身的能力来决定体位变换的频率	B2	↑↑
5.3 根据下列情况决定变换体位的频率：皮肤和组织的耐受度、总体医疗状况、总治疗目标和舒适度及疼痛	GPS	
5.4 实施体位变换提醒策略来促进翻身依从性	B1	↑
5.5 变换体位时，能最大减轻骨突处压力并最大化地进行压力再分布	GPS	
5.6 变换体位时，通过体位变换技术和设备减少摩擦和剪切力，缓解压力或使压力再分布	B2	↑
5.7 考虑使用持续床旁压力检测图作为指导体位变换的视觉线索	C	↔
5.8 翻身时，采用 30°侧卧比 90°侧卧更好	C	↑
5.9 保持床头越平越好	B1	↔
5.10 除非医疗需求外，避免长时间俯卧位	B1	↔
5.11 减少从床上爬起持续坐在椅子上的时间	B1	↑
5.12 当腿抬高时选择斜靠坐位。如果不适合或者无法斜靠，确保双足得到很好的支撑，或者在椅子或者轮椅上坐直时有搁脚物	B2	↑
5.13 座位应有足够的倾斜度，防止从椅子或轮椅上朝前滑落	B2	↑
5.14 教育并鼓励需保持较长时间坐姿时，进行减压动作	C	↑
5.15 实施早期活动计划，在可耐受范围内增加活动和移动能力	C	↑
5.16 对于存在坐骨或骶尾压力性损伤患者，评价卧床休息对促进愈合的好处，对比新增或者原有压力性损伤恶化的风险及对生活方式、生理和情感健康的影响	GPS	
5.17 对能翻身但是不稳定的危重症者变换体位时需缓慢、逐步进行，为血流动力学和氧合的稳定争取时间	GPS	
5.18 对极不稳定无法常规翻身的危重症者，尝试身体局部小范围多次转动，也可作为常规翻身的补充	C	↑
5.19 术中体位摆放，通过将压力分布到更大体表面积以减少骨突处压力来降低压力性损伤发生的危险	GPS	
点评：主要增加了危重症患者及术中体位摆放		

续表

	证据强度	推荐强度
足跟压力性损伤		
6.1 皮肤和组织评估时，评估下肢、足跟和足的血管/灌注情况，作为风险评估的组成部分	B2	↑↑
6.2 对有足跟压力性损伤风险，伴或不伴 1 期或者 2 期压力性损伤的患者，使用定制足跟托起装置或枕头/泡沫垫来抬高足跟。通过此方法分散整个腿部压力，避免施压跟腱和腘静脉，完全解除足跟部压力	B1	↑↑
6.3 对 3 期或更严重的足跟部压力性损伤，可使用专门定制的足跟悬吊装置抬高足跟，同时通过分散小腿的重量以减少跟腱和腘静脉的压力，以完全解除足跟部压力	GPS	
6.4 采用预防敷料作为足跟减压和其他预防足跟压力性损伤策略的补充	B1	↑
点评：首次提及采用预防敷料来避免足部压力性损伤		
支撑面		
7.1 选择支撑面满足个体压力重分布须基于下列因素：无法移动和无法活动的程度；对微环境控制和剪切力降低的需求；个人体型、体重；现有压力性损伤的分期、严重程度和部位；出现新发压力性损伤的风险	GPS	
7.2 保证床表面足够宽，翻身时不接触床栏	C	↑
7.3 对肥胖者，选择合适的支撑面，包括强化式压力重分布、降低剪切力及构建合适的微环境	GPS	
7.4 针对有压力性损伤风险的患者，建议使用高规格高反应性的单层泡沫床垫或覆盖物，避免使用非高规格质量的泡沫床垫	B1	↑
7.5 对有压力性损伤风险者考虑采用感应性的气垫或覆盖物	C	↑
7.6 对有压力性损伤风险者考虑评估使用医用级别的羊皮靴的相对益处	B1	↔
7.7 对有压力性损伤风险者考虑评估交替使用空气气垫或覆盖物的相对益处	B1	↑
7.8 术中有压力性损伤或危险人群，使用压力重分布支撑面	B1	↑
7.9 对有压力性损伤者，考虑换用特定支撑面：摆放体位时着力点无法避开现有压力性损伤、在两个及以上翻身部位存在压力性损伤（如骶尾和股骨粗隆）限制了可选择的翻身体位；无法愈合的压力性损伤或者即使经过适当的综合治疗，压力性损伤仍恶化；再发压力性损伤风险高；有皮瓣或植皮手术史；不舒适；现有支撑面"触底"	GPS	
7.10 3 期或以上压力性损伤，评估使用空气流动床促进愈合、降低皮温和渗液量的相对益处	B1	GPS
7.11 对与坐姿和压力再分布有关的座位支撑面和相关设备做个体化选择需考虑：体型和体态；姿势和畸形对压力重分布的影响；活动和生活方式需求	GPS	
7.12 使用压力重分布垫预防压力性损伤，适用于长期坐轮椅，尤其是无法完成减压动作的高危人群	B1	↑
7.13 评估交替使用压力气垫床对长期坐轮椅，尤其是无法完成减压动作人群中压力性损伤愈合的相对益处	B1	↑
7.14 对肥胖坐位者表面支撑使用特定肥胖压力重分布气垫	C	↑
7.15 对有压力性损伤风险者，转运过程中考虑使用压力重分布支撑面	GPS	
7.16 到达急诊科就诊时，在咨询有资质的医护人员后，应尽快将患者从硬板上转移下来	C	↑
点评：主要新增了转运过程中支撑面的选择和注意事项		
器械相关压力性损伤		
8.1 降低医疗设备压力性损伤，审核并选择医疗设备时应考虑：设备能减少组织损伤；个性化改正设备大小/形状；能根据厂商指示正确应用设备；能安全固定设备	B2	↑↑
8.2 定期监控医疗器械安全设备的松紧，条件允许时进行个人舒适度的自我评估	C	↑
8.3 评估医疗设备下方或周围的皮肤以发现压力相关损伤的迹象，这也是常规皮肤评估的组成部分	GPS	

续表

	证据强度	推荐强度
器械相关压力性损伤		
8.4 皮肤-设备交界面降低和（或）重分布压力：定期旋转或重新佩戴医疗设备和（或）更换体位；根据医疗设备物理原理最小化压力和剪切力；医疗许可后尽快移除医疗设备	GPS	
8.5 医疗设备下使用预防敷料来降低医疗设备相关压力性损伤风险	B1	↑
8.6 新生儿氧疗时，如果适宜且安全，给氧途径交替使用鼻导管和面罩来降低鼻部和面部压力性损伤	B1	↑
8.7 大龄儿童和成人氧疗时，如果适宜且安全，给氧途径交替使用面罩和鼻塞来降低鼻部和面部压力性损伤	GPS	
8.8 咨询有资质的医疗人员，尽可能用坚硬的颈托来取代可脱卸颈托，并在无使用医疗指征后尽快停用颈托	C	↑
点评：强调氧疗和颈托最容易发生器械相关压力性损伤		
压力性损伤的分期		
9.1 鉴别压力性损伤和其他类型伤口	GPS	
9.2 采用压力性损伤分类系统来分类并记录组织缺失程度	GPS	
9.3 在负责压疮分类的医疗专业人员中，确认他们对压力性损伤分期有临床共识	GPS	
压力性损伤的评估和愈合监测		
10.1 完成对有压力性损伤者综合性初始评估	GPS	
10.2 治疗目标须和个人的价值、目标相一致，可通过其主要照顾者收集信息，并制订符合其价值和目标的治疗计划	GPS	
10.3 对压力性损伤者，即使采用合适伤口局部治疗、减压和营养支持，但是2周内仍无明显变化，此时需进行全面的再评估	B2	↑↑
10.4 首次评估后，至少每周评估一次监控愈合进展	GPS	
10.5 始终选择统一的方法来测量压力性损伤大小、面积，这样才能进行有意义的伤口比对	B2	↑↑
10.6 每次压力性损伤评估时，评估伤口床的特点、周边皮肤和软组织情况	GPS	
10.7 监测压力性损伤愈合过程	GPS	
10.8 考虑采用有效工具来监测压力性损伤愈合过程	B2	↑
疼痛评估和治疗		
11.1 对有压力性损伤患者进行全面的疼痛评估	B1	↑↑
11.2 使用非药物疼痛管理策略作为一线治疗和辅助治疗来降低与压力性损伤相关的疼痛	GPS	
11.3 采用体位变换技术和设备时需考虑预防和管理压力性损伤相关的疼痛	GPS	
11.4 采用湿性愈合原理来降低压力性损伤相关的疼痛	GPS	
11.5 如需要或无禁忌证，局部应用阿片类药物来管理急性压力性损伤相关的疼痛	B1	↔
11.6 规律给予镇痛药物来控制压力性损伤相关的疼痛	GPS	
清洗和清创		
12.1 清洗压力性损伤创面	B1	↑
12.2 使用抗菌液清洗可疑或有明确感染的压力性损伤创面	GPS	
12.3 清洗压力性损伤周边皮肤	B2	↑
12.4 除非怀疑感染，否则避免破坏缺血肢体和足跟上面稳固、坚硬和干燥的血痂	B2	↑↑

续表

	证据强度	推荐强度

清洗和清创

12.5 压力性损伤失活组织、可疑或者确认生物膜存在的损伤部位予以清创，直至伤口床无失活组织并有肉芽组织覆盖 | B2 | ↑↑

点评：合并了清洁和清创的证据

感染和生物膜

13.1 压力性损伤中高度怀疑局部感染见于：延迟愈合、在前两周及时有效治疗创面无明显变化；更大和（或）更深伤口；伤口断裂/分离、有坏死组织；脆弱的肉芽组织；伤口床出现口袋状或桥接；渗液量增加或者渗液性状的改变；周边组织温度的增加；疼痛的增加；恶臭 | B1 | ↔

13.2 压力性损伤中高度怀疑生物膜存在见于：及时适宜的抗生素治疗仍无法愈合；适当的抗生素治疗无反应；及时有效的治疗延迟愈合；增加的渗液量；更多不新鲜肉芽或脆弱的过度增生的肉芽；较低程度的红肿和（或）低程度的慢性炎症；继发的感染指征 | GPS |

13.3 压力性损伤者考虑感染扩散的诊断根据局部和（或）全身感染指征但是不局限于：延迟愈合、从创面周边扩展的红肿、伤口断裂/分离、硬化、周围皮肤骨擦音、波动感或者着色、淋巴管炎、萎靡/无精打采、混淆、谵妄和厌食（尤其是老年患者） | GPS |

13.4 通过组织活检或半定量拭子技术和显微镜来明确压力性损伤出现微生物负荷 | GPS |

13.5 通过组织活检和高分辨率显微镜来明确生物膜的出血 | GPS |

13.6 对于有外露的骨组织和（或）骨头感觉粗糙或柔软的压力性损伤，或者压力性损伤经适宜治疗后未愈合，需判断是否有骨髓炎 | B2 | ↑

13.7 优化愈合可能：评价营养状况，解决营养缺陷；评估合并症并控制原发病；如果可能，减少免疫抑制治疗；预防压力性损伤细菌定植；通过清洗和清创准备伤口床 | GPS |

13.8 合适组织状况下使用局部抗菌剂控制细菌定植并促进延迟的压力性损伤伤口愈合 | B1 | ↑

13.9 合适组织情况下使用针对生物膜的局部抗菌剂并结合常规清创来控制并清除延迟愈合的压力性损伤中可疑（或明确）的生物膜 | C | ↑

13.10 使用系统抗生素来控制并清除压力性损伤和有临床证据的全身感染 | GPS |

伤口敷料

14.1 对所有的压力性损伤，根据个人和（或）主要照顾者目标和自我照护能力及临床评估来选择合适的伤口敷料，包括压力性损伤的直径、形状和深度；需要解决细菌生物负荷；能操持伤口床潮湿；伤口渗液量的性质和量；伤口床组织的情况；周围皮肤情况；出现潜行和（或）窦道；疼痛 | GPS |

14.2 当地水平评价伤口敷料经济学效益，考虑医疗体系直接和间接花费及对有压力性损伤个体的影响。促进湿性愈合的新型敷料基于更快的愈合时间和更少敷料更换次数相对最经济 | GPS |

14.3 符合压力性损伤临床适应证情况下，对无感染迹象的 2 期压力性损伤使用水胶体敷料 | B1 | ↑

14.4 符合压力性损伤临床适应证情况下，对无感染迹象的 2 期压力性损伤使用清创胶 | B1 | ↑

14.5 符合压力性损伤临床适应证情况下，对无感染迹象的 2 期压力性损伤使用聚合敷料 | B1 | ↑

14.6 对于 3 期和 4 期渗液量少、无感染迹象的压力性损伤使用清创胶 | B1 | ↑

14.7 对于 3 期和 4 期有中等渗液量的压力性损伤，使用藻酸钙敷料 | B1 | ↑

14.8 对 2 期和更深中/重度渗液的压力性损伤使用泡沫敷料（包括氢化聚合物） | B2 | ↑

14.9 使用超吸收伤口敷料，有能力吸收和管理重度渗液的压力性损伤 | B2 | ↑

14.10 当无法使用新型敷料时，可使用湿纱布来保持适当的伤口潮湿环境 | B1 | ↔

14.11 当无法使用新型敷料时，透明敷料可作为 2 级敷料 | B1 | ↔

14.12 由于地域导致伤口敷料选择受限时，根据现有证据和指南使用当地伤口敷料资源 | GPS |

点评：增加对无新型敷料时压力性损伤敷料选择及经济性考量；简化敷料选择的适应证，仅保留证据级别较高的

	证据强度	推荐强度
生物敷料		
15.1 对于难愈合压力性损伤考虑应用胶原敷料来提高愈合率，降低伤口炎性的症状和迹象生长因子	B1	↑
生长因子		
16.1 考虑使用富血小板血浆（PRP）促进压力性损伤的愈合	B1	↔
16.2 考虑使用血小板衍生生长因子促进治疗，促进 3 期和 4 期压力性损伤的愈合	B1	↔
点评：生物敷料和生长因子种类更明确，使用效果证据级别有所提高		
生物物理制剂		
17.1 对于难愈性 2 期、3 期或 4 期压力性损伤采用脉冲直流电刺激促进伤口愈合	A	↑
17.2 考虑使用非接触低频超声治疗作为辅助治疗，促进 3 期、4 期和深部组织损伤创面愈合	B2	↔
17.3 考虑使用 1MH 高频超声治疗作为辅助治疗，促进 3 期和 4 期压力性损伤愈合	B1	↔
17.4 考虑负压治疗作为早期辅助治疗，降低 3 期和 4 期压力性损伤的大小和深度	B1	↑
压力性损伤手术		
18.1 压力性损伤的外科治疗情形：有进展的蜂窝织炎或怀疑败血症；有潜行、窦道、瘘管和（或）无法用保守清创去除的大量坏死组织；3 期或 4 期无法通过保守治疗闭合	GPS	
18.2 评估压力性损伤手术治疗适应性考虑下列因素：非手术治疗对比手术治疗愈合的可能性；个人照护目标；个人临床情况；治疗依从性的积极性和能力；手术风险	GPS	
18.3 评价和缓解影响手术伤口愈合或压力性损伤再发的生理和心理因素	B2	↑
18.4 完整地切除压力性损伤，包括非正常皮肤、腐肉和坏死组织、窦道、囊腔和可能影响的骨组织	B2	↑
18.5 当设计皮瓣时：选择有良好血供的组织；使用复合组织增加耐久性来提高耐受性；尽可能使用大的皮瓣；减少邻近皮肤和组织的损害；缝线远离直接受压区；切口闭合时降低张力	GPS	
18.6 定期监控伤口，如果发现皮瓣失活迹象立即上报	GPS	
18.7 术后早期选择特定的支撑面	B2	↑
18.8 摆放体位和转移时避免手术部位受压和破坏	GPS	
18.9 当手术部位完全愈合后，逐步开展坐姿训练	B2	↑
测量压力性损伤的现患率和发病率		
19.1 当进行和汇报压力性损伤现患率和发生率研究时，采用严格的方法学设计和一致的测量参数	GPS	
点评：2019 版指南进一步强调了在报告压力性损伤现患率和发生率研究时方法的科学性		
最佳实践的临床应用		
20.1 机构层面，评估和最大化人力资源特点作为质量改进计划的组成部分，降低压力性损伤的发生	C	↑
20.2 机构层面，评估医疗专业人员压力性损伤相关知识，促进教育和质量改进项目的实施	B1	↑
20.3 机构层面，评估和改善人员态度和凝聚力，促进质量改进项目的落实	GPS	↑↑
20.4 机构层面，评估和最大化可选择的设备及其质量，将其使用标准作为质量改进计划的组成部分，降低压力性损伤发生率	B1	↑↑
20.5 机构层面，制订并实施结构化、量身定做和多角度的质量改进项目来降低压力性损伤发生率	A	↑↑
20.6 机构层面，让所有关键负责人参与监管质量改进项目的实施，降低压力性损伤发生率	B1	↑↑
20.7 机构层面，包括循证政策、过程和条例及标准化文件都是质量改进计划部分来降低压力性损伤发生率	B1	↑↑
20.8 机构层面，提供临床决策支持工具作为质量改进计划部分内容来降低压力性损伤发生率	B1	↑↑
20.9 提供压力性损伤预防和治疗的临床力培训，作为质量改进计划部分内容来降低压力性损伤发生率	B1	↑↑

	证据强度	推荐强度
20.10 专业层面，提供压力性损伤预防和治疗相关教育质量改进计划部分内容来降低压力性损伤发生率	A	↑↑
20.11 机构层面，定期监控、分析和评价压力性损伤预防和治疗敏感指标的达标情况	B1	↑↑
20.12 机构层面，使用反馈和提醒系统来促进质量改进项目实施，并将结果传给负责人	B2	↑
医疗专业人员教育		
21.1 机构层面，评估医疗专业人员压力性损伤相关知识，促进教育和质量改进项目的实施	B1	↑↑
21.2 机构层面，针对压力性损伤预防和治疗，制定并实施多角度教育培训项目	B2	↑↑
生活质量、自我照护和教育		
22.1 对有压力性损伤或危险人士，评估健康相关生活质量、知识和自我照护技能，以促进压力性损伤照护计划和教育内容的落实	GPS	
22.2 对有压力性损伤或危险人士，提供压力性损伤教育、技能训练和心理社会支持	C	↑

第三节　皮肤压力性损伤评估与防护

一、国内外皮肤压力性损伤评估量表的适用范围

压力性损伤的危险因素多种多样，压力性损伤危险因素评估量表是对患者的高危因素进行预测、评估，以提高医务人员的压力性损伤防范意识，同时为护理措施提供依据。在西方国家，从 20 世纪 60 年代起，逐渐出现多种压力性损伤危险性评估量表，如目前应用比较普遍的 Braden 评分表、Norton 评分表、Waterlow 评分表等。应用压力性损伤危险评估量表进行常规正式的压力性损伤评估，根据评估结果采取相应的预防措施，可有效预防压力性损伤。

（一）住院患者病区单元常用压力性损伤危险因素评估量表

1. Braden 评分表（表 7-3-1）　作为美国健康保健政策研究机构（AHCPR）推荐的压力性损伤预测评估工具，由美国的 Braden 和 Bergstrom 两位博士于 1987 年制订。其内容包括患者的感觉、移动、活动能力、皮肤潮湿、营养状况、摩擦力和剪切力 6 个条目，总分 6～23 分，得分越低，发生压力性损伤的危险性越高，但目前在不同研究中其临界值暂未统一，有 14～18 分不等。经过广泛的信度和效度检验，Braden 评分表在内外科、老人院、成人 ICU 中被认为其是信度和效度较好的压力性损伤危险因素评估量表。修订版 Braden 评分表删除了原 Braden 评分表中"营养状况"评分项目，增加了"体型/身高""皮肤类型"两项评分内容。修改版量表共有 7 个条目。总分 7～27 分，诊断界值为＜19 分。得分越低，发生压力性损伤的危险性越高。Braden 评分表应用范围最广，被认为是效度最理想的量表，可有效预防压疮，其敏感度及特异度较为平衡，Braden 评分表的预测效果较 Norton 和 Waterlow 评分表好，Norton 和 Waterlow 评分表的原始设想均针对老年压力性损伤，而 Braden 评分表适用于所有人群的压力性损伤危险评估。

表 7-3-1 Braden 评分表

分项	评分			
感知 机体对压力所引起的不适感的反应能力	1 完全受限 对疼痛刺激没有反应（没有呻吟、退缩或紧握）或者绝大部分机体对疼痛的感觉受限	2 非常受限 只对疼痛刺激有反应，能通过呻吟或烦躁的方式表达机体不适，或者机体一半以上的部分对疼痛或不适的感觉障碍	3 轻度受限 对讲话有反应，但不是所有时间都能用语言表达不适感，或者机体的1~2个肢体对疼痛或不适的感觉障碍	4 没有改变 对其讲话有反应，机体没有对疼痛或不适的感觉缺失
潮湿 皮肤处于潮湿状态的程度	1 持久潮湿 由于出汗、小便等原因皮肤一直处于潮湿状态，每当移动患者或给患者翻身时就可发现患者皮肤是湿的	2 非常潮湿 皮肤经常但不总是处于潮湿状态。床单每天至少换一次	3 偶尔潮湿 每天大概需要额外换一次床单	4 很少潮湿 皮肤通常是干的，只需按常规换床单即可
活动能力 躯体活动的能力	1 卧床不起 限制在床上	2 局限于轮椅 行动能力严重受限或没有行走能力	3 偶尔步行 白天在他人帮助或无需帮助的情况下偶尔可以走一段路。每天大部分时间在床上或椅子上度过	4 经常步行 每天至少2次室外行走，白天醒着的时候至少每2h行走一次
移动能力 改变/控制躯体位置的能力	1 完全受限 没有帮助的情况下不能完成轻微的躯体或四肢的位置变动	2 严重受限 偶尔能轻微地移动躯体或四肢，但不能独立完成经常的或显著的躯体位置变动	3 轻度受限 能经常独立地改变躯体或四肢的位置，但变动幅度不大	4 不受限 能独立完成经常性的大幅度体位改变
营养状况 平常的食物摄入模式	1 重度营养摄入不足 从来不能吃完一顿饭，很少能摄入所给食物量的1/3。每天能摄入2份或以下的蛋白量（肉或者乳制品），很少摄入液质饮食，或者禁食和（或）清流摄入或静脉输入大于5天	2 可能营养摄入不足 很少吃完一顿饭，通常只能摄入所给食物量的1/2。每天蛋白质摄入量是3份肉或乳制品。偶尔能摄入规定食物量或可摄入略低于理想量的流质或者管饲食物	3 营养摄入适当 可摄入供给量的一半以上。每天4份蛋白量（肉或者乳制品），偶尔拒绝肉类，如果供给食物通常会吃掉，或者管饲或TPN能达到绝大部分的营养所需	4 营养摄入良好 每餐能摄入绝大部分食物，从来不拒绝食物，通常吃4份或更多的肉和乳制品，两餐间偶尔进食。不需要其他补充食物
摩擦力和剪切力	1 已成为问题 移动时需要中到大量的帮助，不可能做到完全抬高而不碰到床单，在床上或椅子上时经常滑落。需要大力帮助下重新摆体位。痉挛、挛缩或躁动不安通常导致摩擦	2 有潜在问题 躯体移动乏力，或者需要一些帮助，在移动过程中，皮肤在一定程度上会碰到床单、椅子、约束带或其他设施。在床上或椅子上可保持相对好的位置，偶尔会滑落	3 无明显问题 能独立在床上或椅子上移动并有足够的肌肉力量在移动时完全抬高躯体。在床上和椅子上总是保持良好的位置	

Braden Sealer：根据6个因素作评估：感知、活动力、移动力、皮肤受湿的状况、营养状况、摩擦力和剪切力，分数低表示危机增加。

轻度危机：15~18分；中度危机：13~14分；高度危机：10~12分；严重危机：≤9分。

资料来源：Bergstrom N, Braden BJ, Laguzza A, etal.The Braden Scale for predicting pressure sore risk[J]. Nurs Res, 1987, 36(4): 205-210。

2. Norton 压疮风险评估量表（表 7-3-2） 是目前评估卧床患者压力性损伤发生危险因素的普遍工具之一，由法国优格公司提供，包含5项评估内容：体力状况、精神、活动、运动、大小便失禁。每项评分 1~4 分，随分值的降低，发生压力性损伤的危险性相应增

加。评分范围为 6～20 分，总分≤14 分为高危状态。美国卫生保健政策研究机构推荐应用
Norton 评分来预测卧床患者发生压疮的可能性。在瑞士、荷兰等国家或地区，Norton 评分
法也是有效和可靠的压力性损伤危险评估方法。Norton 评分量表易于掌握，但评估项目简
单，只能作为初步筛选使用，也可作为普查量表使用。

表 7-3-2 Norton 压疮风险评分表

项目	4 分	3 分	2 分	1 分
身体情况	良好	尚可	虚弱/差	非常差
精神状态	清醒	淡漠	混淆	木僵
活动力	活动自如	扶助行走	轮椅活动	卧床不起
移动力	移动自如	轻度受限	严重受限	移动障碍
失禁	无	偶尔	经常	大小便失禁

资料来源：Norton D, McLaren R, Exton-Smith AN. An Investigation of Geriatric Nursing Problems in Hospital [J]. 2nd Edition.
New York: Churchill Livingstone, 1975。

使用说明：Norton 评分≤14 分属于危险人群，随着分值降低危险性相对增加。

"身体情况"：指最近的身体健康状态（如营养状况、组织肌肉完整性、皮肤状况）。

 4 分良好：身体状况稳定，看起来很健康，营养状态良好。

 3 分尚可：一般身体状况稳定，看起来健康状况尚可。

 2 分虚弱/差：身体状况不稳定，看起来还算健康。

 1 分非常差：身体状况很危急，呈现病态。

"精神状态"：指意识状况和定向感。

 4 分清醒：对人、事、地定向感非常清楚，对周围事物敏感。

 3 分淡漠：对人、事、地定向感只有 2～3 项清楚，反应迟钝、被动。

 2 分混淆：对人、事、地定向感只有 1～2 项清楚，沟通对话不恰当。

 1 分木僵：无感觉、麻木、没有反应、嗜睡。

"活动力"：指个体可行动的程度。

 4 分活动自如：能独立走动。

 3 分扶助行走：无人协助则无法走动。

 2 分轮椅活动：只能以轮椅代步。

 1 分卧床不起：因病情或医嘱限制而卧床不起。

"移动力"：个体可以移动和控制四肢的能力。

 4 分移动自如：可随意自由移动、控制四肢活动自如。

 3 分轻度受限：可移动、控制四肢，但需人稍微协助才能翻身。

 2 分严重受限：无人协助无法翻身，肢体轻瘫、肌肉萎缩。

 1 分移动障碍：无移动能力，不能翻身。

"失禁"：个体控制大/小便的能力。

 4 分无：大小便控制自如或留置尿管，但大便失禁。

 3 分偶尔：在过去 24h 内有 1～2 次大小便失禁之后使用尿套或留置尿管。

2 分经常：在过去 24h 之内有 3～6 次小便失禁或腹泻情形。

1 分大小便失禁：无法控制大小便，且在 24h 内有 7～10 次失禁发生。

3. Waterlow 压疮风险评估量表（表 7-3-3）　该表于 1984 年发明，是由在英国一家医院进行的研究中衍生而来，内容包括性别和年龄、体形、体重与身高、皮肤类型、控便能力、运动能力、食欲、心血管及全身情况、营养缺乏及药物治疗 9 大方面，累计＜10 分为无危险，≥10 分为危险，10～14 分为轻度危险，15～19 分为高度危险，20 分以上为非常危险。该表更适用于成人和矫形外科患者，涵盖了手术时间与心血管疾病等选项，它是基于 Norton 评分表的更进一步研究，被认为比 Norton 评分表更加全面。Norton 和 Braden 评分表仅包含基本的压力性损伤危险因素，而 Waterlow 评分表纳入了与老年消化系统疾病相关的压疮危险因素，因此在该人群中具有良好的压疮预测能力，但 Waterlow 评分表在脊髓损伤人群中的压疮预测能力较差。

（二）特殊人群评估量表

儿童压力性损伤风险评估量表：目前国内外应用的儿童压疮风险评估量表有 10 多种，较为常用的有 Braden-Q 量表、Glamorgan 量表及 Garvin 量表。

表 7-3-3　Waterlow 压疮风险评分表

体重指数 BMI		皮肤类型		性别和年龄		营养筛查（WST）总分＞2 分应给予营养评估/干预	
中等	0 分	健康	0 分	男	1 分	是否存在体重减轻？	
（BMI 20～24.9kg/m²）		薄	1 分	女	2 分	是→B	
超过中等	1 分	干燥	1 分	14～49 岁	1 分	否→C	
（BMI 25～29.9kg/m²）		水肿	1 分	50～64 岁	2 分	不确定→C（记 2 分）	
肥胖	2 分	潮湿	1 分	65～74 岁	3 分	B 体重减轻程度	C 是否进食很差或缺乏食欲？
（BMI＞30kg/m²）		颜色差	2 分	75～80 岁	4 分	0.5～5kg=1 分	
低于中等	3 分	裂开/红斑	3 分	80+岁	5 分	5～10kg=2 分	否=0 分
（BMI＜20kg/m²）						10～15kg=3 分	是=1 分
						＞15kg=4 分	
						不确定=2 分	
失禁情况		运动能力		组织营养不良		神经功能障碍	
完全控制	0 分	完全	0 分	恶病质	8 分	糖尿病/多发性硬化症	4～6 分
偶失禁	1 分	烦躁不安	1 分	多器官衰竭	8 分	心脑血管疾病/感觉受限	4～6 分
大/小便失禁	2 分	冷漠的	2 分	单器官衰竭	5 分	半身不遂/截瘫	4～6 分
大小便失禁	3 分	限制的	3 分	外周血管病	5 分		
		迟钝	4 分	贫血（Hb＜80g/L）	2 分		
		固定	4 分		1 分		
			5 分	吸烟			
评分结果：				大剂量类固醇/细胞毒性药/抗生素			4 分
总分＞10 分：危险				外科/腰以下/脊椎手术			5 分
总分＞15 分：高度危险				手术时间＞2h			5 分
总分＞20 分：非常危险				手术时间＞6h			8 分

资料来源：Waterlow J. A risk assessment card [J]. Nurs Times, 1985, 81(48): 51-55。

（1）Braden-Q 量表（表 7-3-4）：是专门应用于儿童的压疮评估量表，是由 Curley 等学者在 Braden 评分表的基础上发展而来的,该量表适用于年龄最小 21 天、最大 8 岁的儿童,包括感知觉、湿度、移动力、活动力、营养状况、摩擦力和剪切力、组织灌注与氧合作用 7 个条目。该量表的总分为 7~28 分,分数越低,患压疮的危险越高,该量表的敏感度为 92%,特异度为 59%。其中某些条目被认为是影响成人压疮发展非常重要的变量,但其与儿童压疮的相关性还有待研究。另外,无论是 Braden-Q 还是 Braden 量表,都试图通过量化一些常见的危险因素以确定患者发生压疮的危险程度,但从研究结果来看,两个量表中条目的预测精确度普遍较低,只有"组织灌注与氧合"较高,这个条目是一个客观性指标,提示压疮评估量表应向客观性指标发展,因为客观性指标不但容易量化,也有利于评价者掌控。

表 7-3-4 Braden-Q 量表

项目	1 分	2 分	3 分	4 分
移动力	完全不能	非常受限	轻度受限	不受限
活动力	卧床不起	局限于椅	扶助行走	活动自如
感知觉	完全丧失	严重丧失	轻度丧失	未受损害
湿度	持久潮湿	非常潮湿	偶尔潮湿	很少潮湿
营养状况	严重不良	不良	中等	良好
摩擦力和剪切力	明显问题	存在问题	潜在问题	无问题
组织灌注与氧合	非常受限	受限	充足	良好

注:评分在 22~25 分提示为轻度风险;评分在 17~21 分提示为中度风险;评分在 14~16 分提示为高度风险;评分≤13 分提示为极度风险。

资料来源:Quigley SM, Curley MA . Skin integrity in the pediatric population: preventing and managing pressure ulcers[J]. J Soc Pediatr Nurs, 1996, 1(1): 7-18。

(2)Glamorgan 儿童压力性损伤风险评估量表(表 7-3-5):是 Willock 等根据患儿数据统计分析特征建立的压力性损伤风险评估量表,适用于 0~18 岁的儿童,但不包括早产儿。该量表包含 9 项内容,分别是移动性、设备/物体/坚硬的表面压迫或皮肤摩擦、严重的贫血、持续高热、低外周循环灌注、营养不良、低蛋白血症、体重低于 10%百分位数、与年龄不相符的失禁。量表总分为 0~42 分,使用累计分值评估,评分越高,压力性损伤风险越高,其中"移动性"是最具预见性的条目。与 Braden-Q 量表不同的是,Glamorgan 量表的评分越高,风险越高。当以 10 分作为临界值时,该量表的敏感度是 100%,特异度是 50.12%。而当临界值取 15 分时,该量表的敏感度和特异度分别是 98.4%和 67.4%,而 Braden-Q 量表在取 21 分作为临界值时的敏感度和特异度分别是 67%和 65%。

表 7-3-5 Glamorgan 儿童压力性损伤风险评估量表

分值(分)	危险因素
20	移动儿童时存在较大困难或会引起病情变化
15	在没有协助的情况下无法改变体位/控制身体的移动
10	轻微移动但低于该年龄段应有的移动能力
0	与年龄相符的正常移动

续表

分值（分）	危险因素
15	设备/物体/坚硬的表面压迫或皮肤摩擦
1	严重的贫血（Hb＜90g/L）
1	持续性发热，超过4h 体温＞38℃（100°F）
1	不良的外周循环灌注，非常高危；冷/毛细血管充盈＞2s，皮肤发冷，有瘀斑
1	营养不良（无法经口进食/无法吸收/肠内喂饲和不经静脉输注营养液补充营养）
1	低血浆白蛋白（＜35g/L）
1	体重低于正常10%
1	失禁（与年龄不相符合）

资料来源：Willock J, Baharestani MM, Anthony D. The development of the Glamorgan paediatric pressure ulcer risk assessment scale[J]. J Wound Care, 2009, 18(1): 17-21。

（3）Garvin 儿童压力性损伤风险评估量表：由 Garvin 设计，目的是缩短评估压疮发生风险的时间（在 30s 甚至更短的时间内完成评估），该量表包括活动度、感知觉、营养和潮湿 4 项内容，每一项又分为 4 个等级，分别赋值为 1～4 分。评估的总分用来将患儿分成 4 个等级并据此采取不同程度的干预措施。评估所得分数越高，患压力性损伤的风险就越高，所采取的干预措施就会随之增多。但该量表设计者未进行量表的信效度检验。与其他几种量表相比，Garvin 量表较为简便，可缩短评估时间并根据得分给出干预建议。

（三）特殊护理单元患者压力性损伤评估

1. 手术室压力性损伤风险评估量表　国内外学者在术中获得性压力性损伤评估工具的研制上进行了探索和研究，目前主要有 6 种自制量表，这些自制量表是国内外学者在术中获得性压力性损伤量化评估工具上的重要探索，然而由于未进行信效度检验、未说明信效度检验结果或缺乏大样本的临床实践等原因，尚未被公认，有待完善。

（1）Munro 压疮风险评估量表（表 7-3-6）：是由美国加州的围手术期护理专家 Munro 研制的初版术中压疮风险评估量表，该表共 15 个评估条目，每个条目 1～3 分，得分越高风险越大。其中术前 6 个评估条目，得分 5～6 分为低度风险，7～14 分为中度风险，≥15 分为高度风险，提示护理人员在术前做好预防措施，防止术中压力性损伤发生；术中 7 个评估条目，术前、术中累计得分 13 分为低风险，14～24 分为中风险，≥25 分为高风险，表示手术中危险因素对患者的影响并由手术室人员交班于外科病房或恢复室护士，便于全面评估患者压力性损伤风险并做好预防；术后 2 个评估条目，术前、术中、术后累计得分 15 分为低风险，16～28 分为中风险，≥29 分为高风险。Munro 评分的特点为将术中获得性压力性损伤风险的评估认为是围手术期不同时段综合的风险评估。

表 7-3-6 Munro 压疮风险评估量表

	评估项目	1 分	2 分	3 分	得分
术前	活动度	没有受限或轻微受限，可以自主活动	非常受限，需要协助移动	完全受限，完全依靠他人移动	
	营养状况：空腹时间（h）	≤12	＞12 但≤24	＞24	
	BMI（kg/m²）	＜24	24～27.9	≥28	

续表

	评估项目	1分	2分	3分	得分
	30～80d 内体重降低	无改变或不知晓，或最多降低7.4%	降低 7.5%～9.9%	降低≥10%	
	年龄（岁）	≤39	40～59	≥60	
	健康不利因素	①吸烟（目前）；②临界高血压或高血压（BP＞120/80mmHg）；③血管、肾脏、心血管、周围血管疾病；④哮喘及肺部、呼吸系统疾病；⑤压疮病史或目前有压疮；⑥糖尿病			
术中	身体状态/麻醉评分	健康或患有轻度系统性疾病，无功能性障碍	患有中度系统性疾病，无功能性障碍	患有中度或重度系统性疾病，有严重功能障碍，甚至危及生命或麻醉评分＞3分	
	麻醉类型	局部麻醉	神经阻滞	全身麻醉	
	体温	36.1～37.8℃，体温保持恒温	＜36.1℃或＞37.8℃体温波动±2℃	＜36.1℃或＞37.8℃体温波动±＞2℃	
	低血压（收缩压波动百分比）	没有变化或血压波动≤10%	高低波动或 11%～20%的血压波动	持续性或21%～50%的血压波动	
	潮湿程度	保持干燥	有一些潮湿	潮湿	
	手术表面/移动情况（指体位用具、保温毯、体位改变）	未使用体位用具和（或）使用保暖毯和（或）体位无改变	使用体位用具和（或）使用保暖毯和（或）体位无改变	切力和（或）加压力和（或）改变体位	
	体位	膀胱截石位	侧卧位	平卧位或俯卧位	
PACU/术后	手术时间（患者入手术准备室到离开麻醉恢复室的时间，h）	≤2	＞2 但＜4	≥4	
	失血量（术中及术后麻醉恢复室时段伤口和引流管的总出血量，ml）	≤200	201～400	＞400	

注：健康不利因素每一项符合为 1 分，多项符合累计计分。

资料来源：Munro CA. The development of a pressure ulcer risk-assessment scale for perioperative patients [J]. AORN J, 2010, 92(3):272-287。

（2）3S 手术患者压疮高危因素评估表（表 7-3-7）：由高兴莲、马琼等结合手术相关因素，设计研究了该评估表。该量表共 11 个维度，包括术前 8 个指标：空腹时间、BMI、全身皮肤情况、术中受压部位皮肤情况、术前肢体活动、预估皮肤持续受压时间、预估术中额外压力、预估术中压力和剪切力改变。术中 3 个指标：体温丢失因素、手术出血量、皮肤持续受压时间。此量表应用于全国多中心研究单位 6 家，筛查手术患者 30 余万例，量表 CVI0.92，内容信度：Cronbachs 系数为 0.701～0.725；结构效度：测试的 707 例样本进行 Bartlett 球形检验，其值为 135.3。量表总分值 0～40 分，分数越高，表示手术患者压疮发生风险越高，通过 ROC 曲线分析最佳临界值设定为≤14 分。

表 7-3-7　3S 手术患者压疮高危因素评估表

术前压疮高危因素评估（在□内打√，总分：　）带入性压疮患者直接进行此项评估，糖尿病患者高危评分加 4 分。

项目及评估	1 分		2 分		3 分		4 分	
空腹时间（h）	<6	□	6～12	□	12～24	□	>24	□
BMI（kg/m²）	18.5～23.9	□	24.0～27.9	□	≥28	□	<18.5	□
全身皮肤情况	好	□	轻度水肿	□	中度水肿	□	重度水肿	□
术中受压部位皮肤情况	完好	□	红斑、潮湿	□	瘀斑、水疱	□	破损	□
术前肢体活动	不受限	□	轻度受限	□	部分受限	□	完全受限	□
预估皮肤持续受压时间(h)	<2	□	2～3	□	3～4	□	>4	□
预估术中额外压力	无	□	轻度压力	□轻	中度压力	□	重度压力	□
预估术中压力和剪切力改变	无	□	轻度增加	□	中度增加	□	重度增加	□

术前评分>24 分为高风险患者；术前评分 14～24 分为中风险患者；术前评分<14 分为低风险患者

术中压疮高危因素动态评估（在□内打√，　总分：　　）

项目及评估	1 分	2 分	3 分	4 分
体温丢失因素	浅部组织冷稀释 □	深部组织冷稀释 □	体腔/器官冷稀释 □	低体温/降温治疗 □
手术出血量（ml）	<200 □	200～400 □	400～800 □	>800 □

皮肤持续受压时间：术中动态评估时，受压时间≤4h，4 分，纳入术前评估；

　　受压时间>4h 为基础测算分值，测算公式：4 分+2.64 分×[实际受压时间（h）-4h]=2.64 分×受压小时数-6.56 分

术中动态评分>12 分为高风险患者；术中动态评分 8～12 分为中风险患者；术中动态评分<8 分为低风险患者。

术后受压部位皮肤结果评估（在□内打√）

正常□　带入压疮□　部位：　　面积：cm×cm

术中皮肤压力性损伤：压红□　1 期压疮□　2 期压疮□　3 期压疮□　4 期压疮□　深部组织损伤□　不可分期□

器械性压疮□　黏膜压疮□　部位：　　面积：cm×cm　皮肤受压时间：　　h

备注：

术中防护措施：记忆海绵手术床垫□　硅胶床垫□　啫喱/海绵体位垫□　多层泡沫敷料压疮贴□　软枕□　其他

巡回护士签字：　　　　　　时间：　　年　　月　　日

资料来源：Gao XL,Hu JJ,Ma Q,et,al. Design and research on reliability-validity for 3S intraoperative risk assessment scale of pressure sore [J], J Huazhong Univ Sci Technolog Med Sci,2015,35(2):291-294.

　　（3）心脏直视手术患者急性压力性损伤危险因素评估表（表 7-3-8）：吴勤等针对体外循环下心脏直视手术患者开发了专门的术中获得性压力性损伤预测工具。该量表共 11 个条目，分别是年龄、体型、营养状态、意识状态、肛温、心率、呼吸频率、平均动脉压、动脉氧分压、血管活性药、血细胞比容。量表分值 0～44 分，分值越高表示手术患者压力性损伤发生风险越高，最佳临界值设定为≥14 分。

表 7-3-8　心脏直视手术患者急性压力性损伤危险因素评估表

生理学参数	评估得分标准（分）				
	0	1	2	3	4
年龄（岁）	—	<20	20～	30～	40～
体型	正常	—	肥胖	消瘦	恶病质状
营养状态	良好	—	轻度不良	中度不良	重度不良
意识状态	清醒	—	嗜睡	昏睡	昏迷
肛温（℃）	36.0～38.4	34.0～35.9 或	32.0～33.9	30.0～31.9 或	≤29.9 或
	—	38.5～38.9	—	39.0～40.9	≥41.0

续表

生理学参数	评估得分标准（分）				
	0	1	2	3	4
心率（次/分）	70～109	—	55～69 或	40～54 或	≤39 或
	—	—	110～139	140～179	≥180
呼吸频率（次/分）	12～24	10～11 或	6～9	35～49	≤5 或
	—	25～34	—	—	≥50
平均动脉压（kPa）	9.3～14.5	—	6.7～9.2 或	17.3～21.1	≤6.5 或
	—	—	14.7～17.2	—	≥21.3
动脉氧分压（kPa）	>9.3	8.1～9.3	—	7.3～8.0	<7.3
血管活性药［µg/（kg·min）］	—	1～2	2～10	11～29	≥30
血细胞比容（%）	30.0～45.9	46.0～49.9	20.0～29.9 或	—	<20.0 或
	—	—	50.0～59.9	—	≥60.0

资料来源：吴勤,王鹏巨,王玲,等.心脏直视手术后病人急性压疮相关因素的研究[J].中华护理杂志,1999,34(06):331-333.

（4）魏革版手术患者压力性损伤风险因素评估表（表7-3-9）：魏革等设计的手术患者压力性损伤风险因素评估表共7项评估内容，包括年龄、BMI、受力点皮肤、手术体位、预计手术时间、预计术中施加的外力和特殊手术因素。量表总分5～34分，根据累计总分的不同分为3个等级（<10分；10～11分；≥12分），实施分级护理干预。评分<10分时，分值较低，发生压力性损伤风险相对较低。评分为10～11分时，分值较高，有发生术中皮肤压力性损伤的高度危险，必须积极防护。评分≥12分时，分值高，风险极大，属发生术中皮肤压力性损伤的极度高危人群，要求填写评估表并上报护理部。

表7-3-9 魏革版手术患者压力性损伤风险因素评估表

项目	1分	2分	3分	4分
年龄（岁）	<50	50～64	65～79	≥80
BMI（kg/m²）	18.5～23.9	17.5～18.4 或 24.0～27.9	16.0～17.5 或 28.0～40.0	<16.0 或>40.0
受力点皮肤	完好	红斑和（或）潮湿	瘀斑和（或）水疱	破损
手术体位	仰卧位或侧卧位	局部麻醉仰卧位	斜坡卧位	全身麻醉俯卧位
手术时间（h）	2～3	3～4	>4 且≤5	>5
预计术中施加的外力	无施加外作用力	存在摩擦力和剪切力	冲击力	同时具有摩擦力、剪切力和冲击力
特殊手术因素	设3个条目作为附加评分，①全身麻醉俯卧位时，患者的面部皮肤菲薄、浮肿、瘦削，加3分；②控制性降压、低温麻醉，加3分；③其他情况（如休克、水肿、严重创伤）酌情加1～4分			

资料来源：魏革,胡玲,祝发梅.手术患者压疮风险因素评估表的设计与应用[J].中华护理杂志,2011,46(06):578-580.

（5）肿瘤患者术中急性压疮风险评估表（表7-3-10）：宋辉构建的肿瘤患者术中急性压疮风险评估表，共4个维度，15个条目。量表包括：①一般状况，内容有年龄、术前移动度、皮肤类型；②营养状况，内容有BMI及前白蛋白浓度；③疾病状况，内容有高血压、糖尿病、外周血管疾病及贫血；④手术状况，内容有手术时间、手术体位、术中失血量、术中低血压、潮湿程度、施加外力及术中体位改变。此量表总分8～31分，分数越高，发生压力性损伤风险越大，评分≥18分时提示高风险。

表 7-3-10　肿瘤患者术中急性压疮风险评估表

姓名：　　　　性别：　　　　住院号：　　　　诊断：　　　　手术式：

体重（kg）：　　　　身高（m）：

维度	条目	1分	2分	3分
一般情况	年龄（岁）	≤40	41～59	≥60
	术前移动度	不受限/轻度受限	非常受限	完全受限
	皮肤类型	正常	干燥/潮湿	浮肿
营养状况	BMI（kg/m²）	18.5～23.9	24～27.9	≥28 或<18.5
	前白蛋白浓度（g/L）	≥0.2	<0.2	
疾病情况	以下疾病每种各占1分，最高为6分，请在相应疾病后面打"√" □高血压　□糖尿病　□外周血管疾病　□贫血，血红蛋白水平：_____			
术中情况	手术时长（h）	≤4	>4 且<6	≥6
	手术体位	仰卧位	截石位	侧卧位/俯卧位
	术中失血量（ml）	≤200	>200 且<500	≥500
	术中低血压	无低血压	间歇性低血压	持续性低血压
	潮湿程度	保持干燥，无潮湿	有些潮湿	大量液体/体液/血液浸渍
	其他	以下每项各占1分，最高为2分，请在相应选项后打"√" □施加外力（术中调整手术床的角度或方向，术中使用锤、凿、压迫等施加外作用力） □术中体位改变，具体改变情况：_____		

资料来源：宋辉. 肿瘤患者术中急性压疮风险评估表的研究[D]. 天津医科大学，2014。

（6）钱维明版手术患者压力性损伤风险因素评估表（表7-3-11）：钱维明等参考Braden压力性损伤评估量表及 Waterlow 压力性损伤评估量表，通过德尔菲专家咨询法，自行设计了手术患者压力性损伤风险因素评估表，共 10 个条目，包括年龄、BMI、受压点皮肤类型、活动能力、神经感觉障碍、手术体位、手术预计时间、术中施加外力、失血量和麻醉方式。量表依据专家评分意见和统计结果，二级指标分值范围为 0～8 分，分值越高，发生压疮的风险就越高。12 分≤总分<16 分为危险；16 分≤总分<20 分为高度危险；总分≥20 分为极度高危。

表 7-3-11　钱维明版手术患者压力性损伤风险因素评估表

项目	0分	1分	2分	3分	4分	5分	8分
年龄（岁）	14～49	<14 或50～69	≥70	—	—	—	—
BMI（kg/m²）	18.5～22.9 （中等）	23～24.9 （超重）	>25 （肥胖）	16～18.5 （偏瘦）	<16 （极瘦）	—	—
受压点皮肤类型*	健康	—	①菲薄；②干燥；③水肿；④潮湿	变色	裂开	—	—
活动能力	经常行走	偶尔行走或局限于椅	卧床不起	—	—	—	—
手术体位	—	仰卧位	斜坡卧位或膀胱截石位	俯卧位	侧卧位	—	前冲俯卧位
神经感觉障碍*	—	①糖尿病；②多发性硬化症；③脑血管意外	截瘫	—	—	—	—

续表

项目	0 分	1 分	2 分	3 分	4 分	5 分	8 分
手术预计时间（h）	—	<2h	—	2～	—	4～	6～
术中施加外力	无	—	存在间歇外力	—	存在持续外力	—	—
麻醉方式	局部麻醉	硬膜外麻醉或局部神经阻滞	全身麻醉	—	—	—	—
失血量（ml）	<400	400～	800～	—	—	—	—

注：①带"*"标志的项目，其分数可以累加；②"受压点皮肤类型"项目中，多个受压点中取累计分值最高者，脸面部（包括耳廓）正常皮肤的受压点以"菲薄"2 分起计。

资料来源：钱维明，黄立峰，项海燕，等. 手术患者压疮危险因素评估量表的研制[J].中国护理管理，2013，13(8): 24-27。

2. ICU 压力性损伤风险评估量表　除了较为常用的 Cubbin & Jackson 量表、COMHON量表，还有 Douglas 量表、Medley 量表、Gosnell 量表、OH 量表等，均为评估 ICU 患者压力性损伤危险性的工具。各个量表优缺点并存，对于其敏感度与特异度报道较少，有待进一步研究。

（1）Cubbin & Jackson 量表（表 7-3-12）：是为评估 ICU 患者压力性损伤风险而建立的，包括年龄、体重状况、既往病史、皮肤状况、精神状态、活动力、营养、呼吸、氧需求状况、失禁、个人卫生自理能力及血流动力学状态 12 个条目，每个条目有 4 分，总共 12～48 分，≤26 分存在压力性损伤危险。Sousa 等应用此量表评估 ICU 患者发现，敏感度为73.3%，特异度为 86.7%，阳性预测值为 52.4%，阴性预测值为 94.2%及 ROC 曲线下面积为0.91。刘明等纳入 11 篇文章进行荟萃分析发现，Cubbin & Jackson 量表敏感度为 79.70%，特异度为 60.93%，有较好的预测能力。国内也有较多研究者将 Cubbin & Jackson 量表应用于临床并取得较好的应用效果。

表 7-3-12　Cubbin & Jackson 量表

评分项目	1 分	2 分	3 分	4 分
年龄（岁）	>70	56～70	40～55	<40
体重状况	以上任一项伴水肿	消瘦	肥胖	正常
既往病史	非常严重	严重	轻微	无
皮肤情况	坏疽、渗出（深层组织）	擦伤（表皮）	发红（潜在破损）	完整
精神状态	意识清楚	烦躁、焦虑	冷漠/镇静但有反应	昏迷/反应迟钝/瘫痪+镇静
活动力	不能忍受移动/已护理好的卧位	无法移动但可耐受改变体位	需坐轮椅	走路需帮助
血流动力学状态	使用正性肌力药,病情不稳定	不用正性肌力药,病情不稳定	使用正性肌力药,病情稳定	不用正性肌力药,病情稳定
呼吸	休息时呼吸急促	机械通气	持续正压通气/三通管通气	自主呼吸
氧需求状况	需氧量≥60%,无法维持动脉血气,休息时血氧饱和度降低	需氧量 40%～60%,动脉血气稳定但活动时血氧饱和度降低	需氧量 40%～60%,活动时氧含量稳定	需氧量<40%,活动时氧含量稳定

续表

评分项目	1分	2分	3分	4分
营养	仅静脉营养	肠外营养	易消化饮食，口腔流质饮食，肠内营养	普通饮食+流质饮食
失禁	尿失禁+大便失禁/长期腹泻	大便失禁/偶尔腹泻	尿失禁/大汗	无失禁/无尿/导尿
个人卫生自理能力	完全依赖别人	需很多帮助维持卫生	需帮助维持卫生	独立维持卫生

注：48h内有手术或扫描检查减1分；需输血或血制品减1分；低体温减1分。

资料来源：Cubbin B, Jackson C. Trial of a pressure area risk calculator for intensive therapy patients[J]. Intensive Care Nurs, 1991, 7(1): 40-44.

（2）COMHON 量表（表 7-3-13）：是为 ICU 患者制订的，包含意识水平、活动度、血流动力学、氧气需求、营养状态 5 个条目，条目多与 ICU 患者特点相关，每个条目 1～4 分，总分为 5～20 分，5～9 分为轻度危险，10～13 分为中度危险，14～20 分为高度危险。Cobos Vargasyu 等研究验证了 COMHON 量表具有良好的内部一致性。然而 COMHON 量表较新，临床研究较少，需要进一步验证。

表 7-3-13 COMHON 量表

分数	意识水平	移动度	血流动力学	氧气需求	营养状态
1分	意识清醒，定义准确，对外界刺激有反应（RASS 0～1）	可独立行走或搀扶行走	不需要血流动力学支持	自主呼吸，$FiO_2<0.4$	完全经口进食，营养足够
2分	意识模糊，烦躁不安，定向不准确（RASS>1）	活动受限，在床或轮椅上活动，站立需协助	需要扩容（如血液制品、晶体液、胶体液）	自主呼吸，$FiO_2>0.4$	肠内或肠外营养
3分	中度昏迷（Glasgow 评分 9～13 分）或镇静状态下有反应（RASS-1～-3）	活动严重受限，需协助才能移动	需要多巴胺或去甲肾上腺素或主动脉内气囊等维持	无创机械通气	经口流质饮食，无肠内外营养，营养不足
4分	重度昏迷（Glasgow 评分 <9 分）或镇静状态下无反应（RASS<-3）	只能仰卧或因血流动力学和呼吸不稳定不能进行体位变化	需要如上 2 项以上的支持	有创机械通气	禁食

资料来源：Cobos Vargas A, Garofano Jerez J R, Guardia Mesa ME. Design and validation of a new rating scale to estimate the risk of pressure ulcer in patients attended in critical care units[J]. Connect: The World of Critical Care Nursing, 2011, 8(2): 41。

二、手术室皮肤压力性损伤评估表的临床应用

国内外学者在术中获得性压力性损伤的评估工具的研制上进行了广泛的探索和研究。许多医疗机构直接将 Braden 量表、Norton 量表或 Waterlow 量表应用于手术室临床护理，但它们主要适用于老年人或长期卧床患者，并不适用于手术患者。而且，研究显示它们的预测能力不适用于患者手术期特殊治疗环境，这三种量表在预测手术患者皮肤压力性损伤时的敏感度、特异度均不理想。

2015 年华中科技大学同济医学院附属协和医院高兴莲等研究团队发表了 3S 手术患者

术中压疮高危因素评估表编制与信效度研究，并广泛应用于临床。2016 年，在 AORN 年会上，美国围手术期护理专家 Munro 研制的初版术中压力性损伤风险评估量表，与 Braden 量表相比，Munro 评分表评估压力性损伤更具有针对性，对手术压力性损伤诊断价值高于 Braden 评分表，但在使用过程中需要与其他医务人员配合，且个别评估指标不是常规监测项目，增加了护理工作量，需进一步研究和加以完善。

目前，国内自制手术患者术中皮肤压力性损伤的评估量表还有魏革版手术患者的压力性损伤危险因素评估量表、钱维明版手术患者的压力性损伤危险因素评估量表、肿瘤患者术中急性压力性损伤风险评估量表及心脏直视手术患者急性压力性损伤危险因素评估表，这些量表都在小范围内推广使用，部分量表通过后续应用研究报道出了较好的临床效果。但由于手术期评估量表信效度检验结果不够理想或缺乏大样本的临床实践等原因，暂未得到广泛应用。有研究者对围手术期患者压力性损伤评估及评估工具使用现状进行调查，7 所医院手术室护士使用不同的压力性损伤风险评估量表进行手术压力性损伤风险评估，手术不同阶段使用同一张评估表评估，评估频次（1～3 次）和评估时间（术前访视到术后病房交接）各不相同；外科护士均使用 Braden 评分量表评估患者压力性损伤风险，认为术后评估需考虑术中因素，目前使用的评分量表缺少针对性评估内容。同时，量表的使用还受到评估者及不同医疗环境、不同人群的影响，不应该直接应用到手术室临床护理中，应用评估表，通过评估术中皮肤压力性损伤危险因素并量化计分，预测术中皮肤压力性损伤发生的风险，在此基础上，采取相应的护理干预措施，确保评估结果更加准确、客观、可信，护理干预更有针对性。

三、手术室皮肤压力性损伤防护措施

（一）支撑面

支撑面是指用于压力再分布的特殊装置，如某种床垫、床的组套、床垫替代品等，其目的是对组织负荷、微环境和（或）其他治疗功能做出调整。学者们对支撑面的材质进行了多项对比研究，主要有高规格记忆海绵手术床、硅胶床垫、啫喱体位垫、流体防护垫、记忆海绵体位垫、软枕，结果显示不同的材质对于术中获得性压力性损伤的发生有不同的作用。Defloor 等对比了 5 种床垫（如标准垫、胶体垫、泡沫垫、聚醚的黏弹性垫和聚氨酯黏弹性垫）的作用，显示后两者能有效降低术中获得性压力性损伤的发生。Russell 等通过随机对照试验证明多单元脉动动态床垫既能保证进行心血管手术患者的安全，又能有效降低术中获得性压力性损伤的发生。Chalian 等意识到手术患者是压力性损伤发生的高危人群后，在手术室使用液体基质床进行干预，将术中获得性压力性损伤的发生率从 21% 下降至 0。目前使用较多的为高规格记忆性泡沫床垫、硅胶手术床垫。针对高分子体位垫，研究表明其具有良好的柔软性、可塑性、组织相容性，能使压力均匀分布于受压部位，同时其导热性较低，可有效保护切口处皮肤，减少局部低体温引起的血液黏稠度增高和组织灌流减低的发生。目前临床常用的高分子体位垫主要包括凝胶果冻垫、啫喱垫等。高分子材料凝胶果冻垫材质柔软，对受压部位有一定的减压和按摩作用，可有效减轻手术患者卧床时对受压部位的平均压强。啫喱垫简单易行，环保节约，具有良好的柔软性、支撑性、减震抗压性、与人体有良好的组织相容性，能透过 X 线，绝缘不导电，清洗消毒便利，符合医院感染与控制要求。流体体位垫由流体明胶材质构成，具有可塑性、透气性，能均匀分散受压部位的压力，对于 5h 以上的手术患者有较好的防护压力性损伤的效果。

（二）皮肤保护

皮肤保护是一种预防性皮肤护理。常见的方式有使用润肤剂和使用预防性敷料。前者是通过润肤剂来保护干燥皮肤以降低皮损风险，后者是通过在经常受到压力、摩擦力、剪切力影响的骨隆突处使用泡沫敷料来预防压力性损伤。对于使用预防性敷料来降低术中获得性压力性损伤的发生率存在争议。Brindle 等对心血管手术患者术中获得性压力性损伤患者进行随机对照试验，试验组使用一种自贴壁的有机硅泡沫敷料进行皮肤保护，但结果显示这种敷料并不能有效降低术中获得性压力性损伤的发生率。Black 进行文献回顾指出，使用 5 层自贴壁的有机硅泡沫敷料或 3 层自粘性软聚硅酮泡沫敷料能有效预防术中获得性压力性损伤。摆放手术体位时，对高危压力性损伤风险的患者受压部位，可使用多层软硅胶类泡沫敷料进行局部再防护。

（三）体位的安置及改进

St-Arnaud 等强调手术体位的摆放可影响术中获得性压力性损伤的发生，并针对神经外科手术患者设计了术中体位和实验器材，有效地减少了压力性损伤的发生。Allegretti 等关注手术时间长、术中获得性压力性损伤发生率高的手术患者，设计测量方法来测量手术患者与床垫接触面压力及温度，通过术中针对性地调整体位、使用加温设备等预防压力性损伤的发生。摆放体位时，若器官受压则使用凹槽状体位垫防护损伤，头面部受压则使用凹槽状硅胶体位垫加局部压力性损伤贴，膝部和足均可选择悬浮状态不受压，远端使用体位垫或软枕支撑。针对器械性相关性压力性损伤，应选择合适型号的医疗器械，尽量避免皮肤与器械直接接触，可使用压力性损伤预防性敷料作为身体与医疗器械接触部位的保护。可干预的部位有足部、头面部、肢体等，手术持续 4h 后，每 30min 减压一次，每次 1～2min。

（四）微环境

保持受压部位皮肤微环境健康，检查皮肤、被单是否潮湿。湿度能影响角质层的机械强度，湿度为 100% 时的皮肤角质层比湿度为 50% 时薄弱 25 倍。保持接触皮肤的体位单平整，避免折叠、皱褶。Feuchtinger 等使用 4cm 厚的带有温度的弹性泡沫手术垫，尝试解决温度对术中获得性压力性损伤产生的影响，但是结果显示此方法反而提升术中获得性压力性损伤发生率而不推荐。有研究者将重症患者随机分为观察组和对照组各 100 例，对照组采用常规预防压疮的护理方法，观察组在传统预防压疮的基础上，于皮肤受压处应用医用降温贴，结果发现，应用降温贴后，观察组骶尾部温度较对照组下降明显，且骶尾部压疮发生率低于对照组，但其可靠性还需进一步证实。因而，如何控制术中皮肤界面温度以防护术中压疮的方法仍需不断探索。

第四节 皮肤压力性损伤链式管理

一、皮肤压力性损伤链式管理概念

链式管理模式是指在理清企业或组织内部各考评单元的基础上，建立考评单元之间相互关联、相互监督、相互激励的管理运行机制。链式管理指的是组织为了更好地创造价值、实现组织的战略目标，根据在组织价值创造中的作用，按岗位和部门分类组成各条资源管理链，把资源管理业务活动按业务环节关系组成前后联系的各条业务链，围绕各条资源管理链，按照内部市场化原则，对资源进行引进、配置、开发和使用等管理活动的过程。它是以每个环节为管理对象，以保持每个环节的有效性和连续性为管理目的的管理活动。链式管理强调内部横向管理和纵向管理相结合，具有人性化、对称性、链式结构等特点。

压力性损伤的管理及护理质量监控涉及护理部、急诊科、病房、手术室、麻醉复苏室、危重症监护室等相关部门，传统的压力性损伤管理模式中，各部门及工作环节之间缺少对皮肤护理质量的横向管理和控制，导致各部门之间出现缺乏交接环节、预防措施不连续及压力性损伤发生监控不连续等情况，临床护士对压力性损伤预防知识的缺乏和护理措施的不一致严重影响了压力性损伤预防效果和患者的疾病康复。

皮肤压力性损伤链式管理是指在患者住院期间及危重患者出院后，各护理小组对皮肤压力性损伤进行连续性预防、监控、交接的管理模式。构建压力性损伤链式管理路径，使流程链式化，在各部门之间建立相互关联、相互监督、相互激励的运行机制，这对于预防皮肤压力性损伤具有重要意义。

二、皮肤压力性损伤链式管理制度建设

（一）完善各项管理制度和规范

用制度来规范皮肤护理工作的内容和流程，为医院压力性损伤管理机制有效、高速地运行创造了条件。根据国内外指南、医院现有压疮管理制度，结合伤口护理专家的建议及医院的具体情况，制订相关流程、预防及报告制度、诊疗与护理规范、记录单、护理手册等相关文书，通过再造流程、规范流程、优化流程，完善压疮预防与管理的制度、流程、规范，细化管理流程各步骤的具体操作方法。

（二）建立上报与激励机制

患者如在术后24h内出现皮肤问题，当班护士应严格履行上报流程，及时申请护理专家会诊，积极处理皮肤问题，明确相关科室责任，责任科室参与每月的压力性损伤护理质量讨论会，与核心组成员共同分析讨论工作中存在的质量问题，制订整改措施并落实，专科护理组加强监管和追踪。责任科室参与每年护理部组织的压力性损伤发生案例讨论会，不仅可提高自身的压力性损伤管理水平，对其他护士也可起到警醒作用。

（三）建立考评制度

护理组每年根据目标实施培训计划，对核心成员及网络成员进行相关压力性损伤护理知识和技能的培训，核心成员及网络成员负责传达到本单元护士并对各区皮肤护理的干预措施进行决策，定期对临床护士相关知识和技能进行现场调研，随机对重症监护室、神经内外科、心胸外科、老年科、手术室等压力性损伤发生的高危科室的管理工作进行调研，调查内容应包括护理组的资料是否齐全、网络成员是否对本单元护士履行培训职责、有无考核记录、风险评估是否准确、预防措施落实是否及时正确、护理记录是否完整、上报及处理是否规范等。调查完毕对结果进行分析并反馈给组长，不合格者纳入其科室再培训对象，由区域负责的核心成员负责追踪培训效果。

三、皮肤压力性损伤链式管理临床处理流程

（一）患者压力性损伤风险评估与管理

重视急诊患者的压力性损伤风险评估，急诊患者发病急、病情变化快，护士的工作重点在于抢救患者、维持生命体征的稳定，易忽视对皮肤的关注，若发展为压力性损伤会给后续的治疗及护理带来极大的困难。因此将急诊就诊患者的压力性损伤预防作为链式管理的首要环节具有重要的意义。每位新入院患者在入院后应进行压力性损伤风险评估，对急诊评估的压力性损伤高风险患者需要重点关注，将压疮高危患者和院外带入压力性损伤患者作为重点关注对象，使用警示标识，动态评估。手术患者术后应重新评估并根据患者情况进行动态评估。

（二）转运与交接的无缝隙管理

各科室之间运用患者转运交接单做好压力性损伤的无缝隙管理，急诊与各单元、病区与手术室、手术室与重症监护室、手术室与病区、重症监护室与病区转运患者时，需要双方当班护士共同评估患者皮肤，确定患者的风险评分及皮肤完整情况并签名，对疑问之处拍照且经过一定时间后重新评估、记录。

（三）手术患者全程管理

巡回护士术前1天访视患者，了解患者皮肤状况及需要采取的皮肤保护措施，在手术开始前使用"手术患者压力性损伤风险评估表"筛选出高危患者，与麻醉医师、手术医师共同讨论，摆放手术体位，做好皮肤受压点的保护，在手术前对于受压部位皮肤，特别是容易疏忽的部位如颜面部、胸部、足跟等部位使用支撑面、敷料给予保护，正确悬空保护足跟，关注与导管、导联线、指脉氧夹等医疗器械接触的部位，及时采取有效措施，术后与病房或ICU进行交接时，针对手术后皮肤存在风险、特殊手术体位、手术时长、术中采取预防性措施的患者，与相关科室护士重点交接，共同制订压力性损伤预防护理计划，对受压皮肤加强观察等，定时访视，追踪干预效果。

（四）ICU 患者的重点管理

重症监护患者皮肤问题复杂多变、危险性大，患者常因循环障碍、姿势固定、应用血管活性药物、大小便失禁、意识不清、皮肤水肿等发生压力性损伤，特别易发生医疗器械相关的压力性损伤。在有条件的情况下，应选择可交替压力的支撑面以最大程度减压，同时选用预防性敷料保护受压部位或骨隆突处，正确使用约束带、便器，定期进行翻身，移动患者时应注意减少摩擦力和剪切力。

（五）出院患者延续管理

许多患者在出院后存在压力性损伤的高危因素未解除、创面未愈合等情况，回到家庭后通常出现新的压力性损伤、未愈的创面加重等问题，所以做好压力性损伤的居家管理是维持链式管理效果的延续。在居家管理中的链式关系应为医院专科护理组的护士—社区护士—患者，专科护士除了在患者出院时做好健康宣教外，会帮助联系社区医生和护士并交接，同时通过对社区护士进行相关知识和技能的培训，提高社区护士对患者压力性损伤管理的干预效果并定期对患者进行回访。

四、皮肤压力性损伤链式管理临床应用成效

（一）提高管理效率

链式管理改变了传统的垂直式管理所带来的过于刚性的弊端，加强了管理单元之间的横向联系，使管理更具柔性的特点。通过建立链式管理模式，各单元之间压力性损伤的交接、管理得以无缝链接，同时充分发挥出专科小组的作用，显著提高预防、识别、治疗压力性损伤的管理效率。

（二）建立了科学有效的压力性损伤培训、考评体系

压力性损伤链式管理体系的建立和规范运行，有利于在全院范围内对压力性损伤进行监控。应定期对全院护士进行压力性损伤培训并进行护士评估的准确性、压力性损伤预防措施的落实率调研，监控全院压力性损伤发生率、ICU 压力性损伤发生率及各特殊部门压力性损伤发生率，同时，监控全院压力性损伤预警上报率。

（三）提升压力性损伤护理水平

通过流程链式化及专业链式化，对每一个环节的护士进行压疮知识与防护培训，提高全院护士对压力性损伤的认知、护理水平。同时，对伤口小组的专科护士进行深层次培训，要求其参与全院皮肤护理问题的会诊及院外伤口延续性护理，这既体现了专科护理的先进性和实用性，也提升了专科护士解决临床疑难问题的能力，使压力性损伤治愈率得到提高。

（高兴莲　熊　璨）

参 考 文 献

曹晓容，刘晓云，高静，2016. 压疮的国外预防及护理进展［J］. 护士进修杂志，31（18）：1653-1655.

常淑文，乔炎，束余声，2017. 早期压疮的诊断和治疗新进展［J］. 护理研究，31（24）：2963-2966.

陈洁，朱艳萍，邓猛，等，2018. Cubbin and Jackson 量表在预测 ICU 休克病人压力性损伤中的应用研究［J］. 护士进修杂志，33（8）：688-691.

陈月娟，2013. 社区卧床老年人发生压疮的危险因素分析［J］. 护理研究，27（20）：2204-2205.

春晓，林艳，叶丽彦，等，2017. 儿童压疮预防与管理研究进展［J］. 护理学报，24（17）：35-38.

关欣，王蕾，邵欣，2014. 重症医学科 1056 例患者中压疮发生情况的调查研究［J］. 中华护理杂志，49（7）：840-843.

韩雪馨，许红梅，于秀荣，等，2015. 儿童压疮风险评估工具临床应用的研究进展［J］. 中国实用护理杂志，31（33）：2572-2574.

贾红影，段征征，吴欣娟，等，2016. 临床护士压疮风险评估现状及影响因素研究进展［J］. 护理研究，30（5）：1537-1540.

蒋琪霞，李晓华，2014. 可免性和难免性压疮定义分析及启示［J］. 中国护理管理，14（4）：437-439.

蒋琪霞，李晓华，王建东，2014. 医院获得性压疮流行病学特征及预防研究进展［J］. 中国护理管理，14（7）：676-679.

李静，2001. 亚低温降温床垫预防瘫痪患者压疮的效果观察［J］. 中国组织工程研究，5（4）：129.

李怡，刘敏，林俊，2015. 社区卧床老年人院前压疮的危险因素分析［J］. 护理研究，29（7）：844-847.

廖春燕，2016. 压疮发生的相关危险因素及护理进展［J］. 齐鲁护理杂志，22（5）：49-51.

刘英，高兴莲，2013. 我国术中压疮的研究进展［J］. 中华现代护理杂志，19（8）：981-983.

刘莹，2017. 我国综合医院住院卧床患者压疮发生现况及影响因素相关研究［D］. 北京：北京协和医学院.

陆巍，2018. 基于力学原理的护理干预改善髋关节置换术后病人压力性损伤的效果［J］. 护理研究，32（9）：1484-1486.

钱维明，黄立峰，项海燕，等，2013. 手术患者压疮危险因素评估量表的研制［J］. 中国护理管理，13（8）：24-27.

任之珺，夏欣华，程安琪，等，2017. 力学因素致压力性损伤的预防新进展［J］. 护理研究，31（10）：1167-1170.

宋艳芳，王青，杨侬，等，2016. 国内外难免性压疮管理的研究进展［J］. 中国护理管理，16（15）：438-441.

孙丽，熊莉娟，刘潋，等，2015. OH 压疮评估表应用于恶性肿瘤患者的信效度分析［J］. 护理学报，22（13）：1-3.

王泠，2016. 2014 版国际《压疮预防和治疗：临床实践指南》解读［J］. 中国护理管理，16（5）：577-580.

王英丽，张圣洁，蒲霞，等，2016. 手术患者压疮危险因素评估量表在骨科后路手术患者中的信效度检验［J］. 中国护理管理，16（07）：906-909.

王悦，宋辉，刘佳，2015. 肿瘤患者术中急性压疮风险评估表的研究［J］. 护士进修杂志，30（12）：1120-1122.

魏彦姝，陈杰，路潜，等，2013. 术中压疮危险因素评估的研究进展［J］. 中国护理管理，13（11）：64-66.

肖海涛，邓云霞. 刘颖，2016. 压疮危险因素评估量表在 ICU 患者中预防压疮应用现状研究进展［J］. 临床与病理杂志，36（6）：824-829.

熊璨，高兴莲，杨英，等，2018. 心血管疾病手术患者术中压疮的动态评估及预防研究［J］. 护理学杂志，33（10）：52-55.

徐昌霞，2012. 术中急性压疮护理的研究进展［J］. 解放军护理杂志，29（23）：38-40.

徐玲，高晓阳，2014. 压疮定义和分期的研究进展［J］. 护理研究，28（1）：9-11.

杨秀玲，2017. 中文版 COMHON 压疮评估表在 ICU 的测评者间信度分析［J］. 医学理论与实践，30（24）：3722-3724.

姚秀英，徐栩，陈霞，等，2017. 汉化版 Cubbin & Jackson 量表与 Braden 量表在 ICU 压疮风险评估中的应用比较［J］. 护理学杂志，32（6）：44-46.

张慧，绳宇，周瑛，等，2014. ICU 患者压疮发生危险因素分析［J］. 中国护理管理，14（7）：690-693.

张焱，2013. 居家长期照护老年人压疮发生风险调查研究［D］. 温州医学院.

张玉红，蒋琪霞，郭艳侠，等，2015. 使用减压床垫的压疮危险者翻身频次的 meta 分析［J］. 中华护理杂志，50（9）：1029-1036.

Allegretti AL，Malkiewicz A，Brienza DM，2012. Measuring interface pressure and temperature in the operating room［J］. Adv Skin Wound Care，25（5）：226-230.

Association of Perioperative Registered Nurses. GUIDELINES FOR PERIOPERATIVE PRACTICE. （2015 EDITION）［EB/OL］. ［2018-07-18］. https://www.aorn.org/Aorn-org/Guidelines/About-AORN-Guidelines.

Baharestani MM，Black JM，Carville K，et al，2010. Dilemmas in measuring and using pressure ulcer prevalence and incidence：an international consensus［J］. Int Wound J，6（2）：97-104.

Bly D，Schallom M，Sona C，et al，2016. A model of pressure，oxygenation，and perfusion risk factors for pressure ulcers in the intensive care unit［J］. Am J Cri Car，25（2）：156-164.

Engels D，Austin M，Mcnichol L，et al，2016. Pressure ulcers：factors contributing to their development in the OR［J］. AORN J，103（3）：271-281.

FardFD，Moghimi S，Lotfi R，2014. Design and evaluation of a pressure and temperaturemonitoring system for pressure ulcer prevention［J］. Iranian Med Phy，11（2）：242-252.

Guihan M，Barbara MB，Chun S，et al，2012. Assessing the feasibility of subepidermal moisture to predict erythema and stage 1 pressure ulcers in persons with spinal cord injury：a pilot study［J］. J Spinal Cord Med，35（1）：46-52.

Kokate J Y，Leland KJ，Held AM，et al，1995. Temperature-modulated pressure ulcers：a porcine model［J］. Arch Phys Med Rehabil，76（7）：666-673.

Kottner J，Balzer K，Dassen T，et al，2009. Pressure ulcers：a critical review of definitions and classifications［J］. Ostomy Wound Manegement，55（9）：22-29.

Lachen bruch C，Tzen YT，Brienza D，et al，2015. Relative contributions of interface pressure，shear stress，and temperature on ischemic induced，skin-reactive hyperemia in healthy volunteers：a repeated measures laboratory study［J］. Ostomy Wound Manage，61（2）：16-25.

Lahmann NA，Halfens RJG，Dassen T，2020. Impact of prevention structures and processes on pressure ulcer prevalence in nursing homes and acute-care hospitals［J］. J Eva Clin Prac，16（1）：50-56.

Liao F，O' Brien WD，Jan YK，2013. Assessing complexity of skin blood flow oscillations in response to locally applied heating and pressure in rats：implications for pressure ulcer risk［J］. Physica A，392（20）：4905-4915.

Nakagami G，Sanada H，Iizaka S，et al，2010. Predicting delayed pressure ulcer healing using thermography：a prospective cohort study［J］. Wound Care，19（11）：465-466，468，470.

National Pressure Ulcer Advisory Panel, European Pressure Ulcer Advisory Panel and Pan Pacific Pressure Injury Alliance, 2014. Prevention and treatment of pressure ulcers: Quick reference guide[M]. Emily Haesler (Ed.). Perth: Cambridge Media.

Nie-Visser NCV, Schols JMGA, Meesterberends E, et al, 2013. An International prevalence measurement of care problems: study protocol [J]. J Adv Nurs, 69 (9): e18-e29.

NPUIP. NPUIP. Pressure Injury Stages [EB/OL]. (2016-04-10) [2021-04-21]. http: npiap.com/page/pressure Injury Stages.

Scheel-Sailer A, Wyss A, Boldt C, et al, 2013. Prevalence, location, grade of pressure ulcers and association with specific patient characteristics in adult spinal cord injury patients during the hospital stay: a prospective cohort study [J]. Spinal Cord, 51 (11): 828-833.

Shin J H, Scherer Y, 2009. Advantages and disadvantages of using MDS data in nursing research[J]. J Gerontol Nurs, 35 (1): 7-17.

Spruce L, 2017. Back to Basics: Preventing Perioperative Pressure Injuries [J]. AORN J, 105 (1): 92-99.

Wielen HVD, Post MWM, Lay V, et al, 2016. Hospital-acquired pressure ulcers in spinal cord injured patients: time to occur, time until closure and risk factors [J]. Spinal Cord, 54 (9): 726-731.

Yoshimura M, Iizaka S, Kohno M, et al, 2016. Risk factors associated with intraoperatively acquired pressure ulcers in the park-bench position: a retrospective study [J]. Int Wound J, 13 (6): 1206-1213.

Yoshimura M, Nakagami G, Iizaka S, et al, 2015. Microclimate is an independent risk factor for the development of intraoperatively acquired pressure ulcers in the park-bench position: A prospective observational study [J]. Wound Repair Regen, 23 (6): 939-947.

Yusuf S, Okuwa M, Shigeta Y, et al, 2015. Microclimate and development of pressure ulcers and superficial skin changes [J]. Int Wound J, 12 (1): 40-46.

第二篇

手术体位安置技术

第八章　仰卧位手术体位安置技术操作技巧

第一节　仰卧位定义、体位用具的选择及功能

一、仰卧位定义与适用范围

仰卧位（supine position）是将患者头部放于枕上，两臂置于身体两侧或自然伸开，两腿自然伸直的一种体位。它不是单一的一种体位，根据手术需要仰卧位主要包括水平仰卧位手术体位、侧头仰卧位手术体位、仰头仰卧位手术体位、部分垫高仰卧位手术体位、微创仰卧位手术体位。在不同的专科手术中，根据显露手术视野的需要，患者的四肢也常根据显露手术视野需要而张开、悬吊。我国传统的手术体位存在忽视肢体生理功能位，以及患者舒适度欠佳的问题。标准手术体位应便于手术室护士准确、熟练操作，以最大限度保证患者的舒适与安全，减低因体位安置不当给患者和手术室护士带来的风险。关于体位培训的发展趋势，美国国际手术室护士协会 1980 年调查结果显示，因体位而引起的压疮排在手术室安全隐患的第 4 位，德国从 20 世纪 90 年代开始正规体位培训，手术体位安置由体位技师完成。我国目前手术体位安置均由手术室护士完成，我国传统手术体位安置方法面临改革。在摆体位时，标准体位更安全，可为正常手术提供保障。标准手术体位包括仰卧位、侧卧位、俯卧位，特殊仰卧位都是在标准仰卧位的基础上演变而来，其他手术体位都是在标准手术体位基础上演变而来。

仰卧位是最基本也是最广泛应用于临床的手术体位，主要适用于头、颌面、颈、胸、腹、四肢等部位的手术。不同的仰卧体位适用于不同的手术，其中水平仰卧位手术体位主要适用于颌面部、颈部、胸部、腹部、四肢等手术；侧头仰卧位手术体位主要适用于乳突根治、颌下腺、腮腺等头颈部手术；仰头仰卧位手术体位主要适用于甲状腺、气管切开、咽喉、唇腭裂、颈前路等手术；正中垫高仰卧位手术体位主要适用于心脏瓣膜置换术、房间隔缺损修补术、室间隔缺损修补术、冠状动脉旁路移植术等；腰背部垫高仰卧位手术体位主要适用于肝叶切除、脾切除等手术；骶尾部垫高仰卧位手术体位主要适用于前列腺、膀胱等盆腔手术。

二、仰卧位需要的体位用具及功能

（一）标准仰卧位需要的体位用具及功能

标准仰卧位体位用具包括头枕、上下肢约束带，需要根据评估情况另备枕后、肩胛、骶尾、肘部、足跟等部位的保护垫。人处于仰卧位时，主要受力点集中在枕部、双侧肩胛部、骶尾部、双侧肘部和足跟部，可采用硅胶材质的体位保护垫分别放于这些部位。对于

手术时间长、体质虚弱、易形成压疮的患者，可采用整个身体保护垫或使用特制泡沫海绵垫的手术床。患者仰卧于手术台上，臀部处于最低位置，应预防压伤。头部垫高 3～5cm 以保持前屈，有利于放松颈部肌肉和静脉回流。根据不同术式有不同的安置方法，如正中开胸手术，患者掌心向内，双臂伸直贴于体侧，中单固定肘关节部位，双下肢伸直，双膝下垫一软枕，以免双下肢伸直时间过长引起神经损伤，约束带轻轻固定膝部；乳腺手术，患侧手臂放于托手板上，外展不超过 90°；肝、胆、脾手术，术侧垫一小软垫，摇手术床使患侧抬高 15°，使视野显露更充分；前列腺摘除术，在骶尾部下端垫一小软垫，将臀部稍抬高，利于手术操作；子宫癌广泛切除术，臀下垫一软枕，摇低手术床头背板 20°，腿部下垂 30°，肩部置肩托并用软垫垫好，防止滑动，充分显露手术野。手臂远端关节均应高于近端关节，手腕部、腕上 5cm 处系安全扎带，松紧以护士一手指能通过为宜，托手板处用软垫垫好，腰背部垫以 3cm 厚的软垫，以避免术后腰背痛。足部不覆盖重被褥，勿将器械桌压及足和趾。如手术时间长，足跟也应垫软垫，防止压伤。

（二）改良仰卧位需要的体位用具及功能

不同的专科手术，由于显露手术视野及方便手术医生操作需要，会在标准仰卧位的基础上进行改良，主要改良仰卧位有侧头仰卧位手术体位、仰头仰卧位手术体位、部分垫高仰卧位手术体位、微创仰卧位手术体位，在仰卧位的基础上又可调为头高足低位、头低足高位、左倾斜位、右倾斜位或头高足低位合并左倾斜位等各种体位。几种改良仰卧位常用的体位用具包括头枕、颈枕、肩枕、膝部支撑垫、搁手板、肩挡、足挡、约束带，以及枕后、肩胛、骶尾、肘部、足跟等部位的保护垫等。

1. 水平仰卧位手术体位需要的体位用具及功能　水平仰卧位适用于腹部、胸前壁、四肢、前额等手术。患者平卧于手术台，两手置于身体两侧加以固定。摆放用物包括头枕、上下肢固定带，根据患者情况另备肩垫、膝部支撑垫、足跟垫。患者头下垫头枕并置于中立位置，头枕高度适宜，膝下垫一软枕，膝关节用固定带固定，双臂外展放于两侧，外展不超过 90°，手臂外旋，下方垫软垫，远端关节高于近端关节，手臂在身体前方，如手术时间过长，足跟部应垫软垫。方法及步骤：①患者仰卧于手术床上；②双上肢自然放于身体两侧，中单固定肘关节部位；③双下肢伸直，双膝下放一软垫，以免双下肢伸直时间过长引起神经损伤；④约束带轻轻固定膝部。注意：肝、胆、脾手术应在术侧垫一小软垫，摇手术床使患侧抬高 15°，使术野显露更充分；前列腺摘除术应在骶尾部下面垫一软垫，将臀部稍抬高以利于手术操作；子宫癌广泛切除术应在臀下垫一软垫，摇低手术床头背板 20°，腿部下垂 30°，肩部置肩托并用软垫垫好，防止滑动，充分显露术野。

2. 侧头仰卧位手术体位需要的体位用具及功能　侧头仰卧位多见于颌面部手术，如腮腺、小耳畸形、面神经解剖等五官科手术。摆放用物包括头枕、肩枕、薄海绵垫、足跟垫、约束带。根据手术的要求，患者仰卧，患侧在上，健侧头下垫一头枕，避免压伤耳廓，肩下垫一软枕，头偏向对侧（侧偏程度视手术部位而定）。侧头仰卧位适用于耳部、颌面部、侧颈部、头部等手术。方法及步骤：①患者仰卧，患侧在上，健侧头下垫一头枕，避免压伤耳廓；②肩下垫一软垫，头偏向对侧（侧偏程度视手术部位而定）。其余同"水平仰卧位手术体位"。颅脑翼点入路、凸面肿瘤摘除术体位：上头架，将头架各螺丝旋紧，防止头架零件滑脱，影响固定效果，同时抬高手术床 10°～15°。

3. 仰头仰卧位手术体位需要的体位用具及功能　仰头仰卧位适用于甲状腺、喉咽、唇腭裂等手术，以及气管切开术。患者平卧于手术台上，两手置于身体两侧加以固定，肩下垫一肩垫，抬高肩部 20°，头部后仰，颈下垫一圆形体位垫，防止颈部悬空，头下垫一头枕，保持头部正中伸直位，避免晃动，术中保持颈部正中过伸位以利于手术操作，用器械升降托盘代替头架，腿部再放一托盘，手术床应保持头高足低位 15°～20°，头后仰成 60°～70°。常用的摆放用物包括头枕、颈枕、肩枕、薄海绵垫、约束带。头下垫头枕，肩胛下及颈部垫不同高度的体位垫，可使头后仰，充分显露术野，同时保护患者颈椎。

4. 上肢外展手术体位需要的体位用具及功能　上肢外展仰卧位适用于上肢、乳房手术。患侧上肢外展置于器械台或者搁手架上，外展部不得超过 90°，以免拉伤臂丛神经。常用的摆放用物包括头枕、软垫、约束带、膝部支撑垫。其余同"水平仰卧位手术体位"。

第二节　标准仰卧位手术体位安置技术的操作标准

仰卧位手术体位安置的总体要求：患者舒适、安全、无并发症（如拉伤、压疮、扭伤等）；充分显露手术野、便于医生操作；固定牢靠、不易移动；不影响呼吸循环功能。标准仰卧位手术体位安置技术操作标准如下所述。

一、评估

操作环境是否符合要求。

二、实施要点

1. 仪表。
2. 着装整洁、规范。
3. 指甲平短、清洁，不涂指甲油。
4. 不戴耳环、手镯和戒指。
5. 口罩、帽子佩戴规范。
6. 用物：搁手板 2 个、膝部支撑垫 1 个、上肢约束带 2 个、下肢约束带 1 个、足跟垫，根据情况另备肩枕和头枕等。

三、操作步骤

1. 洗手、戴口罩。
2. 将准备好的用物放置于移动式器械台上，置于床尾。
3. 检查床单位，将中单、橡胶单铺置在手术部位处，两单分次平行平铺塞入床垫下。
4. 将信息核对准确的患者安全安置在手术床上。
5. 为患者盖被，注意保暖。
6. 根据手术需要为患者脱衣裤并向患者解释，注意保护隐私。
7. 置膝部支撑垫于腘窝下，维持正常生理弯曲，下肢约束带固定，检查松紧度（以免双下肢伸直时间过长引起神经损伤，并用约束带固定于双下肢膝关节上至少 5cm 处）。
8. 将棉垫或者其他防压疮产品垫于双足跟处。

9. 双手放置搁手板，上肢约束带固定，检查松紧度（双手外展置于搁手板上，掌面朝上，远端关节略高于近端关节，肩关节外展不超过 90°）。

10. 询问患者舒适度，评估摆放是否合理，整理用物，归位。

四、操作完成时间

5min。

五、注意事项

1. 根据需要在骨隆突处垫保护垫以免局部组织受压。

2. 上肢固定不宜过紧，以免发生骨筋膜室综合征。

3. 防止颈部过度扭曲，牵拉臂丛神经引起损伤。

4. 妊娠晚期孕妇在仰卧位时需适当左侧卧，以预防仰卧位低血压综合征的发生。

六、工作目标

1. 精神饱满，爱伤观念强。

2. 操作熟练，摆放有序。

3. 注意保暖。

七、结果标准

1. 充分显露手术野。

2. 避免神经、呼吸、循环系统并发症的发生。

3. 避免软组织、血管受压。

4. 使患者安全、舒适，防止患者摔伤。

5. 有利于麻醉施行。

6. 保持输液、输血通畅，保证术中补液给药方便。

第三节　仰卧位手术体位安置技术的注意事项

仰卧位是最基本也是最广泛应用于临床的手术体位，如腹部手术、部分四肢手术、头颈面部手术等。正确安置仰卧位手术体位可以充分显露手术野，有效缩短手术时间，确保患者安全与舒适，防止神经、肌肉等组织意外损伤的发生。安置仰卧位的过程中，应遵循维持人体轴线及正常生理弯曲的基本原则，同时提高患者舒适度，减少并发症发生，必要时借助合适的体位用具与体位垫满足不同手术需求。

一、水平仰卧位手术体位安置技术注意事项

1. 手术前评估患者全身情况，对手术过程中可能受压的部位重点关注。

2. 手术中双上肢掌心向内，自然放于身体两侧，如需外展，手臂与身体夹角应小于 90°，远端关节略高于近端关节，避免损伤臂丛神经。

3. 若手术时间超过 4h，枕部、肩胛部、骶尾部、足跟部及其他骨突处皮肤易发生压红

及压疮，术前应在受压部位垫体位垫加以保护。

4. 足跟部受压过久易出现不可分期压疮，术中可使用足跟垫保护足跟不受压或在小腿处垫体位垫使足跟悬空。

5. 使用约束带时应松紧适度，以约束带与肢体之间能容纳一指为宜。约束带过紧可能会造成肢体血液循环受阻，严重者可造成肢体缺血坏死。

6. 仰卧位安置后，患者皮肤应避免接触手术床的金属部分，以免使用电灼时发生灼伤。

7. 仰卧位体位摆放时应保持头、颈、躯干位于水平功能位，无扭曲。

8. 手术过程中更换体位，如由水平仰卧位变换为头高足低位、左侧卧位等时应通知手术医生暂停操作，避免手术器械损伤体腔内重要脏器组织。同时与麻醉医师共同关注患者生命体征的变化，保障气管导管、输液通道、引流通道通畅，防止意外发生。体位更换完毕告知手术医生可以开始操作。更换体位过程中关注手术床周围是否有物品遮挡，切勿强行更换体位损坏手术床。

9. 手术体位安置完成后应再次评估床单位是否平整，避免床单褶皱处对患者皮肤产生局部压力。

二、仰卧位手术体位——头偏向一侧安置技术注意事项

1. 将健侧耳部放置于流体垫塑型凹陷处，使耳廓处及气管导管不受压迫。

2. 手术中双上肢掌心向内，妥善固定放于身体两侧（头部手术不展开双上肢）。

3. 若手术时间超过 4h，耳廓处、肩胛部、骶尾部、足跟部及其他骨隆突处皮肤易发生压红及压疮，术前应在受压部位垫体位垫加以保护。

4. 体位安置时，勿过度扭曲患者颈部，必要时颈部垫体位垫支撑颈椎。

5. 全身麻醉患者关注气管导管通气情况，手术过程提醒手术医生勿压患者头部和胸部。

三、仰卧位手术体位——头后仰安置技术注意事项

1. 麻醉前要将患者头发包好，头下垫流体垫，颈下垫软枕，颈枕固定要合适，防止颈椎损伤，双肩下垫一肩枕，使头部后仰 15°～30°，显露颈部。

2. 手术中双上肢掌心向内，妥善固定放于身体两侧。

3. 体位安置完成，关注患者眼部，使其眼睛自然闭合，必要时涂眼膏保护，避免角膜受损。

4. 托盘架的托盘下缘平患者颌下，调整至合适的高度，固定托盘架。手术过程中提醒手术医生勿压托盘，防止托盘架坠落压伤患者。

四、仰卧位手术体位——部分垫高安置技术注意事项

手术部位下垫流体体位垫，注意事项同"水平仰卧位手术体位安置技术"。

五、仰卧位手术体位——大字位安置技术注意事项

两腿之间角度＜90°，以可站立一名助手为宜。注意事项同"水平仰卧位手术体位安置技术"。

（一）正中垫高仰卧位手术体位安置技术注意事项

冠状动脉旁路移植术行大隐静脉剥脱时，将手术侧下肢垫高，双踝部固定。体位垫应放置于变温毯下，使变温毯在体外循环手术中有效调节患者的体温。手术中双上肢掌心向体侧平放于身体两侧，如需外展，以不超过 90°为宜，避免引起臂丛神经损伤。手术时间过长时，骶尾部及骨突处皮肤易出现压红及压疮，应垫软垫加以保护。足跟部受压过久易出现压红及压疮，术中足跟与手术床应保持 1cm 距离。约束带过紧会造成肢体血液循环受阻，固定时应松紧适度，以可容纳一指为宜。

（二）腰背部垫高仰卧位手术体位安置技术注意事项

1. 患者上肢抬高的高度适宜，避免过度牵拉，防止损伤腋神经。
2. 患者上肢用海绵垫充分包裹，避免接触金属物导致电烧伤皮肤。
3. 患者肩下垫海绵垫，避免肩部悬空使肌肉被牵扯而造成肩部不适和损伤。
4. 手术中上肢外展不超过 90°，以避免引起臂丛神经损伤。
5. 手术时间过长时，骶尾部及骨突处皮肤易出现压红及压疮，应垫软垫加以保护，因较平卧位受力点发生改变，对侧腰背部的骨突处如肩胛骨及肋骨处也应关注并给予保护措施。

（三）骶尾部垫高仰卧位手术体位安置技术注意事项

手术中双上肢掌心向体侧平放于身体两侧，如需外展，不应超过 90°，以避免引起臂丛神经损伤。手术时间过长时，骶尾部、肩胛、足跟等骨突处皮肤易出现压红及压疮，应垫软垫加以保护。

（李婷婷）

参 考 文 献

张秀华，吴越，2011. 脊柱外科围手术期护理技术 ［M］. 北京：人民卫生出版社.
中华护理学会手术室专业委员会，2017. 手术室护理实践指南 ［M］. 第 4 版. 北京：人民卫生出版社.
朱丹，同力，2008. 手术室护理学 ［M］. 北京：人民卫生出版社.

第九章　侧卧位手术体位安置技术操作技能

第一节　侧卧位定义、体位用具的选择及功能

一、侧卧位定义与适用范围

侧卧位是指身体向一侧自然侧卧，头部偏向健侧，下肢向前屈曲或伸直，手臂屈曲置于身旁，髋部向后移，两腿间置体位垫，身体两侧给予支撑，脊柱处于水平线上保持生理弯曲的一种手术体位。侧卧位是外科手术常用体位之一，具有充分显露手术视野、便于手术医生操作等优点。侧卧位常用于胸外科的食管和肺手术、泌尿外科肾部手术、骨科髋关节手术、神经外科侧入路手术、普外科的直肠肛门手术及一些需要在身体两侧部位切口的手术。

二、标准侧卧位需要的体位用具及功能

科学的手术体位摆放要求将患者安置在既符合手术操作要求，又不过分妨碍患者生理功能的位置，同时提高患者舒适度，减少并发症发生，因此侧卧位的摆放需要借助合适的体位用具与体位垫实现。

1. 流体垫　侧卧位时，头部与肩峰部存在高度差，需要对头部采用薄枕或体位垫进行托高，保证颈椎处于同一直线。头部垫流体垫，耳廓置于流体垫中，可避免耳廓受压。

2. 胸垫/胸枕　安置侧卧位时，需要在下胸壁处放置软垫，此垫使胸部充分扩展，便于手术野的显露，可防止下侧手臂受压、减小下胸壁压疮风险。软垫多由医院根据自身使用情况制作，包括沙垫、海绵垫等。

3. 搁手架/搁手板　手部置于搁手架或搁手扳上。上侧的搁手架，可调节高度、方向及角度，配置固定器固定于床侧。下侧的手臂需要完全放置在搁手板上，上侧的搁手架安置于搁手板前面，支撑上侧的上臂。

4. 圆柱形支撑垫　硅胶或者海绵材质，用于摆放体位时，对前胸与后背的支撑。背侧的支撑垫应有肩胛至腰骶的长度，前侧应有胸前至腹部的长度，避免压迫腋窝及会阴部。

5. 软枕/隧道垫　侧卧位时，双下肢间可选用软枕或者隧道垫分隔，保持股骨轴向平行，避免侧卧位时上侧肢体直接压迫下侧肢体，保证静脉回流，避免双下肢的交叉点状压迫导致的压力性损伤；也可避免两侧下肢直接接触，引起电烧伤。隧道垫多采用泡沫海绵芯制作，患者下侧腿部自然弯曲，上侧腿部从膝关节至踝关节置于隧道垫上。

6. 固定用具　①固定约束带：髋部放置用约束带固定。臀部前后垫沙垫、软枕、海绵或支撑垫，再用固定带固定。②侧卧位固定挡板：人体侧卧时，身体与手术床面受力点为肩和髂嵴，因此固定挡板选择肩胛部与腰骶部进行固定，前面固定于耻骨联合，背侧固定

于骶尾部和肩胛区，可保持最大的稳定性。

三、各专科侧卧位需要的体位用具及功能

（一）泌尿外科侧卧位

1. 开放式头圈和流体垫　同"标准侧卧位"。
2. 侧胸位垫　同"标准侧卧位"。
3. 搁手架/搁手板　同"标准侧卧位"。
4. 圆形体位垫　同"标准侧卧位"。
5. 隧道垫　同"标准侧卧位"。
6. 约束带（束手带、束腿带）同"标准侧卧位"。
7. 腰垫　健侧腰腹部垫沙袋，将腰部顶高以协助显露手术区。

泌尿外科手术常用的侧卧位，需要一定角度的"腰桥"，以便更好地显露手术视野，需要利用手术床的调节功能。因此，在安置患者时，应将患者的腰部置于手术床的关节部位。

（二）胸外科侧卧位

1. 开放式头圈和流体垫　同"标准侧卧位"。
2. 侧胸位垫　同"标准侧卧位"。
3. 搁手架/搁手板　同"标准侧卧位"。
4. 圆形体位垫　同"标准侧卧位"。
5. 隧道垫　同"标准侧卧位"。
6. 约束带（束手带、束腿带）同"标准侧卧位"。

（三）普通外科侧卧位

1. 开放式头圈和流体垫　同"标准侧卧位"。
2. 侧胸位垫　同"标准侧卧位"。
3. 搁手架/搁手板　同"标准侧卧位"。
4. 圆形体位垫　同"标准侧卧位"。
5. 隧道垫　同"标准侧卧位"。
6. 约束带（束手带、束腿带）同"标准侧卧位"。

（四）骨科侧卧位

1. 开放式头圈和流体垫　同"标准侧卧位"。
2. 侧胸位垫　同"标准侧卧位"。
3. 搁手架/搁手板　同"标准侧卧位"。
4. 圆形体位垫　同"标准侧卧位"。
5. 软枕　同"标准侧卧位"。
6. 约束带（束手带、束腿带）和固定挡板　束腿带和软垫一起，固定胸部；固定挡板用于耻骨联合和后方的骶尾部，固定髋部，实行胸腹联合固定。

（五）神经外科侧卧位

在神经外科手术中常用于三叉神经减压术、脑桥小脑手术、颞部显微手术、后枕部显微手术等，是常用的手术体位之一。

1. 开放式头圈和流体垫　同"标准侧卧位"。

2. 侧胸位垫　同"标准侧卧位"。

3. 搁手架/搁手板　同"标准侧卧位"。

4. 圆形体位垫　同"标准侧卧位"。

5. 隧道垫　同"标准侧卧位"。

6. 约束带（束手带、束腿带）　同"标准侧卧位"。

7. 如为颅中窝、颅后窝、颈椎等手术，需使用头架，此时，头圈则不需使用。

8. 如患者侧卧位方向与器械车相对，可不使用上侧搁手架，将上侧上肢掌心向内，关节处于功能位，自然放于躯干上侧，用约束带固定于身体上，也可以在胸前放置一软枕头，使其呈抱枕状固定于身体侧方，可使上肢更自然放于体侧，使手掌屈曲面有效地贴于体侧中心，弹性绷带固定患者肩部。

第二节　标准侧卧位手术体位安置技术的操作标准

1. 洗手，戴口罩。

2. 用物按使用的先后顺序摆放于推车上，推至床尾。

3. 检查床单位，中单、橡皮单上缘距床背板前缘10cm，两单分次平铺塞入床垫下。

4. 将信息核对准确的手术患者安置到手术床上，为患者盖被（巡回护士用手术转运床推送患者入手术间，巡回护士与一名手术医生双人协助患者过床）。

5. 脱下上衣，裤子脱至臀下贴压疮贴，需向患者做好解释并取得同意。

6. 放置搁手架于适宜高度，装固定器。

7. 患者麻醉后，由四人同时托起患者（一人托住患者头颈部，两人分别站在患者两侧，手握橡胶单、中单，一人负责托起患者双下肢，四人一起用力抬起患者），巡回护士快速置入胸枕，轻轻放平患者，观察胸枕置入位置是否适宜（胸枕上缘距腋下 10cm，胸枕置于手术床正中）。头部放置长方形软枕及流体垫。

8. 站在患侧的医生一手伸向手术部位对侧肩部，另一手握住手术部位同侧手臂；另一位医生手扶患者两侧髋部，麻醉医师一手托头部，另一手扶气管导管，巡回护士手扶两腿，同时将患者向健侧翻身。上腿弯曲，下腿伸直，两腿中间放置下肢支撑垫，患者患侧手臂放置于搁手架上。

9. 站在患者患侧的医生将对侧的橡胶单、中单、胸枕提起，巡回护士将圆形体位垫在距腋下5cm处塞入胸枕下，医生将橡胶单、中单拉直压住胸枕及圆形体位垫，并将床垫掀起，巡回护士将橡胶单与中单平行塞入床垫下。

10. 同上法，站在患者健侧的医生和巡回护士实施操作或用前后挡板固定。

11. 巡回护士将 2 个方形软枕置于患者髋部两侧，约束带固定于患者髂前上棘，松紧适宜（使用挡板可直接约束下肢）。

12. 调节搁手架高度，使肩与手臂在同一水平线上，手腕部略高，搁手架前端距腋窝10cm，约束双手。

13. 耳下放置调整塑形流体垫。

14. 检查健侧手臂及肩部是否腾空，以手可自如伸进为宜。

15. 检查头部高度是否与脊柱在同一水平线上。

16. 检查体位的稳定性。

17. 为患者保暖。

第三节　侧卧位手术体位安置技术的注意事项

科学的手术体位摆放要求将患者安置在既符合手术操作要求，又不过分妨碍患者生理功能的位置，同时提高患者舒适度，减少并发症发生。

循环系统：患者在麻醉后循环代偿功能减弱，如果突然改变体位，可诱发急性循环功能不全和血压骤降，甚至导致猝死；侧卧位时下侧胸壁受压，胸廓活动受限，膈肌向头侧偏移，加之心排血量的降低和麻醉抑制血流的自动调节功能，致使血流减少，通气血流比例失衡，常出现低氧血症；侧卧位时因患者局部肢体受压，特别是上肢，易造成上肢静脉回流障碍，影响循环系统，要根据患者的体形选择合适的软垫，以减少腋下、胸腔等部位的受压，保证胸廓舒缩正常，维持正常的静脉回流。因此，摆放体位时应确保静脉通道通畅，随时密切监测血压、心率的变化。

呼吸系统：摆置侧卧位手术体位时，如果头颈前屈过甚，容易导致上呼吸道梗阻。气管插管下全身麻醉患者，也有导管折曲阻塞的可能，因此在摆置侧卧位手术体位时巡回护士要密切观察，随时检查。

脊髓损伤：全身麻醉后，由于患者全身松弛，全身关节处于无支撑无保护状态。在翻身摆置侧卧位手术体位时要将患者脊柱保持在同一纵轴转动，身体每一个部位都有专人保护，行动一致，使患者的头颈部与脊柱同时转动，避免牵拉或损伤。头颈部固定时根据颈部与脊柱生理弯曲来调节方形体位垫的高度和位置。当患者摆放45°、60°侧卧位时，需要将患者固定稳定，同时关注颈椎是否处于水平位置。

周围神经损伤：全身麻醉后，患者的肌肉松弛、生理活动减弱，组织、神经、血管所受的压力和牵张力超过其代偿程度，易受到损伤，尤其是位置表浅的周围神经。桡神经和尺神经位置表浅，固定不当易被挤压受到损伤，下侧上肢应用海绵或者包布包裹且功能位固定。安置下侧手臂时，用手将患者下侧肩部略往外拉，使患者侧卧时，下侧肢体和肩部略空不受压，避免臂丛神经损伤。安置可调节搁手架时，应调节合适的高度，使上侧肩部伸展，用布妥善包裹，避免直接接触到身体，造成电灼伤；固定上臂时，应避免压迫肘关节的鹰嘴部，导致臂丛神经损伤。远端关节略高于近端关节，包裹上肢，避免受压及保持术中体温。固定下肢时，应避开膝外侧，固定于距膝关节上方或者下方5cm处，防止损伤腓总神经。

皮肤压力性损伤：90°侧卧位时身体着力点是耳部、肩峰、肘部、髋部、膝关节的内外侧、内外踝，这些部位均为骨隆突处，肌肉脂肪较薄，长时间受压易引起皮肤压疮，另外90°侧卧位时骨盆固定器长时间固定骨盆的前后支撑点时也易引起皮肤的压疮。因此，摆置侧卧位时，压疮的易发部位要注意保护，使用抗压软垫或者防压疮敷料。头部固定时要放置头圈，耳廓放于头圈中空处。固定器固定骨盆时，应避免压迫腹股沟，导致下肢缺血或者深静脉血栓的形成。在骨盆固定器与支撑点之间垫上厚海绵垫，避免固定器直接压迫皮肤，尤其应避免压伤男性患者的生殖器，固定胸部时，避免女性乳房挤压损伤。骨科安置挡板时，应注意挡板的高度，便于患侧肢体的活动，另外骨科外源性压力较大，为避免患者身体的移动造成肢体测量的误差，可使用胸腹部联合双重固定，确保胸部及下侧髋部固定的稳定性。

其他：颅脑手术侧卧位时，要评估上侧肩部肌肉是否牵拉过紧，应用软垫防止压伤。肾输尿管等部位手术安置腰部侧卧位时，手术部位对准手术床背板与腿板折叠处，腰下垫腰垫，调节手术床为"⌒"形，使患者凹陷的腰部拉开，显露肾区。双下肢屈曲约45°，下侧肢体在前，上侧肢体在后。缝合前，需要将腰桥复位。

安置45°侧卧位时，患侧侧卧，手术部位下沿手术床纵轴平行垫胸垫，使术侧胸部垫高。45°侧卧位对手臂的牵拉过大，因此可调节上托手板向身体健侧倾斜，保障患者的上侧手臂与身体角度为90°。45°侧卧位稳定性更差，需妥善固定。

（胡娟娟）

参 考 文 献

柴艳红，贾丽娟，张红梅. 等，2014. 侧卧位手术体位摆放研究进展［J］. 护理研究，28（27）：3336-3338.

陈挺晖，吴秀红，魏永婷，等，2015. 三种侧卧位摆放方法在胸科手术中的应用效果观察［J］. 中国护理管理，15（11）：1338-1340.

冯茜，2016. 两种侧卧位摆放法在神经外科手术中的应用效果研究［J］. 护士进修杂志，31（18）：1705-1706.

李锦英，冯润科，莫丽梅，2012. 凝胶体位垫在骨科侧卧位手术中的作用与护理［J］. 护理实践与研究，9（11）：141-142.

缪蓉，余华，苏月焦，等，2017. 美皮康敷贴对行侧卧位颅脑手术患者压疮的预防效果［J］. 现代临床护理，16（2）：60-62.

聂志芳，刘秋秋，2015. 改良手术体位用物在普胸外科侧卧位手术的应用［J］. 护理学杂志，30（10）：43-45.

宋烽，2012. 实用手术体位护理［M］. 北京：人民军医出版社：22-28.

王亚丽，刘霞，端木玉明，等，2013. 输尿管镜手术体位摆放的研究进展［J］. 中华现代护理杂志，19（20）：2477-2480.

王芝静，贾汝福，孙杰，等，2016. 神经外科侧卧位手术患者压疮预防及体位安置的研究进展［J］. 中华现代护理杂志，22（29）：4288-4292.

于美华，何丽云，谢玮娜，等，2011. 改良侧卧位在手术体位中的应用［J］. 中华现代护理杂志，17（33）：4009-4010.

羽云燕，黄石群，李莲英，2016. 神经外科侧卧手术体位安置的改进对颅脑手术效果影响的研究［J］. 护理研究，30（16）：2009-2011.

中华护理学会手术室专业委员会，2017. 手术室护理实践指南［M］. 北京：人民卫生出版社：53-57.

周力，吴欣娟，2011. 安全手术体位图谱［M］. 北京：人民卫生出版社：39-53.

第十章　截石位手术体位安置技术操作技能

第一节　截石位定义、体位用具的选择及作用

截石位是普外科、泌尿科、妇科手术常用的一种体位，也是容易导致并发症发生的手术体位。在体位摆放前后人体体位变化较大，合理的手术体位摆放是确保手术顺利进行的必要条件，需要既能保证充分显露手术视野，便于术者操作，又要使患者在手术中尽可能舒适，从而维持患者正常生命体征；术中如果体位安置不当、突然改变或管理不到位，可导致相关部位的血管、神经和软组织损伤，并引起全身血流动力学的波动，甚至循环骤停，这会给患者造成不必要的损伤，因此术中体位摆放正确且舒适是保证患者安全和手术顺利的重要措施。

一、截石位定义与适用范围

（一）截石位定义

截石位（lithotomy position）是一种手术体位。患者仰卧，双腿放置于腿架上，臀部移至床边，最大限度地显露会阴部，多用于肛肠手术和妇科手术。截石位手术体位包括仰卧截石位手术体位、俯卧截石位手术体位、微创截石位手术体位。传统仰卧截石位手术体位在临床应用中易引起损伤，给患者带来不必要的痛苦，科学的体位摆放应将患者安置在既符合手术操作要求，又不过分妨碍患者生理功能的位置，为此，我们在目前工作中通常采用改良的截石位手术体位。

（二）截石位适用范围

截石位适用于会阴部手术、肛门部手术、尿道手术、经腹会阴联合切口、阴道手术、经阴道子宫切除术、膀胱镜检查、经尿道前列腺电切割手术等。

二、标准截石位需要的体位用具及功能

（一）体位用具选择

流体垫或软枕、截石位腿架、搁手板、体位垫或海绵垫、约束带、压疮贴、腿套等。

（二）体位用具功能

患者处于仰卧截石位手术体位时，主要受力点集中在枕部、双侧肩胛部、骶尾部，应根据情况适当放置硅胶头圈及粘贴压疮贴对易受压部位进行保护，防止压伤；截石位腿架是截

石位手术腿部固定的适宜辅助工具,可满足各种截石位外科手术对患者手术体位的摆放要求,降低医护人员的工作强度,提高手术效率和安全性;骶尾部使用小软枕将其垫高,可更好地显露手术野,利于手术操作;约束带约束度适宜,不可过紧或过松,固定肢体保证患者安全。

三、改良截石位需要的体位用具及功能

(一)改良微创截石位手术体位

1. 体位用具选择　流体垫、截石位腿架或马蹄形多功能腿架、肩托、体位垫、约束带、腿套。

2. 体位用具功能　马蹄形多功能腿架,颠覆传统腿架烦琐的操作方法,可全方位轻松摆放和调节截石位角度及外展角度,极度扩展了手术视野,即使在术中,医护人员也可以在保持腿部无菌的状态下轻松改变术式和改变术野区。靴子式腿托设计能避免腘窝受压,将腿部压力有效分散至足掌及臀部,当移动腿架时,腿托能自动调节位置以减少腿部各肌肉群所受压力;避免了腓神经受损的可能性,并最大限度地减轻了对小腿的压力;在大角度截石位手术中,腿托侧面的安全护翼可有效地固定膝盖,防止膝盖自然向外下垂,避免肌肉拉伤。柔软且具有回弹性能的凝胶护垫,可有效分散压力,配合腿托保护套,对患者起到二次保护的作用。

与标准截石位相比,改良后的体位托腿架置于小腿肌肉丰厚处,使膝关节和腹部近似水平;髋关节外展两腿间夹角成100°~110°,减轻肌肉过度牵拉造成的下肢麻木、酸痛;膝关节处于不屈不伸位,避免了术者对膝关节的按压,减轻了对腓骨小头的挤压,减少了腓总神经的损伤;使小腿由下垂变为水平位,不仅避免了对腘窝的直接压迫,还改善了小腿静脉血液回流,降低了血管内压力,从而防止了血管内壁损伤导致的血栓形成和小腿筋膜腔高压综合征;肩托的放置可防止术中改变体位为头低足高位时患者的下滑。

(二)俯卧截石位手术体位

1. 体位用具选择　头圈、截石位腿托、搁手板、肩托、胸枕、髂部圆形海绵垫、约束带、腿套等。

2. 体位用具功能　人体处于俯卧截石位时,肋骨两侧、颌面部、双侧髂部、膝盖为主要受力点,应在使用体位用具的同时加以保护,头面部马蹄形硅胶枕可防止眼睛、鼻部及唇部受压;海绵垫可垫高胸部和髂部,悬空腹部,保证患者腹式呼吸;腿托可于术中保持膝关节功能位,将患者牢固固定,防止滑脱。

第二节　标准截石位手术体位安置技术的操作标准

一、截石位手术体位摆放的总体要求

截石位的摆放,应在减少对患者生理功能影响的前提下,充分显露手术野,保护患者隐私。在摆放过程中要注意保持人体正常的生理弯曲及生理轴线,维持各肢体、关节的生理功能体位,防止过度牵拉、扭曲,造成血管神经损伤;保持患者呼吸道通畅、循环稳定;

注意分散压力，防止局部长时间受压；保护患者皮肤完整性；正确约束患者，松紧度适宜（以能容纳一指为宜），维持体位稳定，防止术中移位、坠床。

二、截石位手术体位摆放建议

1. 根据手术类型、手术需求、产品更新的情况，选择适宜的体位设备和用品。

2. 选择手术床时应注意手术床承载的人体重量参数，床垫宜具有防压疮功能。

3. 根据患者和手术类型准备合适的手术体位设备和用品。

4. 在转运、移动、升降或安置患者体位时宜借助工具，确保患者和工作人员的安全。

5. 在安置体位过程中，应当做好保暖，维护患者的尊严并保护其隐私。

6. 安置体位时，手术团队成员应当相互沟通，确保体位安置正确，各类管路安全，防止坠床。

7. 避免患者身体任何部位直接接触手术床金属部分，以免发生电灼伤；避免将患者裸露的不同部位皮肤直接接触，以免发生电灼伤。

8. 患者全身麻醉后应对眼睛实施保护措施，避免术中角膜干燥及损伤。

9. 安置体位后或变换体位后，应对患者身体姿势、组织灌注情况、皮肤完整性和安全固定位置及所有衬垫、支撑物的放置情况进行重新评估并观察原受压部位的情况。

10. 术中应尽量避免手术设备、器械和手术人员对患者造成的外部压力。压疮高风险的患者，对非手术部位，在不影响手术的情况下，至少应当每隔 2h 调整受压部位一次。

11. 对于高凝状态患者，遵医嘱使用防血栓设备。

三、标准截石位手术体位安置技术

（一）目的

标准截石位供会阴部及腹会阴联合手术使用，可充分显露手术野，使手术患者安全舒适，保护患者皮肤完整性。

（二）摆放原则

1. 手臂　使用搁手板使手臂外展，角度<90°，肢体远端高于近端。

2. 腿部　身体与大腿成 90°，大腿与小腿成 90°；患者足尖、膝关节及对侧肩部在同一直线上，在麻醉状态下关节、韧带、肌肉呈松弛状态，避免过度牵拉，如果腿部过度外展，有可能会造成股骨颈骨折，双腿外展时，避免外旋。

3. 臀部　根据手术需要，将患者臀部置于床缘或略出床缘。

（三）摆放标准

1. 保证体位舒适　手术床单位要保持平整、干燥，在满足手术需求的条件下，达到手术患者安全舒适的目的。

2. 保持功能状态　安置体位时要考虑对呼吸、循环生理功能及皮肤的影响，保持机体功能。

3. 牢固固定患者　使用约束带妥善固定患者，避免手术时体位的不稳定导致操作的不安全。

4. 充分显露手术野 摆放体位应充分显露手术野，使术者视野清晰，操作方便。

5. 保证体位安全 肢体位置摆放正确，不得过分牵引外展，对骨突出处、血管、神经进行保护，避免损伤。

6. 熟练操作 手术室护士应熟练掌握体位摆放的操作规程和操作技能。

7. 体位用具管理 体位用具使用后及时清洗、消毒，避免引起交叉感染。

（四）操作程序

1. 评估

（1）评估患者病情、体重、体型及麻醉后的状况。

（2）评估患者在麻醉、清醒的状态下，截石位的身体受压部位的改变，以便于有针对性地保护受压部位。

（3）评估患者的手术持续时间、全身营养状况及皮肤情况、髋关节及下肢关节活动情况。

（4）评估易受压部位皮肤状况，特别是骶尾部、腘窝部。

（5）评估输液管、心电图导线等各种导管和导线位置正确摆放。

（6）评估手术间内温度、湿度。

（7）评估手术体位摆放时机。

（8）评估手术床的性能及体位摆放物品的准备情况。

2. 实施要点

（1）仪表

1）着装整洁，规范。

2）指甲平短、清洁，不涂指甲油。

3）不戴耳环、手镯和戒指。

4）口罩、帽子佩戴规范。

（2）用物：头枕或流体垫、搁手板 2 个、可调节搁腿架及固定器各 2 个、方形软枕 1 个、上肢约束带 2 个、下肢约束带 2 个、膝部及小腿软垫 2 个、胶单 1 块、肩托。

（3）摆放方法

1）患者取仰卧位，协助患者将臀部移至手术床缘，腰臀下根据需求垫一小软垫或将手术床后仰 15°以便操作。

2）安装腿架：支腿架的高度比患者腘窝自然弯曲下垂时略低。两腿屈髋、屈膝放于腿架上，腿与腿架之间垫一棉垫，防止神经压伤；两腿宽度为生理跨度（45°），过大可引起大腿内收肌拉伤；摆正膝关节，勿压迫腓骨小头，以免引起腓总神经损伤致足下垂。用约束带固定膝下小腿处，注意使腘窝悬空。

3）臀下垫一胶单，防止冲洗液浸湿手术床。

4）摇下或去掉手术床腿板，摇下腿板时一定要注意手术床的高度，防止腿板顶住手术床底座而损坏手术床。

5）固定肢体，避免接触金属部件。患者一侧手臂置于身旁并用中单固定于床垫下，另一侧手臂可固定于搁手板上供静脉输液。

6）摆好体位后，牢固固定腿架和腿托的各个轴节。

7）当需要头低足高位时，可加用肩托，以防止患者向头端滑动。

（4）操作步骤

1）洗手、戴口罩。

2）用物按使用的先后顺序摆放于推车上，推至手术床尾。

3）检查床单位：将橡胶单、中单铺置于手术床背板处，另一橡胶单、中单铺置于手术床腿板处，两单分次、分别平行平铺并塞入床垫下。

4）将信息核对准确的手术患者安全移置手术床上（巡回护士用手术转运床推患者入手术间，巡回护士与一名手术医生双人协助患者过床）。

5）为患者盖被，注意保暖。

6）根据手术需要为患者脱衣裤，向患者做好解释并取得同意，注意保护隐私。

7）使患者臀部位于手术背板下边缘。

8）待患者麻醉后，放置截石位搁腿架于适宜高度，将固定器牢固固定。

9）臀下垫一方形软枕。

10）小腿肚贴压疮贴，将患者小腿及膝关节置于搁腿架上，为患者穿上腿套，调整搁腿架高度，约束带固定，松紧适宜。将腿板卸下放置于适宜处，检查双腕、双膝的约束，显露足部，便于观察。

（5）健康教育

1）告知患者截石位的目的、方法、注意事项及配合要点。

2）告知患者体位摆放的不适表现，出现情况及时反映。

3）说明摆放截石位期间注意事项。

4）对于特殊患者，做好心理护理。

（6）服务态度

1）以患者为中心，按护理程序进行操作。

2）讲普通话，语言规范，情感表达适当。

3）态度和蔼，关心体贴患者。

（7）操作评价

1）熟练程度：动作熟练、轻巧、规范、稳重、保证安全、应用节力原则，操作时间不超过 5min。

2）效果评价：操作过程规范、准确；护患沟通良好；患者体位摆放正确，达到手术要求；操作过程中注意保护患者隐私，注意保暖。

第三节　截石位手术体位安置技术的注意事项

一、标准仰卧截石位手术体位安置技术的注意事项

（一）手臂摆放的注意事项

1. 臂丛神经　走行于颈部和腋窝，容易发生牵拉损伤，注意手臂外展不要超过 90°。

2. 桡神经　在肱骨肌管内紧贴肱骨中段后面在外下方走行，注意避免上臂外侧的压迫。

3. 尺神经　环绕经过肱骨内上髁且经由肘管韧带下方,注意避免肘关节及前臂尺侧的压迫。

（二）腿部摆放的注意事项

1. 坐骨结节应超出背板下缘5～6cm,同时在骶尾部垫一软垫。

2. 腿架高度应与大腿在仰卧屈髋时的高度相等;腿架的两个关节,即腿架高低角度调节关节和腿托倾斜角度调节关节在摆好体位后要牢固固定。

3. 腿托应托在小腿处与小腿平行,腿托上加体位垫或海绵衬垫,必要时在腘窝处垫体位垫,防止损伤腘窝和膝部外侧的血管、神经及腓肠肌。

4. 大腿与躯干的纵轴应成90°～100°,此角度过小不利于腹部手术操作,过大则会加重腿托的负荷。

5. 大腿与小腿的纵轴应成90°～100°,此角度过小会使腘窝受压,过大则不符合生理条件,还会加大小腿远端所受的压力。

6. 双下肢之间的角度应为80°～90°,此角度过小不利于手术操作,过大易导致腓骨小头压在腿托上,足部应尽量外展以防止腓骨小头与腿托紧密接触。

7. 将患者膝关节摆正,不宜压迫腓骨小头,以免引起腓神经损伤,导致足下垂。

8. 使用约束带时,避免直接系在膝关节上,而应固定在小腿处并保持约束带平整,松紧适宜。

9. 长时间手术时应注意观察远端的脉搏、皮肤颜色和有无水肿。

10. 手术结束复位时,双下肢应依次、缓慢放下并通知麻醉医师,防止因回心血量减少,引起低血压,对于心肺功能不全的患者要特别注意。

11. 术中注意观察患者双下肢的血供及皮肤温度,及时提醒医生不可压在患者下肢上,发现体位架松动及时纠正固定。

（三）皮肤保护的注意事项

保持床单位平整、干燥,注意平整无皱褶,以防止皱褶导致局部皮肤压伤;臀下铺置油布中单保护,以免会阴冲洗时导致床单位潮湿。

二、改良微创截石位手术体位安置技术的注意事项

1. 改良微创截石位手术体位安置技术的注意事项同标准仰卧截石位手术体位安置技术的注意事项。

2. 妇科、直肠等一些手术需头低足高位时,应放置肩托,防止术中变换体位时造成患者下滑。

三、俯卧截石位手术体位安置技术的注意事项

1. 保持床单位平整、干燥。

2. 摆放体位时,要重点注意头部、颈部、肩关节、肘关节、肋骨两侧、双侧髂部、膝关节等部位的保护,防止牵拉和压伤。

3. 双上肢前伸、自然弯曲并用约束带将其固定于搁手板上。

4.注意保护患者面部不要受压，特别是眼、鼻、耳及唇部；保护颈部防止牵拉和受伤；眼部涂眼膏加以保护；保护静脉通道和气管导管，防止脱落。

5.下肢不可过度外展，防止拉伤大腿内收肌；约束带不可过紧，防止神经损伤。

6.体位摆放完毕后，注意检查保持腹部悬空；男性患者还应保护阴囊，避免压伤、水肿；女性患者应注意防止乳房受压。

7.注意检查搁腿架和搁手板是否固定牢固，防止滑脱造成肢体损伤。

（何婷婷　邓　晶）

参 考 文 献

宋烽，2012.实用手术体位护理［M］.北京：人民军医出版社.

魏革，马育璇，2011.手术室护理必备［M］.北京：北京大学医学出版社.

魏革，刘苏君，2014.手术室护理学［M］.北京：人民军医出版社.

第十一章　俯卧位手术体位安置技术操作技能

第一节　俯卧位定义、体位用具的选择及作用

一、俯卧位定义与适用范围

俯卧位（prone position）是指患者俯卧于床面，面部朝下，背部朝上，保证胸腹部最大范围不受压，双下肢自然屈曲的手术体位。俯卧位主要包括标准俯卧位和胸膝卧位，适用于头颈部、背部、脊柱后路、盆腔后路、身体四肢背侧等部位的手术。

二、标准俯卧位需要的体位用具及功能

（一）标准俯卧位的体位用具

标准俯卧位的体位用具有胸枕、俯卧位支架或弓形体位架、"口"字形俯卧体位垫、头托、面部支撑保护垫、圆形啫喱垫、腹部软枕、会阴保护垫、膝部啫喱垫或软垫、记忆海绵圆柱枕或足踝垫、约束带等。

1. 胸枕　抬高胸部，使手臂和腹部腾空。特殊设计的胸枕还可以有效防止女性乳房受压。

2. 俯卧位胸腹垫　支撑胸腹部上、下或两侧，使胸腹部正中腾空。

3. 俯卧位头垫　支撑头部，支撑点分布在前额、下颌和两颊部，可避开眼、鼻、口部，保护患者眼部和气管导管不受压。

4. 流体垫　根据患者头部大小塑形成中空状，患者头偏向一侧时，眼部可放于流体垫中空位置，防止眼部受压，啫喱材质可保护面部受压部位。时间长的手术，术中每隔 1h 由巡回护士和麻醉医生一同将患者头转向另一侧，转动时注意保护患者颈椎和气管导管。

5. 腹部软枕　支撑髂前上棘，使腹部腾空。

6. 会阴保护垫　特殊设计软垫，防止男性外生殖器受压。

7. 膝部及小腿软垫　垫在膝部及小腿下方，起支撑作用并可以预防压疮。

8. 记忆海绵圆柱枕或足踝垫　抬高足踝部，使踝关节保持功能位并使足尖悬空，防止受压。

9. 约束带　用于约束和固定患者，防止术中体位改变及坠床。

（二）体位垫使用后注意事项

体位垫使用后应及时清洗、消毒，避免引起交叉感染。固定放置，每日清点，定期检查其功能性是否完好。

三、各专科俯卧位需要的体位用具及功能

不同的专科手术，根据不同的手术部位和手术方式，在俯卧位的摆放中存在专科差异，各专科手术所需俯卧位都是在标准俯卧位的基础上演变而来的。

（一）骨科颈椎后路手术俯卧位的安置

使用俯卧位头垫，因术中头颈部会受到来自医生手术操作的外部压力，在患者额部、下颌及两颊部贴好压疮贴后再将患者面部放置于头垫上。部分手术患者会使用颅骨牵引弓，配合手术医生进行妥善安置。患者俯卧后，双臂沿身体纵轴方向向后放置于身体两侧，手心向内。必要时可用宽胶膏将两侧肩部向足部方向稍做牵拉，更充分地显露手术野。

（二）骨科胸椎、腰椎后路手术俯卧位的安置

可用胸枕和腹部软枕垫于患者身下，也可用俯卧位胸腹垫。骨科胸椎、腰椎手术，术中患者会受到来自手术医生的外力操作，而且有些手术时间长，术中失血较多，要特别重视患者胸腹部的压疮防护。俯卧位安置好后，患者双上肢自然上举、屈曲，远端高于近端，放置于头部两侧或搁手板上，妥善约束、固定。

（三）神经外科后入路手术俯卧位的安置

颅后窝手术通常放置神经外科专科头架，上胸部及髂前上棘分别放置记忆海绵垫，腹部悬空，双上肢向后放置于身体两侧，手心向内，膝下、小腿上垫软垫，足踝处垫高使足部悬空，妥善固定。神经外科俯卧位手术基本上是用专用头架固定头部，眼部损伤发生概率较小，而颈椎脊髓损伤概率较大，应注意防护。

（四）膝胸卧位的安置

1. 膝胸卧位适用于肛门、直肠、乙状结肠镜等检查和治疗，也常用于妇产科矫正胎位不正或子宫后倾及促进产后子宫复原。患者跪卧，两腿稍微分开，胸部、膝部和小腿面贴于床，大腿垂直于床，臀部抬起，头转向一侧，两臂屈肘，放于头的两侧，腹部与床面间自然形成空间。

2. 膝胸卧位亦适用于腰椎微创显微手术。此卧位需要特殊的手术床进行摆放，主要有下述几种情况。

（1）手术床的头板、背板、腰桥和腿板均可进行折叠，以全电动手术床为佳。摆放方法同标准俯卧位，在调节手术床时注意观察患者的生命体征，由于手术床各部位的改变，患者的受力点和位置会有所改变，注意随时对体位进行调节。

（2）手术床的腿板可拆卸并配有"L"形腿板。患者按标准俯卧位安置好后，由手术医生托住患者双下肢，巡回护士卸下手术床腿板，装上"L"形腿板，固定牢靠，使患者双下肢跪于"L"形腿板上，足踝部垫记忆海绵圆柱枕或足踝垫，膝关节下垫软枕，有条件时可在膝下放置啫喱床垫。膝胸卧位除常规注意环节以外，要调整好置于髂前上棘下方软枕的高度，以免双侧膝关节受压。

（3）对俯卧位患者进行约束时，应避开手术部位，除双上肢均需约束外，背部手术应

用约束带固定患者膝上部位，臀部手术应固定膝下及背部，下肢手术应固定腰背部。

第二节 标准俯卧位的手术体位安置技术的操作标准

手术体位是由手术医生、麻醉医生和手术室护士共同确认和执行的，在俯卧位的安置过程中，麻醉医生应关注患者气管导管和气道通畅情况，手术医生积极配合翻动患者，手术室护士根据患者的年龄、身高和体重选择合适的体位用具，正确放置体位垫，在保障患者安全和舒适的前提下尽量显露手术野，便于医生进行手术。待麻醉操作完毕、患者生命体征平稳后摆放体位，需由手术医生、麻醉医生和手术室护士共同配合，搬动患者时，要将其脊柱和头部保持同一纵轴转动，麻醉医生托住患者头颈部并保护气管导管，2～3 名手术医生分别托住患者肩背部、髋部和双下肢，步调协调一致，使患者的头部和脊柱同时转动并保持在同一水平线上。俯卧后，患者双上肢自然弯曲放于头部两侧，固定于手术床或支臂板上，约束带固定或放置于身体两侧，膝下、小腿上垫软垫，足踝处用拱形啫喱垫垫高使足部悬空，保持踝关节功能位，防止足下垂和足趾受压，约束带固定。

一、操作目的

俯卧位手术体位供背侧手术使用，充分显露手术野，使手术患者安全舒适，保护患者皮肤完整性。

二、操作程序

（一）评估

操作环境是否符合要求，是否备清洁干净的治疗车。

（二）实施要点

1. 仪表
（1）着装整洁，规范。
（2）指甲平短、清洁，不涂指甲油。
（3）不戴耳环、手镯和戒指。
（4）口罩、帽子佩戴规范。
2. 用物　根据患者体重选择合适俯卧位胸腹垫，小圆形啫喱垫两个或膝部支撑垫，俯卧位头垫 1 个，圆形体位垫 1 个。
3. 操作步骤
（1）洗手、戴口罩。
（2）将用物按使用的先后顺序摆放于推车上，推至手术床旁。
（3）中单、橡胶单上缘距床背板前缘 10cm，两单分次平行平铺塞入床垫下。
（4）将输液滑行杆放置于穿刺部位对侧。
（5）四人搬体位法：一人托住患者头颈部，两人分别站于患者两侧，手握橡胶单、中单，另一人负责托起患者双下肢，四人一起用力抬起患者，巡回护士快速将体位垫在距腋下 5cm 处置入，另一体位垫置于髂前上棘至会阴部。

（6）四人同时将患者抬起在同一水平线上，翻身俯卧，双手置于头部两侧。

（7）头部置俯卧位头垫，左右膝关节处分别置啫喱垫，足踝部置圆形体位垫。

（8）距膝关节上 5cm 处系约束带，松紧适宜。

（9）约束带固定腕关节。

（10）检查眼睛、腹部、膝部、生殖器、足尖是否受压。

（11）检查身体有无贴近床沿金属部位，心电图电极位置是否合适，防止电灼伤。

（12）检查各种管道是否通畅，尿管是否置于合适位置。

（13）注意保暖。

4. 操作速度　15min。

第三节　俯卧位手术体位安置技术的注意事项

俯卧位是最主要的手术体位之一，如安置不当极易造成患者呼吸、循环功能障碍，中枢神经、周围神经、视神经受损，以及皮肤压伤等，因此，要加强体位安置的规范与管理，明确操作规范和流程，最大限度地保护患者安全。

一、俯卧位的摆放对患者病理生理方面的影响

（一）呼吸系统

患者由直立位转为仰卧位继而转为俯卧位后，由于重力作用，患者自身重量压迫胸腹壁可造成胸廓和膈肌运动受限，加上纵隔内容物重力的压迫和腹腔内容物向胸腔方向对膈肌的挤压，使肺扩张受限，导致呼吸功能改变。俯卧位时，患者的呼吸主要是腹式呼吸，胸壁阻力增加，既往多认为俯卧位不利于肺的扩张，呼吸系统顺应性下降，肺血流灌注在重力的作用下发生再分配，总体结果导致呼吸功能的减弱，而现在多项研究结果更多的是支持俯卧位能改善肺通气血流比值。根据 Suzuki 等研究表明，俯卧位时肺血流灌注更均匀，在机体换气方面，与仰卧位相比，俯卧位时心脏下受压肺组织明显减少，因此降低了呼吸压力，有利于肺泡的复原和气道腔的开放，从而使功能肺组织及肺泡表面积增加，所以俯卧位通气有利于改善肺换气功能和氧合。在临床实践中，俯卧位对于患者呼吸系统的影响不大。

（二）循环系统

患者俯卧位时腹腔压力升高，导致循环系统下腔静脉回流受阻，使血液系统重新分布，影响回心血量。下腔静脉压力升高，会造成脊柱手术部位出血增多、手术野淤血及手术操作困难，因此俯卧位时要保证腹部尽量腾空，以可伸入两手为宜。

（三）神经系统

全身麻醉患者运动感觉消失，保护性反射消失。在肌肉松弛状态下对神经的过度压迫或牵拉，是造成神经损伤的主要因素，尤其是浅表部位的周围神经更容易受损，如臂丛神经、腓总神经和尺神经等。

（四）压力的改变

患者由直立位转为仰卧位继而转为俯卧位后，身体的负重点和支点均发生变化，软组织承受能力和拉力的强度亦随之改变，因此变换体位可导致神经、血管、韧带和肌肉等软组织损伤。俯卧位时身体着力点是头面部、胸部、髂前上棘、膝关节、足踝部等部位，骨科手术还会受到来自医生手术操作的外来压力，更应加强防护。

二、俯卧位常见的并发症

全身麻醉手术俯卧位患者感觉丧失，全身肌肉松弛，各种保护性反射受到抑制，不仅会限制患者的呼吸、循环功能，还可能因医务人员体位安置不当而损伤患者神经、眼部和皮肤等，而大部分手术体位并发症是可以通过规范体位安置操作和加强巡视而避免的。

（一）眶上神经、眼球、角膜损伤，视网膜中央动脉闭塞，急性青光眼等

俯卧位时，头颈不能过低，头部位置过低会造成头部体位性高血压、静脉回流障碍，导致脑部或眼底血管发生出血或阻塞。头垫安置位置不当，会导致眼部受压、眼内压增高。直接压迫眼部可能会出现视网膜中央动脉闭塞、角膜损伤、急性青光眼，甚至术后失明。俯卧位体位安置完成后保证患者眼睛紧闭，以免角膜受损和干燥。头部过低或术中输液量过多，容易引起结膜水肿，可为患者涂上眼膏，也可将胶布中间部分对折，两端粘住患者上下眼睑。神经外科头部手术和骨科颈椎手术注意眼睛的保护，术前皮肤消毒前，可用输液敷贴或薄膜覆盖双眼，以免消毒液浸入眼睛。必要时双耳塞上棉球并用输液敷贴覆盖。术中头部位置摆放不当或手术过程中头部位置发生改变，或麻醉过浅，均可能使患者体位发生变动，压迫眼部，术中巡回护士必须每间隔30min观察患者面部，发现问题及时调整，必要时适当调整受力点，改善颜面部血液循环。

（二）臂丛神经、尺神经损伤

双上肢外展不超过90°，不过度牵拉，保持患者腋窝处不受压，避免损伤臂丛神经。尺神经位于肘后部，解剖位置表浅，易因自身重力、摆放角度、牵拉过度或置于床边而挤压受损，摆放体位时应避免患者肘后部受压，以免损伤尺神经。

（三）颈部、脊柱损伤

颈部、脊柱损伤多因体位安置人员将患者从仰卧位翻成俯卧位时未做到同步轴线翻身所致，损伤严重者可能造成患者截瘫。全身麻醉状态下患者颈部肌肉张力丧失，搬动患者时过度牵拉或仅托住患者背部而让其头部任意下垂或摆动等，均有可能导致颈椎脱位、椎间盘或颈髓损伤。医务人员在术前和术后翻转体位时，要将患者脊柱保持在同一纵轴转动，避免牵拉或损伤。头颈部固定时应根据颈部生理弯曲来调节软垫或软枕的高度和位置，防止颈髓损伤。搬动截瘫患者时更需谨慎，需专科医生在场，防止加重脊髓损伤。

（四）电灼伤

高频电刀负极板应一次性使用，贴于患者身体肌肉、血管丰富及皮肤完整处，避免

消毒液及生理盐水等浸湿负极板。双下肢稍微分开，避免接触，身体不要接触手术床金属部位。

（五）压伤

俯卧位时身体着力点是头面部、胸部、髂前上棘、膝关节、足踝部等部位，这些部位均为骨隆突处，肌肉脂肪较薄，长时间受压容易引起压疮。俯卧位时，女性患者尽量使用乳房部位中空的胸枕，若使用弓形架，应将两侧乳房放置于体位架中空处，避免乳房受压而造成损伤。男性患者外生殖器尽量避免与体位垫接触，如果不能避免，应沿尿管向下放置。

三、俯卧位患者的护理评估

（一）术前

1. 评估患者身体情况　除常规术前评估外，还需评估有无眼部疾病、有无颈椎胸腰椎疾病、活动能力等。

2. 评估心理状态　除常规外，可增加手术体位的简单介绍，使患者有更好的心态和更充足的准备配合手术。

3. 评估手术床和体位垫　术前检查用物的完整性和功能性，处于功能状态。根据患者的年龄、身高和体重选择合适的体位用具。

4. 评估受压部位皮肤　对受压部位和骨隆突处做好压疮防护。

5. 根据手术部位选择合适的手术床，如为骨科需要透视的手术，应避免手术床的床凳（柱）在手术部位下方而影响术中 C 臂机的使用。

（二）术中

全身麻醉气管插管完成后，摆体位时，步调统一，注意各管道通畅，保护患者气管导管、动静脉置管及留置尿管等。术中定期观察体位有无移动，眼部有无受压，及时发现与调整。

（三）术后

术后观察患者生命体征，检查受压部位皮肤情况。若术后发生压疮，及时记录和处理，与 ICU、PACU、病房护士做好交接。术后回访患者，观察有无视力损伤、肢体功能障碍和压痛等。

四、安置俯卧位的注意事项

（一）头面部安置的注意事项

俯卧位时支撑点在额部、下颌与两颊，注意避免眼部、颧骨及嘴唇受压；注意气管导管的位置及牢固性；术中定期观察。

（二）颈部安置的注意事项

安置头颈部时应根据颈部的生理弯曲来调节头垫的位置和高度，防止损伤颈髓。

（三）胸部安置的注意事项

使用不同的胸枕或体位架，使胸部局部腾空，不能全部受压，术前对受压部位进行有效的压疮防护。

（四）上肢安置的注意事项

双上肢外展不超过 90°，不过度牵拉，可将双上肢搁置于支臂架或头板上，不要超出范围，以防受压；远端高于近端，利于静脉回流；放于身体两侧时，紧贴身体，手心向内；需要用宽胶膏从双肩部向下做牵拉时，不要用力过度，以免损伤神经和皮肤。

（五）腹部安置的注意事项

上腹部尽量腾空，减少呼吸阻力和腹腔压力。

（六）女性乳房安置的注意事项

可用特殊设计的体位垫防止女性乳房受压；使用弓形体位垫或"口"字形俯卧体位垫时，可将双侧乳房朝中空位置放置；如为一般的胸枕，尽量将乳房向身体外下方放置。

（七）膝部及小腿安置的注意事项

使用软垫垫于患者膝部与小腿下方，小腿高于膝关节，患者的膝部和小腿均匀承力；双下肢分开放置，避免接触。

（八）足踝部安置的注意事项

足踝部下方垫记忆海绵圆柱枕或足踝垫，使踝关节保持功能位并使足尖悬空，防止受压。

（九）安置管道的注意事项

保证气管导管、动静脉通路、尿管等管道通畅。体位摆放完毕后，应配合麻醉医师仔细检查气管导管有无扭曲和牵拉，插管位置有无变动，固定是否松动；检查尿管有无扭曲、受压和脱落，引流是否通畅，手术中仔细观察尿液颜色、性状和尿量并做详细记录；体位翻动过程中容易将动静脉通路管道压在患者身下或交织在一起，体位安置完成后应检查动静脉通路是否通畅并放置妥当，如需将双上肢自然弯曲放于头部两侧，术前尽量避免在肘部静脉穿刺，以免术中输液不畅。

（牛丹丹　许　娜　封　丹）

参 考 文 献

陈敏，2013. 不同麻醉状态下俯卧位对呼吸功能的影响研究进展 [J]. 中国医药导刊，15（4）：609-612.

高均芬，2011. 循证护理在脊柱外科后路手术俯卧位中的应用 [J]. 中国实用护理杂志，27（14）：43-44.

郭莉，2017. 手术室护理实践指南 [M]. 北京：人民卫生出版社.

韩永正，郭向阳，2013. 脊柱手术后失明的研究进展 [J]. 国际麻醉学与复苏杂志，34（4）：356-358.

霍树平，于丽丽，刘祥，等，2015. 全麻机械通气下俯卧位对患者肺换气功能的影响 [J]. 中华麻醉学杂志，35（1）：80-83.

刘海鹰，周殿阁，胡其翼，2002. 俯卧位脊柱手术后眼部并发症 2 例报道 [J]. 中国脊柱脊髓杂志，12（6）：414-436.

宋烽，2012. 实用手术体位护理 [M]. 北京：人民军医出版社.

王振香，赵林，栾瑞红，2008. 俯卧位手术患者体位导致并发症的护理 [J]. 中国实用护理杂志，24（1）：26-27.

魏革，刘苏君，2004. 手术室护理学 [M]. 北京：人民军医出版社.

张秀华，吴越，2011. 脊柱外科围手术期护理技术 [M]. 北京：人民卫生出版社.

Suzuki H，Sato Y，Shindo M，et al，2008. Prone positioning improves distribution of pulmonary perfusion: noninvasive magnetic resonance imaging study in healthy humans [J]. Eur Radiol，18（3）：522-528.

第十二章 坐位手术体位安置技术操作技能

第一节 坐位定义、体位用具的选择及作用

一、坐位定义与适用范围

（一）坐位的定义

手术坐位是在进行颅脑、面部、颈部手术时，为了充分显露手术野，通过使用体位垫，调节手术床，协助手术患者采取的一种手术体位。

（二）坐位的适用范围

坐位在临床作为一种特殊且常用的手术体位，涉及的手术类型包括以下专科手术。

1. 耳鼻喉科局麻手术 包括鼻中隔、鼻息肉、扁桃体等手术。
2. 骨科的肩关节手术 包括肩关节镜类手术。
3. 神经外科手术 包括小脑、第四脑室、颅后窝、部分颈椎后路等部位的手术。

二、标准坐位需要的体位用具及功能

手术体位的安置不仅影响手术操作，而且影响麻醉安全。因此，标准体位的制订应由手术医生、麻醉医生、手术室护士共同参与和认可。麻醉医生关注术前体位，考虑麻醉风险；手术医生关注术中体位；手术室护士则充分考虑患者整个手术期的舒适与安全。三方应达成一致意见，根据生理、解剖知识，选择功能良好的正确体位用具进行体位摆放。手术体位的摆放是关系一台手术顺利与否的关键。麻醉后，患者的肌肉松弛，全身或局部失去自主能力，因此，手术体位既要保证能充分显露手术野，使手术顺利进行，又要照顾到患者的正常呼吸和循环功能，避免肢体、关节和神经压迫而导致并发症。因此，在进行体位摆放时常需要借助一些辅助用具。

（一）手术床

手术床是医生为患者手术时安置患者体位的主要工具。按各专科手术需要，有专用手术床和专科专用手术床两种。一般都是由以下几部分组成。

1. 头板 用于固定患者头部，安置专科头架以支撑患者头部。
2. 背板 用于支撑患者躯干。
3. 腿板 用于支撑患者的下肢。
4. 遥控器。

（二）手术床体位垫及其他用具

1. 硅胶垫　是一款常用的医用器具，患者麻醉后，其肌肉松弛，全身或局部无法自主活动，根据不同手术体位，选择专用体位垫，可有效缓解患者因手术中长时间受压而产生的并发症。

2. 胸部约束带　用于固定患者胸部、腹部，限制其活动，以固定牢固且不影响呼吸为宜，保证患者体位的稳定，防止术中体位改变及坠床。

3. 约束带　用于固定患者四肢。膝下用膝部支撑垫保护，再用约束带固定膝关节。

4. 弹性绷带　术前包扎前，先将腿抬高驱血回心，包扎时从足掌内侧、踇指下方的位置开始，绷带松紧适宜，过松起不到驱血的作用，过紧则影响下肢的血液循环。

5. 头部连接固定器　用于支撑固定患者头部，保持其处于功能位，充分显露手术野，为手术医生提供足够的操作空间。

三、各专科手术坐位需要的体位用具及功能

不同的专科手术，根据显露手术视野的需要，患者在坐位手术体位细节上的体现存在专科差异。各专科所需的坐位手术体位都是在标准手术体位基础上演变而来的。

（一）耳鼻喉科局部麻醉手术坐位安置

1. 耳鼻喉局部麻醉手术　患者均为清醒状态，术前准备时先将手术床预先调节好，避免因操作造成患者的恐惧和坠床的危险。

2. 先将手术床整体调整为头低足高倾斜 45° 位，将背板抬起，使床的上 1/3 与中 1/3 形成夹角，髋部屈曲 90°～110°；再将手术床的腿板向下移 20° 左右，使床的中 1/3 与下 1/3 形成夹角，膝关节屈曲 20°～30°；最后将手术床整体沿床轴微调至手术所需的体位。头板上枕头用约束带将其固定，器械托盘架于两腿板正下方，备用。同时，在手术床右侧备好手术站灯，连接电源，在手术站灯角侧放置垃圾桶；检查吸引器等设备均处于功能状态。

3. 核对手术患者后，将患者安置在已调节好的手术床上，做好解释沟通，在患者膝关节下置软枕并用约束带约束，将其双手腕约束后自然放于两大腿上，嘱患者保持配合。

（二）骨科肩关节手术坐位安置

1. 肩关节结构比较复杂特殊，肩关节的活动需要多个关节的参与，肩关节手术一般采取全身麻醉，术中要求充分显露肩关节，对体位的摆放要求高。主要是在标准手术体位摆放基础上，通过调节电动手术床来达到手术需要的体位。

2. 全身麻醉后，患者仰卧，头偏向健侧，避免过伸扭曲，使其处于功能位，用头垫、胶布固定，防止头部不稳定，颈下用肩枕垫起，下颌与胸骨之间保持一定距离，以防脊髓缺血损伤。患肩肩胛骨平面超出床缘 5cm，便于术中肩关节各方向活动。骶尾部做好压疮防护，防止压疮。健侧上肢置于身体一侧并用中单包裹固定，患侧上肢游离悬空消毒，自然屈曲置于胸腹部。膝下腘窝处垫膝部支撑垫，以减轻对大血管和神经的牵拉。足跟部垫足跟垫，做好压疮防护，防止压疮。约束带固定患者的膝关节，膝关节下垫膝部支撑垫支撑，保持患者关节的功能位，防止身体下滑。将手术床调节成沙滩椅样，背板抬起使上身

倾斜 30°～40°，床的上 1/3 与中 1/3 形成夹角，髋部屈曲 90°～110°。手术床的腿板向下移 20°左右，使床的中 1/3 与下 1/3 形成夹角，膝关节屈曲 20°～30°，将手术床调整到手术所需的体位。

（三）神经外科手术坐位安置

神经外科手术具有手术部位深、术野狭窄、手术精细、时间长等特点。准确的体位安置不仅易于术野的显露，而且易于医生准确方便操作，更可减少术中并发症的发生。坐位是神经外科手术中较为复杂的一种体位，适用于多种颅后窝肿瘤手术，如小脑脑桥角肿瘤、第四脑室肿瘤等。采用坐位，手术台可调整前倾角度，增大手术者视野角度，同类手术若采取侧卧位达到如此视角，需调整手术床成头低足高位，这会影响静脉回流，增加出血风险。

术前了解患者的身高，麻醉前患者平卧于手术床上，髂前上棘与床坐板前端平齐，身高偏矮者（低于 155cm）麻醉后臀下垫一适当高度的臀垫以增加上半身的高度，使患者坐起后肩部能超过背板，避免患者坐起后头部相对过低。患者麻醉后，首先抬高双下肢，用弹性绷带自足背部至腹股沟呈螺旋形加压包扎。胸部用胸腹带固定，以不影响呼吸又可起到固定作用为宜，腹部腹带固定以患者坐起后一手能通过为宜；在膝关节下垫一膝部支撑垫约束带固定；患者坐起后，将双手自然放于胸前的腿上，腿上放置软枕，用束手带交叉固定。将患者头部以 3 颗消毒头钉固定于特制架上，将背板升至 45°～60°，手术床后倾 15°，升高座板和下肢板 15°～30°，以防止患者滑动。

第二节　标准坐位的手术体位安置技术操作标准

一、坐位体位摆放标准

（一）坐位体位基本摆放要求

1. 体位安全　术前严格执行三方核查，与手术医生、麻醉医生共同确定手术体位。体位摆放位置适当，不可过分挤压及牵拉，做好皮肤防护，防压疮和电灼伤。

2. 保持功能　摆放坐位时，应考虑体位对患者呼吸功能、循环功能及皮肤的影响，保证患者基本的生理功能。

3. 保证循环　在进行坐位摆放后，受重力影响，下肢回流受阻，麻醉后血管扩张，回心血量减少。术前应进行双下肢静脉加压，使浅静脉塌陷，减少静脉血淤积，预防血栓形成。在使用弹性绷带时，固定须松紧适宜，其松紧度以能伸入 1～2 个手指为宜。注意每 30min 观察双下肢血液循环，包括皮肤的颜色、温度等。

4. 适当固定　巡回护士应熟练掌握操作规程和操作技能，在保证功能安全的前提下，用胸腹带将患者固定，确定患者的呼吸不受影响，避免患者体位不稳定和手术医生操作不方便。

（二）手术床操作要求

1. 术前巡回护士应熟悉手术床的设计结构，熟练掌握手术床的性能特点和操作方法，确定手术床功能状态，确保手术床配件齐全，能正常使用。

2. 术中手术床在使用过程中，加强巡视，观察患者，防止机体组织及功能的损伤，动作操作应精准，避免误操作的危险。

3. 手术结束，在手术医生和麻醉医生共同配合下，安全操作手术床，循序将患者体位还原成平卧位，保证患者安全。

4. 术后按操作规程将手术床恢复到原位，降至最低位，床配件清洁整理后放在原指定位置。

5. 手术床由专人负责，定期整理，定期检查，定期充电，定期维护，做好登记工作。

二、标准坐位的手术体位安置技术操作

（一）评估

操作环境是否符合要求。

（二）实施要点

1. 仪表
（1）着装整洁，规范。
（2）指甲平短、清洁，不涂指甲油。
（3）不戴耳环、手镯和戒指。
（4）口罩、帽子佩戴规范。

2. 用物　膝部支撑垫 1 个、软枕 1 个、上肢约束带 2 个、下肢约束带 1 个、胸部约束带 1 个、弹性绷带 2 卷、啫喱垫 1 个。

3. 操作步骤
（1）洗手、戴口罩。
（2）将用物按使用的先后顺序摆放于推车上，推至手术床床尾。
（3）检查床单位，将中单、橡胶单铺置在手术部位处，两单分次平行平铺塞入床垫下，臀下置啫喱垫。
（4）将信息核对准确的手术患者安全移置到手术床上，患者肩部对齐手术床头板与背板之间。
（5）为患者盖被，注意保暖。
（6）根据手术需要为患者脱衣裤并向患者解释，注意保护隐私。
（7）置膝部支撑垫于膝下，下肢约束带固定，检查松紧度。
（8）约束双手并固定。
（9）询问患者舒适度。
（10）患者双下肢缠绕弹性绷带，固定膝部，注意松紧适宜。
（11）置胸部约束带，松紧适宜，以可平放一手为标准，上紧下松为原则。
（12）协助医生安置头架及连接杆。
（13）缓慢调节手术床，按照 15°～30° 调节，先抬高背板，然后将床后倾，再抬高背板，中间适当停顿，观察患者生命体征变化。调节直至患者端坐，固定头架和连接杆。

（14）患者双手交叉环抱软枕放置于胸前，约束双手。

（15）检查及调节约束带松紧；检查输液管道、尿管是否通畅。

（16）为患者保暖。

4. 服务态度

（1）以患者为中心，按护理程序进行操作。

（2）讲普通话，语言规范，情感表达适当。

（3）态度和蔼，关心体贴患者。

5. 注意事项

（1）患者身体不能接触手术床金属部位。

（2）注意观察下肢颜色。

（3）手术中根据医嘱并复诵医嘱后再调节体位，调节前确认按键位置精准。

（4）头架安置好后，只能将手术床整体调动，严禁只调节背板或腿板，以免发生颈椎脱位。

（5）术前必须做好患者压疮评估，并做好相应的压疮防护措施。

6. 综合质量

A. 5 分

B. 4 分

C. 3 分

D. 2 分

E. 1 分

F. 0 分

7. 评分标准

（1）用物缺一项或不符合要求扣 1 分。

（2）仪表着装一项不符合要求扣 2 分。

（3）操作程序颠倒一处扣 1 分。

（4）操作程序遗漏一处扣 1 分。

（5）严重违反操作原则扣 10 分。

（6）10min 内完成，操作时间每超过规定时限的 20%扣 1 分。

第三节　坐位手术体位安置技术的注意事项

一、耳鼻喉科局部麻醉手术坐位安置技术的注意事项

耳鼻喉科手术患者一般均为局部麻醉患者，手术时间相对较短，术前应向患者做好解释工作，遵医嘱适当进食，根据患者情况进行选择性输液。术中将患者双手及腿部使用约束带进行约束，防止坠床和污染无菌区，与患者进行有效的沟通，取得患者的配合。

二、骨科肩关节手术坐位安置技术的注意事项

肩关节镜手术目前已广泛应用于临床，采取坐位手术，可减少健侧神经的损伤，同时

增大手术关节的活动度。

1. 患者在全身麻醉状态下，进行体位摆放时，由专人负责保护患者颈椎，避免损伤。

2. 患者在全身麻醉状态下，进行体位摆放过程中，因体位的改变，可发生静脉回流的改变、回心血量减少、心排血量减少、脑供血供氧减少、血压下降等一系列生命体征改变。

3. 肢体定位装置使用不当会影响肢体的血液供应，手术过程中，要定时观察手臂末端手指的颜色、温度、湿度，及时发现问题并调整处理，减少对患者的伤害。

三、神经外科手术坐位安置技术的注意事项

神经外科手术采取坐位，利用重力作用，使脑脊液和静脉引流通畅，小脑半球相应下移，术野显露相对清晰，有利于手术操作，但操作不当易发生空气栓塞和循环血流动力学紊乱。

1. 神经外科手术部位深、术野狭窄、手术精细，合适的体位可以充分显露手术野，方便手术医生准确操作，巡回护士术前应了解手术入路，病变的部位、性质、大小及术式，备好用物，节省时间，以免忙乱。固定好体位能充分显露手术视野，提高满意度。

2. 使用约束带时，约束带下应垫衬垫，固定须松紧适宜，松紧度以能伸入 1～2 个手指为宜。注意每 30min 观察双下肢血液循环，包括皮肤的颜色、温度等。记录使用保护具的部位、时间和每次观察结果。

3. 麻醉后坐位的摆放要求很高，对于头架，常规体位头架固定于手术床头处的双孔内，而坐位则需使用特制的工具固定于床尾，头部三钉头架固定头部后，上半身逐渐升高至90°，头架再固定于床尾，双肩高于床前缘 10～15cm，小儿患者和上半身较短者需要加坐体位垫以达到此要求。

坐位手术对术者、麻醉医生、护理人员均提出了较高要求，三者完美的团队合作是手术成功的关键。

（万 凤 时 丹）

参 考 文 献

李小君，2015. 1 例脑外科手术坐位麻醉案例分析［J］. 当代临床医刊，1：1249-1250.

马晓军，刘雪琴，2012. 坐位手术体位对患者循环功能影响的分析及护理［J］. 中华护理杂志，13（2）：12-14.

宋烽，2012. 实用手术体位护理［M］. 北京：人民军医出版社.

魏革，马育璇，等，2011. 手术室护理必备［M］. 北京：北京大学医学出版社.

魏革，刘苏君，王方，等，2014. 手术室护理学［M］. 北京：人民军医出版社.

第三篇

临床各专科手术体位安置与护理

第十三章 普外科特殊手术体位

第一节 肝胆胰专科手术体位护理

一、摆放用物准备

用物包括头枕、搁手板、膝部支撑垫、足跟垫、约束带等（图 13-1-1）。

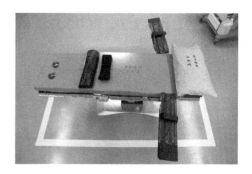

图 13-1-1 用物准备

二、安置方法

1. 采用正中仰卧位，用头枕垫高头部 3～5cm 以保持前屈，利于放松肌肉和静脉回流，使头和颈处于水平中立位置。

2. 腹腔镜下肝切除术体位摆放要点　双上肢外展置于搁手板上，掌面向上，远端关节略高于近端关节。两腿自然伸直，腘窝下垫膝部支撑垫抬高 20°。距离膝关节上 5cm 处用约束带固定双下肢，约束带接触身体面可加用棉垫保护，松紧以能容纳一指为宜，避开腓骨小头以免压迫腓总神经。在患者骨隆突处贴压疮贴，以防局部组织长时间受压（图 13-1-2，图 13-1-3）。

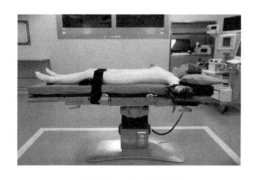

图 13-1-2 侧位图

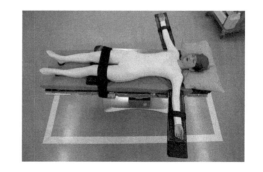

图 13-1-3 正位图

3. 特殊肝脏手术体位摆放要点　对于右半肝切除手术，体位摆放可将右侧肋缘下垫高 30°，充分显露手术野（图 13-1-4）。

4. 腹腔镜下胰十二指肠切除术体位摆放要点　患者左上肢外展置于搁手板上，远端关节略高于近端关节，右上肢掌心朝向身体侧，肘部微屈置于身旁，用横向中单固定，双下肢及腿板水平分开呈"大"字位且不宜超过 90°，妥善固定（图 13-1-5）。

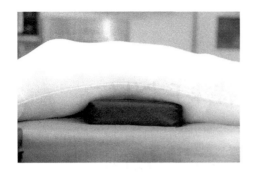
图 13-1-4　特殊肝脏手术体位

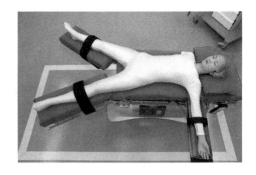
图 13-1-5　腹腔镜下胰十二指肠切除术体位

三、手术床的调整

仰卧位，摆放头架，将手术床调至头高足低位，可调节手术床背板向下弯折使剑突隆起，充分显露手术野。

四、手术间布局

手术间布局见图 13-1-6。

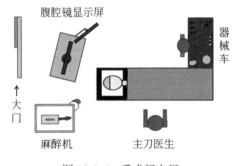
图 13-1-6　手术间布局

（张　穗　万　凤）

第二节　胃肠专科手术体位护理

一、胃癌根治术手术体位护理

（一）摆放用物准备

用物包括头枕、搁手板、横位中单、膝部支撑垫，约束带，足跟垫等（图 13-2-1）。

胃癌根治术患者绝大多数都是采取腹腔镜下胃癌根治术，右上肢外展，左上肢包裹于体侧。腿板分开，双下肢呈剪刀位且不超过 90°，以可站立一人为宜，以避免会阴部组织过度牵拉。

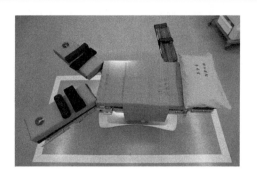

图 13-2-1　用物准备

（二）安置方法

1. 床上置横位中单，注意中单应干燥平整，避免褶皱。

2. 患者移至手术床后，头部垫软枕或流体垫，注意高度合适。

3. 在患者骨隆突处贴好压疮贴（如枕后、肩胛、骶尾、肘部、足跟等），以防局部组织长时间受压。

4. 在右上肢建立静脉通道，将患者左上肢固定于横单内，肘部微屈，手臂手心朝向体侧。输液管道及监护设备尽量留置在右上肢并妥善固定。

5. 全身麻醉后实施眼睛保护措施，双眼覆盖护眼贴或用金霉素眼膏，防止暴露性角膜炎的发生。

6. 将患者下移，使其臀部位于床背板下缘，将两侧腿板水平分开 45°，双下肢分别放于两侧腿板上且妥善固定。

7. 距离膝关节上 5cm 处用约束带固定，注意松紧适宜，以能容一指为宜，以防腓总神经损伤（图 13-2-2）。

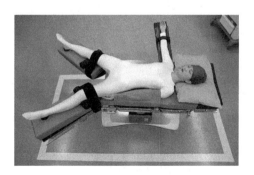

图 13-2-2　腹腔镜下胃癌根治术体位

（三）手术床的调整

仰卧大字位，摆放头架，根据手术进度，对手术床进行角度调整。

（四）手术间布局

手术间布局见图 13-2-3。

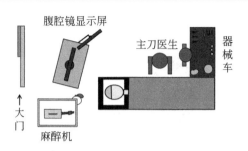

图 13-2-3　手术间布局

二、直肠癌根治术手术体位护理

（一）摆放用物准备

用物包括头枕、搁手板、横位中单、肩托、保暖棉腿套、臀垫、约束带（图 13-2-4）。直肠癌根治术绝大多数都是在腹腔镜下进行的，手术时左上肢外展，右上肢包裹于体侧。

（二）安置方法

1. 手术床上加铺横位中单，保持清洁、平整、干燥。检查支架功能是否完好。

2. 全身麻醉后，患者仰卧于手术床上，四人协助将患者下移，使其臀部平行于床缘，屈髋屈膝两腿分别置于腿架上，腿架高度以患者身高为准，屈髋90°～100°，屈膝90°～100°，双下肢外展不超过90°，两腿置棉腿套，约束带分别固定双小腿，松紧适宜（图 13-2-5）。

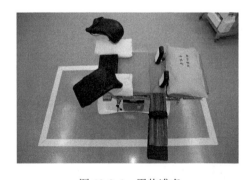

图 13-2-4　用物准备

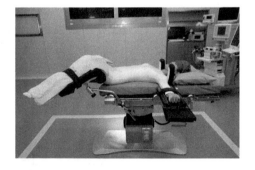

图 13-2-5　侧位图

3. 取下手术床腿板，微调体位，将臀部根据手术需要置于床缘或略出床缘，臀下垫臀垫或头低足高 15°（图 13-2-6），双肩用肩托固定。

4. 在患者骨隆突处贴压疮贴（如骶尾部、肩部等），以防局部组织长时间受压。

5. 患者左上肢外展置于搁手板上，右上肢包裹于体侧（图 13-2-7）。由于人在站立位时臂长略低于臀部，在摆放截石位时，手指通常超出手术床边缘，所以手臂应用布单妥善固定置于身旁，注意防止手指受压或手掉于床下。

6. 将电刀负极片贴于大腿下 1/3 处，避开消毒范围，保持负极板干燥。

7. 手术结束后应缓慢放平一侧下肢，待血压无明显变化后再放平另一侧下肢，注意血流动力学的改变，防止出现直立性低血压。

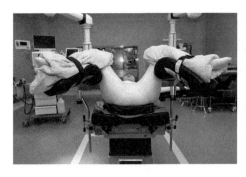

图 13-2-6　臀部体位摆放

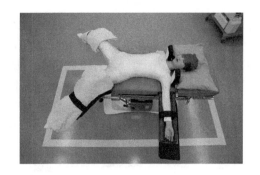

图 13-2-7　正位图

（三）手术床的调整

手术床需调至头低足高位 15°，取下床尾，截石位，两腿之间的跨度为生理跨度（45°），摆放头架。

（四）手术间布局

手术间布局见图 13-2-8。

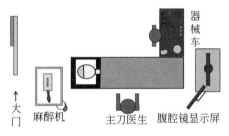

图 13-2-8　手术间布局

（赵　晶　张　穗）

第三节　甲状腺、乳腺专科手术体位护理

一、甲状腺手术体位护理

（一）摆放用物准备

用物包括流体垫、横位中单、斜坡枕、膝部支撑垫、约束带、足跟垫等（图 13-3-1）。

（二）安置方法

1. 麻醉后在肩下垫一斜坡枕，使肩部垫高，头部尽力后仰，甲状腺体位的着力点在颈背部交界下方 2～3cm 处，头颈部位放置流体垫，以支撑

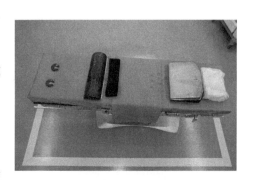

图 13-3-1　用物摆放

颈椎，头部要自然下垂以刚接触到手术台为佳。颈过伸悬空，尽可能使下颌、气管、胸骨处于同一水平线，肩背部垫 50cm×43cm×8cm 肩背垫，抬高肩部 20°，将患者头部置于头板上的流体垫并固定，避免术中头部摆动，既可达到甲状腺体位要求，又不使患者腰背部悬空。双上肢自然放于身体两侧，中单包裹固定，注意保持中单平整，避免褶皱。

2. 腘窝下垫膝部支撑垫，使双下肢处于功能位，双足跟垫软垫，减轻足跟压力，于膝上 5cm 用约束带约束双下肢（图 13-3-2，图 13-3-3）。

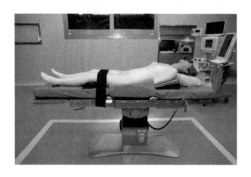
图 13-3-2 侧位图

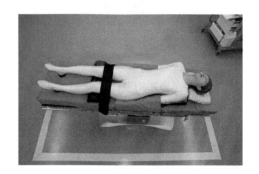
图 13-3-3 正位图

3. 对颈部较长、病变位置较浅的患者，可在手术中适当垫高颈部，背部不垫肩枕，术中按需降低头板，形成颈伸位。胸廓活动不会受到限制。

4. 注意保护眼睛。

（三）手术床的调整

首先调整头高足低 15°，再将头部背板向下调节 15°～20°，显露出颈部。摆放头架。

（四）手术间布局

手术间布局见图 13-3-4。

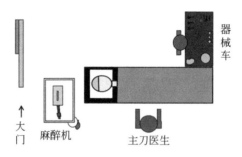
图 13-3-4 手术间布局

二、乳腺手术体位护理

（一）摆放用物准备

用物包括头枕、搁手板、肩枕、膝部支撑垫、约束带、足跟垫（图 13-3-5）。

（二）安置方法

1. 患者头部垫舒适头枕保护枕部。

2. 患者患侧上肢外展成 90°。健侧上肢自然外展，掌心朝向身体侧，肘部微屈，并使用中单约束，注意中单应平整，避免褶皱。外展手臂时，应保持肩关节与肘关节的功能位，肩关节外展不可超过 90°，肘关节轻度屈曲，手臂远端关节的水平位置高于近端关节，即腕关节高于肘关节。双下肢自然放松放置，腘窝下垫膝部支撑垫，保持患者双下肢舒展。

3. 腋窝下放置肩枕（图 13-3-6），处于肢体功能位，调整搁手板的保护垫，使上肢与身体保持水平。

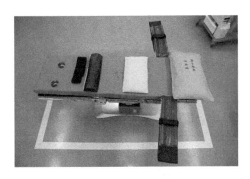

图 13-3-5　用物摆放

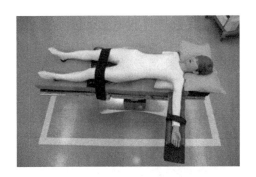

图 13-3-6　腋窝下肩枕摆放

4. 双下肢稍弯曲顺应身体纵轴，减少身体纵轴扭曲引起患者不适，避免牵拉、下肢静脉血栓形成。同时采用双侧足跟垫，置于踝关节下方，可以有效减轻足跟部压力。

（三）手术床的调整

患者取仰卧位，利用搁手板展开患肢，摆放头架。

（四）手术间布局

手术间布局见图 13-3-4。

（张　穗　邹秀芳）

参 考 文 献

卜文君，郑莉丽，周雪瑜，等，2017. 肝癌切除术中不同手术体位对医患舒适度的影响 [J]. 中华现代护理杂志，23（5）：685-687.

刘燕梅，李莲英，李雪清，等，2016. 乳腺改良根治术中体位改进对手术相关因素影响的研究 [J]. 护理研究，2（30）：605-606.

第十四章　心胸外科特殊手术体位

第一节　普胸（食管和肺叶）专科手术体位护理

一、食管手术体位护理

（一）摆放用物准备

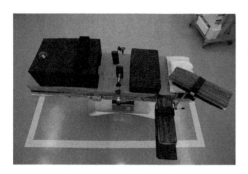

图 14-1-1　用物准备

用物包括头枕、流体垫、搁手板、可调节搁手架、侧胸位垫、固定挡板、约束带、隧道垫、足跟垫（图 14-1-1）。

（二）安置方法

1. 取健侧卧位，头下置头枕，高度平下侧肩高，使颈椎处于水平位置。

2. 在腋下距肩峰 10cm 处垫侧胸位垫。

3. 术侧上肢屈曲呈抱球状置于可调节搁手架上，远端关节稍低于近端关节；下侧上肢外展于搁手板上，远端关节高于近端关节，共同维持胸廓自然舒展。肩关节外展或上举不超过 90°；两肩连线和手术台成 90°（图 14-1-2，图 14-1-3）。

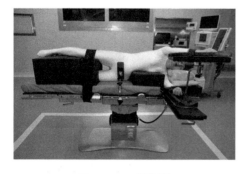

图 14-1-2　侧位图

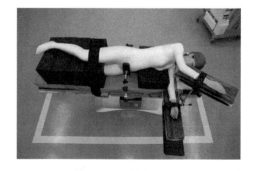

图 14-1-3　正位图

4. 腹侧用固定挡板支撑耻骨联合，背侧用挡板固定骶尾部或肩胛区（离手术野至少 15cm），共同维持患者 90°侧卧位。

5. 双下肢约 45°自然屈曲，前后分开放置，保持两腿屈曲呈跑步时姿态。两腿间用隧道垫承托上侧下肢。

（三）手术床的调整

为了达到最佳手术视野的显露，有时需要对手术体位进行一定的调整，对手术床进行左、右侧倾斜，因肿瘤位置的不同可能需多切口联合手术，在手术过程中需变换手术体位。

（四）手术间布局

手术间布局见图 14-1-4。

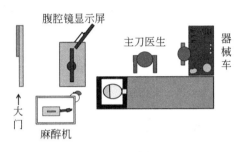

图 14-1-4 手术间布局

二、肺叶手术体位护理

肺叶手术体位护理同"食管手术体位护理"。

（陈 锐 张晓芳 雷 甜）

第二节 心血管专科手术体位护理

一、胸骨正中开胸心脏手术体位护理

（一）摆放用物准备

用物包括头枕、搁手板、薄胸枕、横位中单、膝部支撑垫、约束带、足跟垫（图 14-2-1）。

（二）安置方法

1. 胸部下方放置薄胸枕，将胸部整体抬高，床上铺置横位中单，注意中单应平整干燥，避免褶皱。

2. 患者移至手术床后，头部垫头枕，注意高度要合适，保持头和颈椎处于水平中立位置。

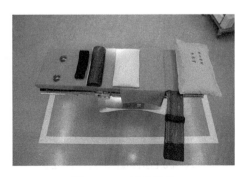

图 14-2-1 用物准备

3. 将患者骨隆突处贴好压疮贴（如肩胛、骶尾部、肘部、足跟等），以防局部组织长时间受压。

4. 在左右上肢分别建立静脉通道，左手桡动脉穿刺监测血压，将患者右上肢固定于横单内，肘部微曲，手臂手心朝向体侧，输液管道及监护设备妥善固定，注意松紧适宜，必要时给予衬垫保护，以免引起仪器管路压伤。将左上肢外展置于搁手板上，在搁手板上置软垫，外展不超过90°。

5. 全身麻醉后对眼睛实施保护措施，双眼覆盖护眼贴或用金霉素眼膏，防止暴露性角膜炎的发生。

6. 腘窝下放置膝部支撑垫，使肢体保持功能位，双腿分开，避免关节相互接触，同时采用双侧足跟保护垫，置于踝关节下方，减轻足跟部压力。

7. 距离膝关节上5cm处用约束带固定，注意松紧适宜，以能容一指为宜，防止腓总神经损伤（图14-2-2）。

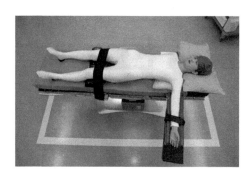

图 14-2-2　胸骨正中开胸心脏手术体位

（三）手术床的调整

根据手术进度，对手术床进行头高足低、头低足高、左倾右倾等调整。

（四）手术间布局

手术间布局见图14-2-3。

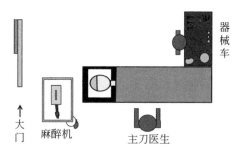

图 14-2-3　手术间布局

二、微创心脏手术体位护理

（一）摆放用物准备

用物包括头枕、薄胸枕、横位中单、膝部支撑垫、约束带、足跟垫（图14-2-4）。

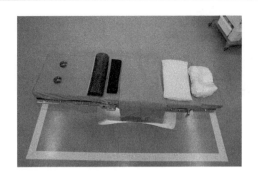

图 14-2-4 用物准备

（二）安置方法

1. 胸部下方放置薄胸枕，将胸部整体抬高，床上铺置横位中单，注意中单应平整干燥，避免褶皱。

2. 患者移至手术床后，头部垫软枕，注意高度要合适，头和颈椎处于水平中立位置。

3. 将患者骨隆突处贴压疮贴（如肩胛、骶尾部、肘部、足跟等），以防局部组织长时间受压。

4. 在左右上肢分别建立静脉通道，左手桡动脉穿刺监测血压。

5. 小切口房室间隔缺损手术、心脏瓣膜手术等，用肩枕将右侧胸部垫高，将患者双上肢固定于横单内，肘部微屈，手臂手心朝向体侧，输液管道及监护设备妥善固定，防止术中滑脱及液体外渗。注意松紧适宜，必要时给予衬垫保护，以免引起仪器管路压伤（图 14-2-5）。

6. 小切口冠状动脉搭桥术，用肩枕将左侧胸部垫高，其他同上（图 14-2-6）。

7. 胸骨上段小切口手术，体位同胸骨正中开胸手术体位。

8. 全身麻醉后对眼睛实施保护措施，双眼覆盖护眼贴或用金霉素眼膏，防止暴露性角膜炎的发生。

9. 小切口手术须备股动脉转流，下肢需消毒，术中不固定。

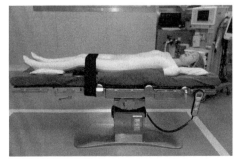

图 14-2-5 小切口房室间隔缺损手术、心脏瓣膜手术体位

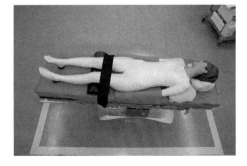

图 14-2-6 小切口冠状动脉搭桥术体位

（三）手术床的调整

患者取仰卧位，摆放头架，根据手术进度，对手术床进行头高足低、头低足高、左倾、

右倾等调整。

（四）手术间布局

手术间布局见图 14-2-3。

（牛丹丹　李　芳）

参 考 文 献

郭莉，2019. 手术室护理实践指南［M］. 北京：人民卫生出版社：42-65.

易定华，徐志云，王辉山，2016. 心脏外科学［M］. 北京：人民军医出版社：1508-1543.

第十五章 泌尿外科特殊手术体位

第一节 肾脏专科手术体位护理

一、肾脏手术侧卧位体位护理

（一）摆放用物准备

用物包括流体垫、搁手板、可调节搁手架、胸枕、约束带、固定挡板、隧道垫、足跟垫（图 15-1-1）。

（二）安置方法

1. 检查床单位 搁手板放置于手术患者的健侧。横位中单铺置在手术床背板与坐板折叠处的正上方。

2. 将信息核对准确的患者安全安置在手术床上。调整患者肾区对准手术床背板与坐板折叠处，

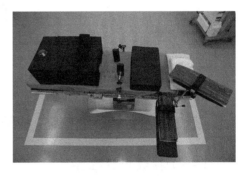

图 15-1-1 用物准备

在患者健侧上肢处安置搁手板及可调节搁手架。将患者健侧上肢放置于搁手板上并在健侧上肢进行静脉输液，以便于观察输液情况（图 15-1-2，图 15-1-3）。

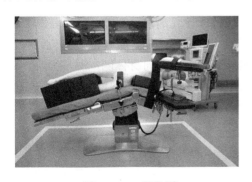

图 15-1-2 侧位图

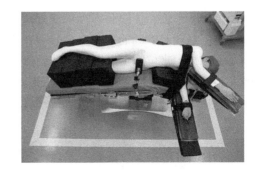

图 15-1-3 正位图

3. 患者麻醉后安置手术体位 患侧在上，头下垫流体垫。将胸枕置于患者腰桥处，双侧以长软枕固定。将患者双手置于安置好的搁手板上，使其手臂呈抱球状。腹侧用固定挡板支撑耻骨联合，背侧用挡板固定骶尾部，距术野至少 15cm。双下肢屈曲约 45°，与上腿错开放置，下腿在前、上腿在后、伸直，双下肢间置隧道垫。下腿外侧踝关节处置足跟垫。腋下胸部约束带固定，检查松紧度。

（三）手术床的调整

先整体头高足低，然后使床头摇低，呈"∧"形，使患者凹陷的肾区逐渐变平。

（四）器械台的位置摆放

器械车位于手术床尾左侧，与手术床成 90°。

（五）手术间布局

手术间布局见图 15-1-4。

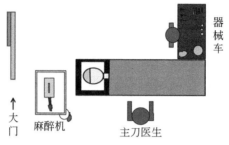

图 15-1-4　手术间布局

二、肾脏手术仰卧位体位护理

（一）摆放用物准备

用物包括头枕、搁手板、臀垫、膝部支撑垫、约束带、足跟垫（图 15-1-5）。

（二）安置方法

1. 检查床单位　按照手术需求铺好床单元，保持床单元清洁、平整、干燥。

2. 将信息核对准确的患者安全安置在手术床上　头部置头枕，头枕高度适宜，使头和颈椎处于水平中立位。上肢置于身体两侧或自然展开，掌心朝向身体侧，肘部微屈，用布单固定。必要时患侧腰部软枕抬高 5～10cm，骶尾部置臀垫，膝下垫膝部支撑垫，双足垫足跟垫。膝部用约束带固定，检查松紧度（图 15-1-6）。

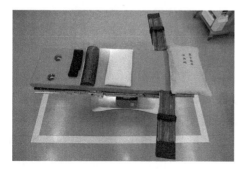

图 15-1-5　用物准备

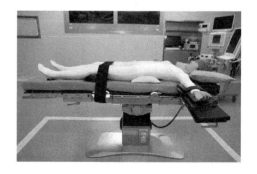

图 15-1-6　肾脏手术平卧位

（三）器械台的位置摆放

器械车位于手术床尾左侧，与手术床成 90°。

（四）手术间布局

手术间布局见图 15-1-4。

（龚腊梅 马 菲）

第二节 输尿管专科手术体位护理

一、输尿管手术侧卧位手术体位护理

输尿管手术侧卧位手术体位护理同"肾脏手术侧卧位体位护理"。

二、输尿管手术仰卧位手术体位护理

输尿管手术仰卧位手术体位护理同"肾脏手术仰卧位体位护理"。

三、输尿管手术截石位手术体位护理

（一）摆放用物准备

用物包括头枕、搁手板、搁腿架、约束带、保温棉腿套、体位垫（流体垫）。

（二）安置方法

1. 患者仰卧，由平卧位转变为截石位，将患者臀部移至手术床坐板和腿板连接处。

2. 脱去患者裤子，在近髋关节平面放置截石位腿架，两腿屈髋，小腿套棉腿套放于搁腿架上，腿架上各垫一体位垫，约束带缠绕固定，松紧适宜，双下肢外展＜90°（图 15-2-1）。

3. 一侧手臂可固定于布单下，另一手臂外展固定于搁手架上供静脉输液用，也可便于观察静脉通道情况。

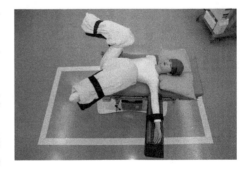

图 15-2-1 输尿管手术截石位

4. 放下手术床腿板，臀部下方垫一防水塑料薄膜，避免输尿管镜检时冲水打湿床垫，预防压疮，保证患者舒适。

（三）手术床的调整

先安置平卧位，麻醉后由平卧位改变为截石位。

（四）输尿管镜的位置摆放

腔镜显示器、成像设备（腔镜摄像系统）与患侧同侧。

（五）手术间布局

手术间布局见图 15-2-2。

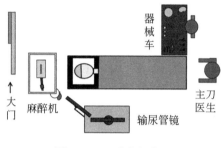

图 15-2-2　手术间布局

（马　菲　龚腊梅）

第三节　膀胱专科手术体位护理

一、膀胱手术仰卧位体位护理

（一）摆放用物准备

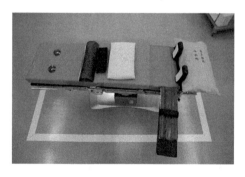

图 15-3-1　用物准备

用物包括头枕、搁手板、肩托、臀垫、膝部支撑垫、足跟垫、约束带、流体垫（图 15-3-1）。

（二）安置方法

1. 检查床单位　按照手术需求铺好床单元，保持床单元清洁、干燥、平整。

2. 将信息核对准确的患者安全安置在手术床上，头部置头枕上，保持头部、颈椎均处于中立位置，防止颈部扭曲。

3. 有静脉穿刺的一侧上肢用软布包裹后外展放置于搁手板上，肩关节外展不超过 90°，用约束带固定于前臂。

4. 另一侧上肢手掌心朝向身体侧，用布单固定。

5. 双下肢自然放松放置，膝关节下垫膝部支撑垫，后踝处垫置足跟垫，保持患者下肢舒适，避免足跟受压。

6. 下肢距离膝关节上方或下方 5cm 处用约束带固定于手术床上，松紧适宜，防止腓总神经损伤。使用臀垫抬高臀部 5～10cm（图 15-3-2）。

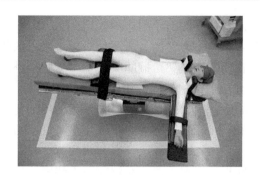

图 15-3-2　膀胱手术仰卧位

（三）手术床的调整

根据手术需求可调节手术床至适宜的倾斜角度，一般头低足高 15°～30°。肩部用肩托固定，防止躯体下滑，在肩膀与肩托之间放置小方垫，增大肩部接触面积。

（四）器械车的位置摆放

器械车位于手术床尾左侧，与手术床成 90°。

（五）手术间布局

手术间布局见图 15-1-4。

二、膀胱手术截石位体位护理

（一）摆放用物准备

用物包括头枕、肩托、搁手板、搁腿架、保温棉腿套、臀垫、约束带（图 15-3-3）。

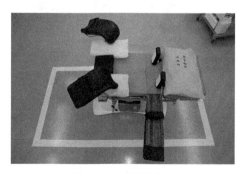

图 15-3-3　用物准备

（二）安置方法

1. 检查床单位　按照手术需求铺好床单元，将床单铺至平背板处，保持床单元清洁、干燥、平整。取下头板，手术床头端侧安置搁手板，手术床尾端安置搁腿架。

2. 将信息核对准确的患者安全安置在手术床上，将建立静脉通道的上肢放置于搁手板上，另一侧上肢手掌心朝向身体外侧面，用布单固定。

3.麻醉后将患者向手术床的下方移动，骶尾部略超过手术床腰板与腿板折叠处5cm，在近髋关节平面处分别安置两侧搁腿架，搁腿架平手术床腿板外展20°～30°。

4.患者双小腿套棉腿套放于搁腿架上，用柔软的棉垫包裹，约束带固定，松紧适宜。下肢屈曲外展，调整腿架高度及外展角度，使搁腿架托板与患者小腿自然贴合，保持接触面受力均匀，腘窝处悬空，确保小腿处于水平状态，双下肢外展＜90°，大腿与小腿之间的夹角在110°左右（图15-3-4）。

5.取下手术床的两个腿板，根据需要可在臀部下方垫臀垫以减轻局部压迫，相应提高臀部位置，更利于手术操作（图15-3-5）。

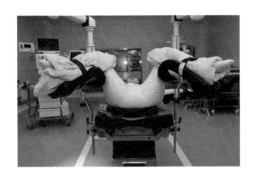 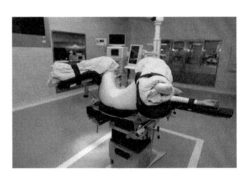

图 15-3-4　下肢体位摆放　　　　　　　图 15-3-5　臀部体位摆放

（三）手术床的调整

根据手术需求，可调节手术床至适宜的倾斜角度，一般头低足高（15°～30°）。肩部用肩托固定，防止躯体下滑，在肩膀与肩托之间放置小方垫，增大肩部接触面积（图15-3-6）。

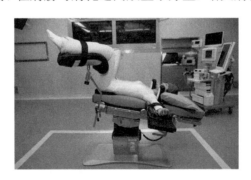

图 15-3-6　手术床的调整

（四）器械车的位置摆放

器械车位于手术床尾左侧，与手术床成90°。

（五）手术间布局

手术间布局见图15-3-7。

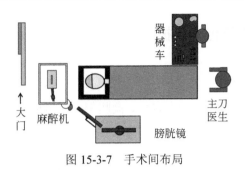

图 15-3-7　手术间布局

（杨贤云　付朝娟）

第四节　前列腺专科手术体位护理（抬高臀部的头低足高位）

一、前列腺手术仰卧位体位护理

（一）摆放用物准备

用物包括头枕、搁手板、肩托、臀垫、膝部支撑垫、足跟垫、约束带（见图 15-3-1）。

（二）安置方法

1. 检查床单位　按照手术需求铺好床单元，保持床单元清洁、干燥、平整。

2. 将信息核对准确的患者安全安置在手术床上，头部置头枕，防止颈部扭曲。

3. 有静脉穿刺的一侧上肢用软布包裹后外展放置于托手架上，用约束带固定于前臂。

4. 另一侧上肢手掌心朝向身体外侧面，用布单固定。

5. 臀部体位垫抬高 5～10cm，双下肢自然放松放置，膝关节下垫膝部支撑垫，后踝处垫置足跟垫，避免足跟受压。

6. 下肢距离膝关节上方或者下方 5cm 处用约束带固定于手术床上，注意松紧适宜，防止腓总神经损伤（见图 15-3-2）。

（三）手术床的调整

根据手术需求可调节手术床至适宜的倾斜角度，一般头低足高 15°～30°（图 15-4-1）。肩部用肩托固定，防止躯体下滑，在肩膀与肩托之间放置小方垫，增大肩部接触面积。

（四）器械车的位置摆放

器械车置于手术床尾左侧，与手术床成 90°。

（五）手术间布局

手术间布局见图 15-1-4。

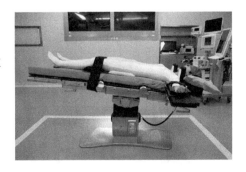

图 15-4-1　手术床的调整

二、前列腺手术截石位体位护理

（一）摆放用物准备

用物包括头枕、肩托、搁手板、小方垫、搁腿架、保温棉腿套、约束带（见图 15-3-3）。

（二）安置方法

1. 检查床单位　按照手术需求铺好床单元，床单铺至平背板处，保持床单元清洁、干燥、平整。取下头板，在手术床头端安置搁手板，尾端安置搁腿架。

2. 将信息核对准确的患者安全安置在手术床上，将建立静脉通道的上肢放置于搁手板上，另一侧上肢手掌心期向身体外侧面，用布单固定。

3. 麻醉后将患者向手术床的下方移动，骶尾部略超过手术床腰板与腿板折叠处 5cm。在近髋关节平面处分别安置两侧搁腿架，搁腿架平手术床腿板外展 20°～30°。

4. 患者双小腿套棉腿套放于搁腿架上，用柔软的棉垫包裹，约束带固定，松紧适宜。下肢屈曲外展，调整腿架高度及外展角度，使搁腿架托板与患者小腿自然贴合，保持接触面受力均匀，腘窝处悬空，确保小腿处于水平状态，双下肢外展夹角 <90°，使大腿与小腿之间的夹角为 90°～100°（见图 15-3-4）。

5. 取下手术床的两个腿板，根据需要可在臀部下方垫臀垫减轻局部压迫，相应提高臀部位置，更利于手术操作（见图 15-3-5）。

（三）手术床的调整

根据手术需求，可调节手术床至适宜的倾斜角度，一般头低足高 15°～30°。肩部用肩托固定，防止躯体下滑，在肩膀与肩托之间放置小方垫，增大肩部接触面积（见图 15-3-6）。

（四）器械车的位置摆放

器械车位于手术床尾左侧，与手术床成 90°。

（五）手术间布局

手术间布局见图 15-4-2。

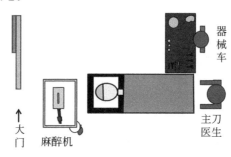

图 15-4-2　手术间布局

（付朝娟　杨贤云）

第五节　尿道专科手术体位护理

尿道专科手术常用体位有膀胱截石位和仰卧位。膀胱截石位多用于尿道修复术、尿失禁、尿道悬吊术、膀胱镜、输尿管镜等手术，患者仰卧，双腿放置于腿架上，臀部移至手术床边缘，移除腿板，最大限度地显露会阴部。仰卧位在泌尿专科手术中多用于尿道下裂各期手术、尿道成形术、尿道探查术、尿道扩张术、尿道外口切开术等手术。

一、尿道手术膀胱截石位体位护理

（一）摆放用物准备

用物包括头枕、搁手板、臀垫、搁腿架、保温棉腿套、约束带。

（二）安置方法

1. 患者取仰卧位，臀部下缘稍微超出手术床腰板和腿板折叠处，在近髋关节平面放置截石位腿架，调节至适当高度并固定，将双小腿套棉腿套置于搁腿架上，用约束带固定，双下肢外展夹角＜90°。腿部位置需遵循两个原则。①"坐姿下躺"原则：躺下后人体两腿分开，身体与大腿成 90°的端坐状态（图 15-5-1）。②"T-K-O"连线原则：即患者的足尖、膝关节、对侧的肩在一条直线上。

2. 上肢外展置于搁手板上，掌面向上，远端关节略高于近端关节，肩关节外展不超过 90°，或上肢掌心朝向身体两侧，肘部微屈用布单固定。

3. 放下手术床腿板，必要时，臀部下方垫臀垫以减轻局部压迫，同时臀部也得到相应抬高，便于手术操作。

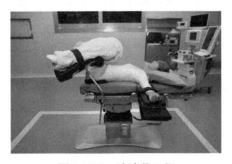

图 15-5-1　膀胱截石位

（三）手术床的调整

根据手术需求可调节手术床至适宜的倾斜角度，一般头低足高 15°～30°。肩部用肩托固定，防止躯体下滑，肩膀与肩托之间放置小方垫，增大肩部接触面积。

（四）手术间布局

手术间布局见图 15-3-7。

二、尿道手术仰卧位体位护理

（一）摆放用物准备

用物包括头枕、搁手板、约束带、膝部支撑垫、足跟垫（图 15-5-2）。

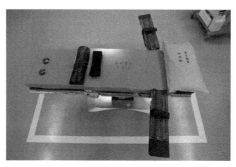

图 15-5-2　用物摆放

（二）安置方法

1. 头部置于头枕，头枕高度适宜，使头和颈椎处于水平中立位置。

2. 上肢置于身体两侧，掌心朝向身体侧，肘部微屈，用布单固定，注意布单应平展，避免皱褶；也可使上肢外展置于搁手板上，掌面向上，远端关节略高于近端关节，有利于上肢肌肉、韧带放松和静脉回流，肩关节外展不超过 90°，以避免损伤臂丛神经（图 15-5-3）。

3. 根据手术需要，两腿稍分开。

4. 根据手术时长和患者情况，膝下垫膝部支撑垫，足下垫足跟垫。

5. 小儿尿道手术，选择大字体位，膝下用无菌治疗巾包裹，弹性绷带缠绕，方便医生手术中调节体位。

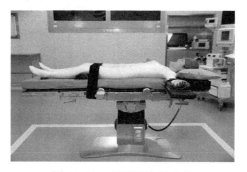

图 15-5-3　尿道手术仰卧位

（三）手术间布局

手术间布局见图 15-1-4。

（龙晓红　叶　玲）

第六节　微创（腹腔镜）泌尿外科专科手术体位护理

微创（腹腔镜）泌尿外科专科手术腹膜后腔入路常用体位多为抬高腰桥侧卧位。腰桥侧卧位是将患者向一侧自然侧卧，头部偏向健侧方向，双下肢自然屈曲，前后分开放置，双臂自然向前伸展，患者脊柱处于水平线上，保持生理弯曲的一种手术体位，具有手术野显露充分、便于手术医师操作等优点。

一、腰桥侧卧位体位护理

（一）摆放用物准备

用物包括流体垫、搁手板、可调节搁手架、胸枕、圆形体位垫、约束带、固定挡板、隧道垫、足跟垫（图 15-6-1）。

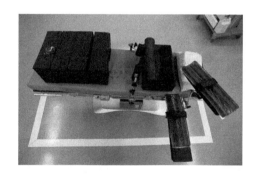

图 15-6-1　用物准备

（二）安置方法

1. 麻醉后，组成 3～4 人的小组，麻醉医师站在患者头部，负责观察患者情况，保护气管导管、硬膜外导管并扶托患者头颈部；其他 2～3 人分别站在手术床两侧，托头部、胸腰部及下肢，搬动患者时步调要一致，将患者脊柱向同一纵轴位转动，避免牵拉或损伤。

2. 患者取健侧卧位，头下置流体垫，流体垫高度平下侧肩高，使颈椎处于水平位置。

3. 腋下距肩峰 10cm 处垫胸枕。

4. 患者肾区对准手术床背板与腰板折叠处或腰桥，在腰下垫一高约 10cm 的圆形体位垫，调节手术床呈"∧"形，使患者凹陷的腰区逐渐变平，腰部肌肉拉伸，肾区充分显露（图 15-6-2）。

5. 术侧上肢屈曲呈抱球状置于可调节搁手架上，远端关节稍低于近端关节；下侧上肢外展于搁手板上，远端关节高于近端关节，共同维持胸廓自然舒展。

6. 肩关节外展或上举不超过 90°，两肩连线和手术台成 90°。

7. 腹侧用固定挡板支持耻骨联合，背侧用挡板固定骶尾部或肩胛区（距手术野至少15cm），共同维持患者 90°侧卧位。

8. 双下肢自然屈曲约 45°错开放置，保持两腿呈跑步时姿态，屈曲位，下腿在前，上腿在后，在两腿间置入隧道垫。

9.腋下胸部用约束带固定，注意松紧度，约束带下给予保护垫保护（图15-6-3）。

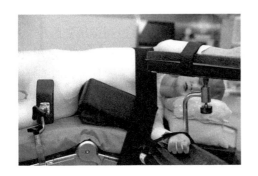

图 15-6-2　腰桥摆放

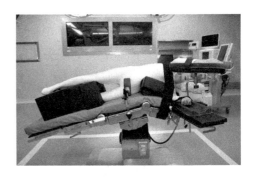

图 15-6-3　腰桥侧卧位

（三）手术间布局

手术间布局见图 15-6-4。

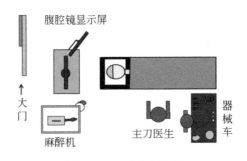

图 15-6-4　手术间布局

（叶　玲　龙晓红）

参 考 文 献

郭莉，2017. 手术室护理实践指南［M］. 北京：人民卫生出版社：45-65.

杨美玲，2014. 手术室优质护理指南［M］. 南京：东南大学出版社：328-332.

第十六章　骨科特殊手术体位

第一节　脊柱专科手术体位护理

（一）摆放用物准备

1. 胸腰椎后路手术　俯卧位头垫、搁手板、俯卧位胸腹垫、约束带、凹形体位垫、半圆形体位垫（图 16-1-1）。

2. 颈椎后路手术　俯卧位头垫、俯卧位胸腹垫、约束带、凹形体位垫、半圆形体位垫（图 16-1-2）。

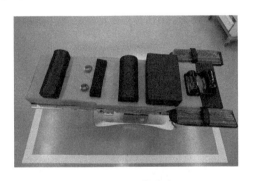

图 16-1-1　用物准备（1）

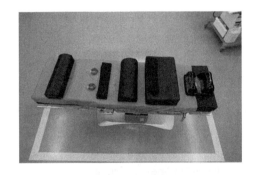

图 16-1-2　用物准备（2）

（二）安置方法

1. 根据手术方式和患者体型，选择适宜的体位支撑用物并置于手术床上相应位置。

2. 麻醉成功且各项准备工作完成后，由医护人员共同配合，采用轴线翻身法从推床上将患者搬至手术床俯卧位支撑用物上，妥善约束，避免坠床。

3. 检查头面部，根据患者脸型调整头部支撑物的宽度，将头部置于头托上，保持颈椎呈中立位，维持人体正常的生理弯曲，选择前额、两颊及下颌作为支撑点，避免压迫眼部眶上神经、眶上动脉、眼球、颧骨、鼻及口唇等（图 16-1-3）。

4. 将前胸、两侧肋骨、髂前上棘、耻骨联合作为支撑点，使胸腹部悬空，避免受压，避开腋窝。保护男性患者会阴部及女性患者乳房。

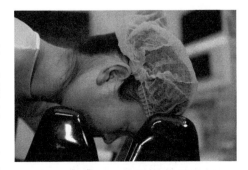

图 16-1-3　头面部摆放

5. 双下肢略分开，保持功能位，避免双膝部悬空，给予体位垫保护，足踝部垫软枕，踝关节自然弯曲，足尖自然下垂、悬空，避免受压，约束带置于膝关节上 5cm 处。

6. 胸腰椎后路手术，将双上肢沿关节生理旋转方向，自然向前放于头部两侧或置于搁手板上，高度适中，避免指端下垂，用约束带固定。肘关节处垫防压疮体位垫，避免尺神经损伤（图 16-1-4）。

7. 颈椎后路手术，需要双上肢自然紧靠身体两侧，掌心向内并妥善固定及约束（图 16-1-5）。

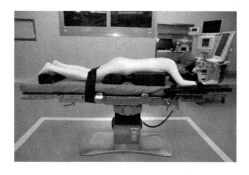

图 16-1-4　胸腰椎后路手术体位

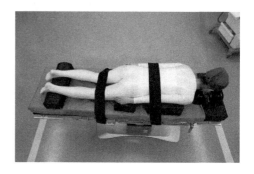

图 16-1-5　颈椎后路手术体位

（三）手术床的调整

手术床需选用骨科专用碳素纤维手术床，避免影响术中透视。做腰椎手术时保证手术床床柱靠前，做颈胸椎手术时则应将床柱调至尾部，以保证脊柱正位片透视。

（四）注意事项

1. 轴线翻身时至少需要 4 名医护人员配合完成，步调一致。
2. 眼部保护时应确保双眼睑闭合，避免角膜损伤，避免眼眶、眼球受压。
3. 摆放体位后，应逐一检查各受压部位及各重要器官，尽量分散各部位承受的压力。
4. 保持各管道通畅并妥善固定。
5. 术中应定时检查患者眼睛、面部及其他重要器官，检查气管导管的位置。

（吴琼娅　雷俊俊）

第二节　关节专科手术体位护理

一、髋关节置换手术体位护理

（一）摆放用物准备

用物包括流体垫、搁手板、可调节搁手架、胸枕、约束带、骨盆固定器、足跟垫（图 16-2-1）。

（二）安置方法

1. 麻醉后，手术医生、麻醉医生、巡回护士共同合作，麻醉医生负责患者头颈部，观察患者情况，保护好硬膜外导管或气管导管，托住患者头颈部。手术医生站在手术床的两侧，分别扶住患者肩部、髋部、下肢，巡回护士扶住上肢，搬动患者时步调一致，将患者向同一方向转动，避免过度的牵拉造成损伤，患者取90°侧卧位。

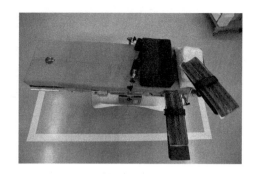

图 16-2-1　用物准备

2. 腋下距离肩峰 10cm 处垫一胸枕，受压侧腋下空出 2～3cm，防止下侧手臂受压，髋部贴压疮贴，防止髋部受压。

3. 下侧手臂固定于搁手板上，上侧手臂伸展固定于搁手架上，处于功能位，肩关节外展或上举不超过 90°。

4. 健侧下肢弯曲，患侧下肢伸直，有利于固定和放松腿部。

5. 腹侧用挡板固定于耻骨联合，背侧用挡板固定于骶尾部（图 16-2-2，图 16-2-3）。

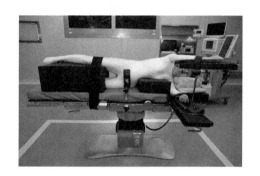

图 16-2-2　侧位图

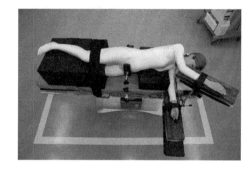

图 16-2-3　正位图

（三）手术床的调整

手术床需选用骨科专用碳素纤维手术床，避免影响术中透视。

（四）注意事项

1. 注意对患者心肺功能的保护。

2. 注意保护耳廓、肩部、健侧胸部、髋部、膝外侧及踝部，预防压疮。

3. 评估患者脊柱是否在一条水平线上，肩部及腋窝是否悬空。

4. 妥善约束，术中调节手术床时需要密切观察，防止体位移位。

5. 挡板固定时防止耻骨联合、骶尾部皮肤及男性患者外生殖器受压，避免压迫腹股沟。

6. 评估患者胸部及髋部固定的稳定性。

二、膝关节置换手术体位护理

（一）摆放用物准备

用物包括头枕、搁手板、膝部支撑垫、足跟垫、约束带（图16-2-4）。

（二）安置方法

1. 头和颈椎处于水平中立位置。

2. 上肢掌心朝上自然放于搁手板上，远端关节略高于近端关节，有利于上肢肌肉韧带放松和静脉回流。肩关节外展不超过90°，以免损伤臂丛神经（图16-2-5）。

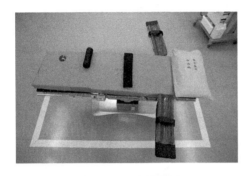
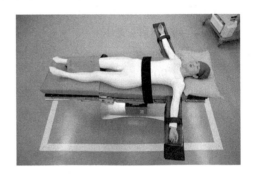

图16-2-4　用物准备　　　　　　　　图16-2-5　膝关节置换手术体位

3. 健侧腿部膝关节和踝关节处分别垫一个功能垫。

（三）手术床的调整

手术床需选用骨科专用碳素纤维手术床，避免影响术中透视。

（雷俊俊　吴琼娅）

第三节　四肢骨专科手术体位护理

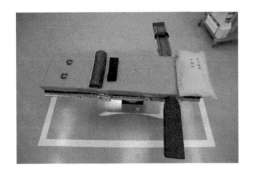

图 16-3-1　用物准备

一、尺骨骨折切开复位内固定手术体位护理

（一）摆放用物准备

用物包括头枕、搁手板、约束带、膝部支撑垫、足跟垫。根据评估情况另备肩垫（图16-3-1）。

（二）安置方法

1. 头部置头枕，高度适宜。头和颈椎处于水平中立位置。

2. 健侧上肢掌心朝上自然放于搁手板上，远端关节略高于近端关节，有利于上肢肌肉、韧带放松和静脉回流。肩关节外展不超过 90°，以免损伤臂丛神经（图 16-3-2）。

3. 距膝关节上 5cm 处用约束带固定，松紧以能容纳一指为宜，防止摇床时坠床（图 16-3-3）。

4. 消毒前撤患侧搁手板，消毒完成后将患肢置于无菌小方桌上。

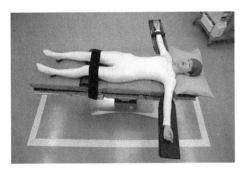 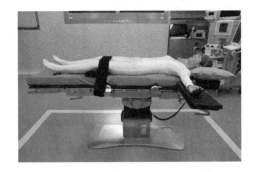

图 16-3-2　正位图　　　　　　　图 16-3-3　侧位图

（三）注意事项

1. 根据需要在骨突处（如枕后、肩胛、骶尾、肘部、足跟等）垫保护垫，以防局部组织受压。

2. 上肢固定不宜过紧，预防骨筋膜室综合征。

3. 防止颈部过度扭曲，牵拉臂丛神经引起损伤。

4. 注意患者安全，防止摇床时坠床。

二、尺骨鹰嘴骨折切开复位内固定手术体位护理

（一）摆放用物准备

用物包括流体垫、搁手板、胸枕、约束带、固定挡板、隧道垫、足跟垫（图 16-3-4）。

（二）安置方法

1. 手术床上铺好平整中单，患侧向上 90°侧卧。

2. 胸下垫一胸枕。

3. 将健肢固定于搁手板上，松紧适宜，患肢放于患者胸前。

4. 安装前后挡板，前方固定于耻骨联合处，后方固定于骶尾部。

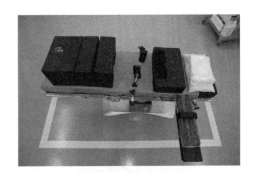

图 16-3-4　用物准备

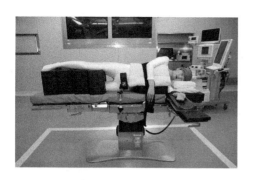

图 16-3-5　尺骨鹰嘴骨折切开复位内固定手术体位

5. 头下垫流体垫。

6. 两腿之间放隧道垫，适当约束下肢，防止摇床时坠床（图 16-3-5）。

（三）注意事项

1. 根据需要在骨隆突处（如耳廓、肩部、健侧胸部、髋部、膝外侧、足踝等）垫保护垫，以防局部组织受压。

2. 胸枕高度应适宜，检查肩部及腋窝是否悬空，避免臂丛神经受压。

3. 评估患者脊椎在同一水平，注意挡板的位置，避免压迫腹股沟。

4. 妥善约束，注意患者安全，防止摇床时坠床。

三、肱骨干骨折切开复位内固定手术体位护理

（一）仰卧位（肱骨干前外侧入路）

1. 摆放用物准备　头枕、搁手板、约束带、肩枕、膝部支撑垫、足跟垫（图 16-3-6）。

2. 安置方法（图 16-3-7，图 16-3-8）

（1）头部置头枕，高度适宜，保持头和颈椎处于水平中立位置。

（2）健肢外展置于搁手板上，掌心向上，远端关节略高于近端关节，有利于上肢肌肉、韧带放松和静脉回流。肩关节外展不超过 90°，以免损伤臂丛神经，距离腕部约 5cm 上端处用约束带固定。

（3）患肢侧靠近于手术床边缘，在肩胛骨内侧缘和脊柱下放置肩枕（抬高 10°～15°），患者

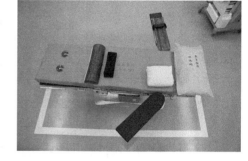

图 16-3-6　用物准备

向健侧倾斜，以减少出血，膝下宜垫膝部支撑垫，足下宜垫足跟垫。

（4）距离膝关节上至少 5cm 处用约束带固定，松紧以能容纳一指为宜，防止摇床时坠床。

（5）消毒前撤患侧搁手板，消毒完成后将患肢置于无菌小方桌上。

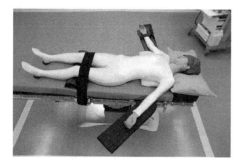

图 16-3-7　仰卧位

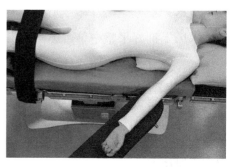

图 16-3-8　肩枕的摆放

3.注意事项

（1）根据需要在骨隆突处（如枕后、肩胛、骶尾部、肘部、足跟等）垫保护垫，以防局部组织受压。

（2）上肢固定不宜过紧，预防骨筋膜室综合征。

（3）防止颈部过度扭曲，牵拉臂丛神经引起损伤。

（4）注意患者安全，防止摇床时坠床。

（二）侧卧位（肱骨干后侧入路）

1.摆放用物准备　头枕、流体垫、搁手板、胸枕、约束带、固定挡板、隧道垫、足跟垫（见图16-3-4）。

2.安置方法（图16-3-9）

（1）取健侧卧位，头部置头枕，保证头和颈椎处于水平位置。

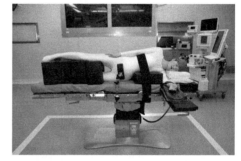

图16-3-9　侧卧位

（2）腋下距肩峰10cm处垫胸枕，术侧上肢自然放于身体一侧，健肢外展置于搁手板上，掌心向上，远端关节略高于近端关节，有利于上肢肌肉、韧带放松和静脉回流。肩关节外展不超过90°，以免损伤臂丛神经，距离胸部约5cm处用约束带固定。

（3）腹侧用固定挡板支持耻骨联合，背侧用挡板固定骶尾部，共同维持患者90°侧卧位。

（4）双下肢约45°自然屈曲，前后分开放置，保持跑步时姿态，屈曲位，两腿间用隧道垫以承托上侧下肢。

3.注意事项

（1）根据需要在骨隆突处（如耳廓、肩部、健侧胸部、髋部、膝外侧及踝部等）垫保护垫，以防局部组织受压。

（2）评估患者脊椎是否在一条水平线上，下侧肢体及腋窝是否悬空。

（3）防止健侧眼睛、男性外生殖器受压，避免固定挡板压迫腹股沟。

（4）注意患者安全，术中调节手术床时需要密切观察，防止体位移位、摇床时坠床。

四、股骨干骨折切开复位内固定手术体位护理

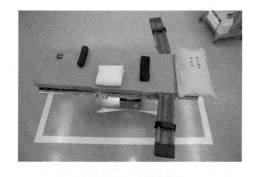

图16-3-10　用物准备

（一）摆放用物准备

用物包括头枕、搁手板、约束带、臀垫、膝部支撑垫、足跟垫（图16-3-10）。

（二）安置方法

1.头部置头枕高度适宜。保持头和颈椎处于水平中立位置。

2. 双上肢自然展开，远端关节略高于近端关节，有利于上肢肌肉、韧带放松和静脉回流。肩关节外展不超过 90°，以免损伤臂丛神经。

3. 患侧臀部垫臀垫，高于健侧约 30cm；健侧膝下宜垫膝部支撑垫，足下宜垫足跟垫（图 16-3-11，图 16-3-12）

4. 腹部用约束带固定，松紧以能容纳一指为宜，防止摇床时坠床。

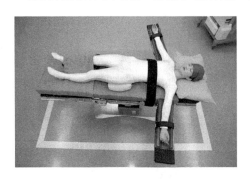　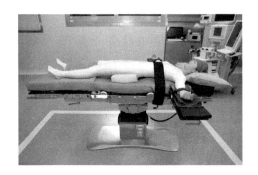

图 16-3-11　正位图　　　　　　　　　　图 16-3-12　侧位图

（三）注意事项

1. 根据需要在骨隆突处（如枕后、肩胛、骶尾部、肘部、足跟等）垫保护垫，以防局部组织受压。

2. 上肢固定不宜过紧，预防骨筋膜室综合征。

3. 防止颈部过度扭曲，牵拉臂丛神经而引起损伤。

4. 注意患者安全，防止摇床时坠床。

五、股骨颈骨折闭合复位内固定手术体位护理

（一）摆放用物准备

用物包括牵引床及其配件、足垫、方块啫喱垫、搁手板、上肢搁手板、约束带 2 条。

（二）安置方法

1. 将患者平移至牵引床上，注意保护好各路管道。

2. 静脉通路开放在健侧上肢，外展放于搁手板上，外展不超过 90°，以防止臂丛神经受损，患侧上肢放于上肢搁手板，使之处于功能位。

3. 会阴柱贴近会阴，用多层棉垫包裹保证其松软，防止过度牵拉致会阴压伤。

4. 双足用足垫包裹，分别放入两个牵引靴中固定，再用绷带缠绕加强固定，松紧适宜，如果足底足跟部加垫海绵垫过少易发生压伤，包扎过紧会导致足部缺血性损伤。

5. 健侧下肢呈外展中立位或外展屈曲位，患侧下肢根据复位情况固定在适当位置。

（三）注意事项

1. 根据需要在骨隆突处（如枕后、肩胛、骶尾部、肘部、足跟等）垫保护垫，以防局

部组织受压。

2. 上肢固定不宜过紧，预防骨筋膜室综合征。

3. 避免大血管、神经长时间受压，防止牵引过度拉伤组织，内固定完成后应及时放松牵引。

4. 注意牵引肢体的松紧度适宜，术中注意患者肢体的血运及皮肤完整性，注意保暖，防止低体温。

5. 注意患者安全，防止坠床。

六、股骨颈骨折切开复位内固定手术体位护理

（一）摆放用物准备

用物包括流体垫、胸枕、约束带、搁手板、可调节搁手架、固定挡板、足跟垫。

（二）安置方法

1. 患者麻醉后，取 90° 侧卧位，患侧向上。

2. 双上肢置于搁手板上并固定，外展不超过 90°。

3. 腋下距肩峰 10cm 处垫软枕，防止臂丛神经损伤。

4. 妥善固定体位，腹侧用挡板固定于耻骨联合，背侧固定于骶尾部。

5. 下肢自然屈曲（屈髋屈膝 45°），必要时在两膝关节之间垫海绵垫。

（三）注意事项

1. 根据需要在骨隆突处（如耳廓、肩部、健侧胸部、髋部、膝外侧、踝部等）垫保护垫，以防局部组织受压。

2. 肢体固定不宜过紧，预防骨筋膜室综合征。

3. 术中注意患者肢体的血运及皮肤完整性，注意保暖，防止低体温。

4. 注意患者安全，防止坠床。

七、髌骨骨折切开复位内固定手术体位护理

（一）摆放用物准备

用物包括头枕、搁手板、约束带、膝部支撑垫、足跟垫（见图 16-2-4）。

（二）安置方法

1. 头部置头枕，高度适宜。保持头和颈椎处于水平中立位置。

2. 上肢外展放于搁手板上，肩关节外展不超过 90°，以免损伤臂丛神经。

3. 双上肢及腹部用约束带固定，松紧以能容纳一指为宜，防止摇床时坠床（见图 16-2-5）。

（三）注意事项

1.根据需要在骨隆突处（如枕后、肩胛、骶尾部、肘部、足跟等）垫保护垫，以防局部组织受压。

2.上肢固定不宜过紧，预防骨筋膜室综合征。

3.防止颈部过度扭曲，牵拉臂丛神经而引起损伤。

4.注意患者安全，防止摇床时坠床。

八、三踝骨折切开复位内固定手术体位（仰卧位、侧卧位、俯卧位）护理

（一）仰卧位

1.摆放用物准备　头枕、搁手板、约束带、膝部支撑垫、足跟垫（见图16-2-4）。

2.安置方法

（1）头部置头枕，高度适宜。头和颈椎处于水平中立位置。

（2）双上肢外展放于搁手板上，远端关节略高于近端关节，有利于上肢肌肉、韧带放松和静脉回流。肩关节外展不超过90°，以免损伤臂丛神经（见图16-3-12）。

（3）胸部用约束带固定，松紧以能容纳一指为宜，防止摇床时坠床。

3.注意事项

（1）根据需要在骨隆突处（如枕后、肩胛、骶尾部、肘部等）垫保护垫，以防局部组织受压。

（2）上肢固定不宜过紧，预防骨筋膜室综合征。

（3）防止颈部过度扭曲，牵拉臂丛神经引起损伤。

（4）注意患者安全，防止摇床时坠床。

（二）侧卧位

1.摆放用物准备　流体垫、搁手板、可调节搁手架、胸枕、约束带、固定挡板、足跟垫（见图16-2-1）。

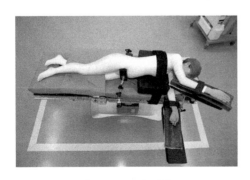

图16-3-13　侧卧位

2.安置方法（图16-3-13）

（1）在手术床上垫好平整中单，患侧向上，90°侧卧。

（2）胸下垫一胸枕。

（3）健侧手臂外展放置于搁手板上，远端关节高于近端关节；患侧上肢呈抱球状置于搁手板上并调节搁手架的高度及角度，远端关节稍低于近端关节，共同维持胸廓自然舒展，束臂带固定双上肢。

（4）安装前后挡板，前方固定于耻骨联合处，后方固定于骶尾处。

（5）头下垫流体垫。

3.注意事项

（1）根据需要在骨隆突处（如耳廓、肩部、健侧胸部、髋部、膝部、踝部等）垫保护垫，以防局部组织受压。

（2）胸枕高度适宜，避免臂丛神经受压。

（3）头部适当垫高，防止颈部过度扭曲。

（4）注意患者安全，防止摇床时坠床。

（三）俯卧位

1.摆放用物准备　俯卧位头垫、搁手板、俯卧位胸腹垫、约束带、凹形体位垫、软枕（图16-3-14）。

2.安置方法（图16-3-15）

（1）将俯卧位架摆放于手术床上，将患者双臂紧靠躯体两侧平放，采用轴线翻身法将患者轻置于手术床俯卧位支撑物上，妥善约束，避免坠床。

（2）检查患者头面部，根据患者脸型调整头部支撑物的宽度，选择前额、两颊及下颌作为支撑点。

（3）双上肢自然弯曲置于头部两侧的搁手板上，高度适中，远端关节高于近端关节并避免指尖下垂，用约束带固定。

（4）双下肢略分开，膝部置凹形体位垫；双小腿下垫2个软枕，使踝关节自然弯曲、下垂，防止足背过伸，引起足背神经损伤；适当约束下肢，防止摇床时坠床。

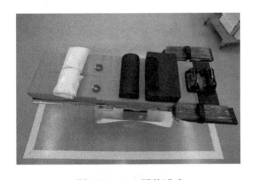

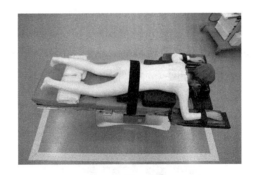

图16-3-14　用物准备　　　　　　　图16-3-15　俯卧位

3.注意事项

（1）根据需要在患者两侧肋骨、髂前上棘、膝关节、肘关节等处贴上减压贴或压疮敷料以缓冲局部压力，避免形成压疮。

（2）调整头部位置时，注意防止眼部、颧骨、鼻部及口唇受压。

（3）对全身麻醉患者，应确保双眼睑闭合，防止角膜损伤。

（4）男性患者注意保护外生殖器勿受压，女性患者应注意保护会阴部和乳房。

（石　珊　龙天翔）

第四节　微创（关节镜）骨科专科手术体位护理

一、肩关节镜手术体位护理

（一）侧卧牵引位

1. 摆放用物准备　头枕、搁手板、骨盆固定架、小方形软垫、凹形体位垫、半圆形体位垫、长方形啫喱垫、棉垫、绷带、约束带。

2. 安置方法

（1）患者取健侧卧位 90°，头部下方垫头枕，耳廓置于头枕中心空隙处。

（2）健侧手臂伸展放于搁手板上，垫凹形体位垫。肘关节处垫棉垫保护，并用约束带固定。

（3）腋下距腋窝 10cm 处垫一半圆形体位垫。腰部垫一半圆形体位垫，使髂部不受压。

（4）在患者前后侧各垫一小方形软垫，用骨盆固定架固定，防止身体倾斜晃动。

（5）两腿之间垫一长方形啫喱垫，双下肢约 45° 自然屈曲。

（6）在健侧下肢膝关节处、外踝处使用棉垫，注意压疮防护。

（7）将患者患侧手臂外展牵引 30°～60°，前屈 20°～30° 置于牵引架上，将手掌向前外侧展开抓持固定架，用棉垫包裹并用绷带固定（图 16-4-1）。

3. 手术床的调整　手术床位于层流下方，常规水平位，无其他特殊角度。

4. 关节镜系统的位置摆放　关节镜视频成像系统位于手术床的一侧，根据主刀医生的站位不同调整关节镜系统，使之面向主刀医生。

5. 手术间布局　见图 16-4-2。

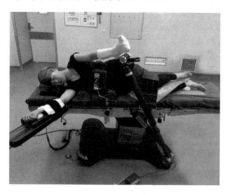

图 16-4-1　侧卧牵引位

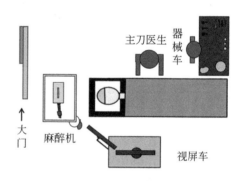

图 16-4-2　手术间布局

（二）"沙滩椅"位

1. 摆放用物准备　流体垫、可调节搁手架、膝部支撑垫、约束带、软垫等（图 16-4-3）。

2. 安置方法（图 16-4-4）

（1）患者平卧于手术床上，患肢侧靠近手术台边缘，骶尾部垫一长方形啫喱垫。

（2）膝关节下方垫一膝部支撑垫，双足跟下方垫一长方形软垫。

（3）搁手板托住健侧上肢，垫凹形体位垫并用约束带固定。

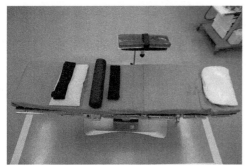

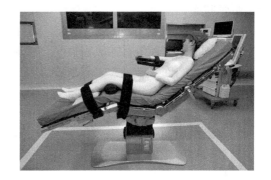

图 16-4-3　用物准备　　　　　　　　　　图 16-4-4　"沙滩椅"位

（4）大腿根部及小腿处分别予以约束带固定，松紧以可插入 4 指为宜。

（5）枕后垫一流体垫，调整头颈中立位并向健侧轻度倾斜，棉垫垫于前额及下颌处，宽胶带固定头部于床头，松紧适宜。

3. 手术床的调整　调节手术床髋关节平面以上与地面成 60°～70°，膝关节平面上下与地面成 20°～30°。

4. 关节镜系统的位置摆放　关节镜视频成像系统位于手术床的一侧，根据主刀医生的站位不同调整关节镜系统，使之面向主刀医生。

5. 手术间布局　见图 16-4-2。

二、肘关节镜手术体位护理

（一）前倾健侧卧位

1. 摆放用物准备　流体垫、搁手板、支臂架、骨盆固定架、胸枕、隧道垫、足跟垫等（图 16-4-5）。

2. 安置方法（图 16-4-6）

（1）患者取健侧卧位 90°，头部下方垫流体垫，耳廓置于流体垫塑形后中心空隙处。

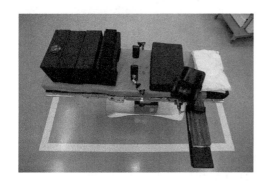

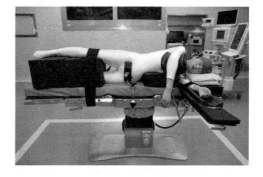

图 16-4-5　用物准备　　　　　　　　　　图 16-4-6　前倾健侧卧位

（2）健侧手臂向前伸展放于搁手板上，患者上臂置于支臂架上，分别予以约束带固定。使患侧肘关节呈 90°屈曲状态，以患肢自身重量为反作用力，形成自然牵引力，使肘关节处于牵张状态。

（3）腋下距肩峰 10cm 处垫胸枕，防止下侧手臂受压。

（4）在耻骨联合和骶尾部各垫一小方形软垫，用骨盆固定架固定，防止身体倾斜晃动。

（5）两腿之间垫隧道垫，健侧下肢屈曲 60°～70°，患侧下肢伸直。

（6）在健侧下肢垫长方形啫喱垫，膝关节处、外踝处使用棉垫，注意压疮防护。腿部予以约束带固定。

3. 手术床的调整　手术床位于层流正下方，无须特殊调整。

4. 关节镜系统的位置　关节镜视频成像系统位于手术床的一侧，根据主刀医生的站位不同调整关节镜系统，使之面向主刀医生。

5. 手术间布局　见图 16-4-2。

（二）俯卧位

1. 摆放用物准备　俯卧位头垫、搁手板、支臂架、俯卧位胸腹垫、胸髋垫、凹形体位垫、圆形体位垫、约束带（图 16-4-7）。

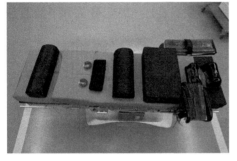

图 16-4-7　用物准备

2. 安置方法（图 16-4-8，图 16-4-9）

（1）采用轴线翻身法将患者安置于俯卧位支撑用物上，头面部置于俯卧位头垫上，保持颈椎呈中立位，维持正常生理弯曲。

（2）在胸下、髋部分别垫俯卧位胸腹垫、胸髋垫，将前胸、肋骨两侧、髂前上棘、耻骨联合作为支撑点，使胸腹部悬空，避免受压，避开腋窝。

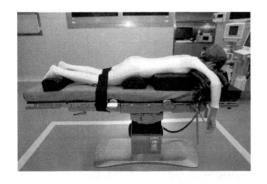

图 16-4-8　俯卧位侧位图

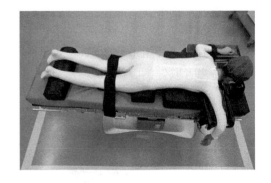

图 16-4-9　俯卧位正位图

（3）患者健侧上肢沿关节生理旋转方向自然向前放于头侧，置于搁手板上并用约束带固定。将患侧上肢置于支臂架上，肘关节屈曲 90°。

（4）双膝下垫凹形体位垫，双腿略分开，保持功能位。

（5）足踝部垫圆形体位垫，踝关节自然弯曲，足尖下垂，约束带置于膝关节上 5cm 处。

3.手术床的调整　手术床位于层流正下方，无须特殊调整。

4.关节镜系统的位置　关节镜视频成像系统位于手术床的一侧，根据主刀医生的站位不同调整关节镜系统，使之面向主刀医生。

5.手术间布局　见图 16-4-2。

三、腕关节镜手术体位护理

1.摆放用物准备　头枕、搁手板、膝部支撑垫、长方形啫喱垫、凹形体位垫、尼龙抓指套、悬吊线、牵引架、足跟垫、棉垫、绷带、约束带。

2.安置方法（图 16-4-10）

（1）患者仰卧于手术床上，头下垫头枕，头和颈部处于水平中立位。

（2）健侧手臂伸展放于搁手板上，垫凹形体位垫。肘关节处垫棉垫保护，约束带固定。

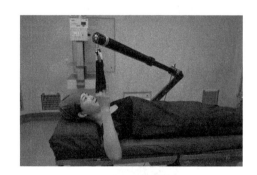

图 16-4-10　平卧牵引位

（3）双下肢伸直，骶尾部垫长方形啫喱垫，膝下垫膝部支撑垫，足跟部垫足跟垫予以保护。

（4）距膝关节上 5cm 处用约束带固定，松紧以可插入一指为宜。

（5）根据主刀医生需求或病种选择决定是否使用上肢止血带。

（6）在患侧的示指、中指、环指部位套尼龙抓指套，用悬吊线连接抓指套，调整牵引架的位置和连接线的距离，使肘关节呈 90°屈曲位。

3.手术床的调整　手术床位于层流正下方，无须特殊调整。

4.关节镜系统的位置　关节镜视频成像系统位于手术床的一侧，根据主刀医生的站位不同调整关节镜系统，使之面向主刀医生。

5.手术间布局　见图 16-4-2。

四、髋关节镜手术体位护理

（一）侧卧位

1.摆放用物准备　流体垫、搁手板、凹形体位垫、支臂架、骨盆固定架、小方形软垫、圆形体位垫、足跟垫、约束带等。

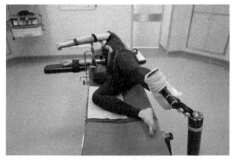

图 16-4-11　侧卧位

2.安置方法（图 16-4-11）

（1）患者取健侧卧位 90°，头部下方垫流体垫，耳廓置于流体垫塑形后中心空隙处。

（2）健侧手臂伸展放于搁手板上，患侧手臂置于支臂架上，分别垫凹形体位垫，肘关节处垫棉垫保护，并用约束带固定。

（3）腋下距腋窝 10cm 处垫一圆形体位垫。腰部垫一圆形体位垫，使髂部不受压。

（4）在耻骨联合和骶尾部各垫一小方形软垫，用骨盆固定架固定，防止身体倾斜晃动。

（5）在健侧下肢垫长方形啫喱垫，在膝关节处、外踝处使用足跟垫，注意压疮防护。

（6）将患侧下肢置于牵引架上，用棉垫包裹并用绷带固定。

3. 手术床的调整　手术床位于层流正下方，无须特殊调整。

4. 关节镜系统的位置　关节镜视频成像系统位于手术床的一侧，根据主刀医生的站位不同调整关节镜系统，使之面向主刀医生。

5. 手术间布局　见图 16-4-2。

（二）平卧牵引位

1. 摆放用物准备　头枕、搁手板、支臂架、牵引架、小方垫、棉垫、绷带、约束带等。

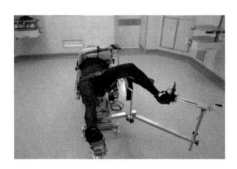

图 16-4-12　平卧牵引位

2. 安置方法（图 16-4-12）

（1）连接牵引架固定于手术床上，调整合适的高度。

（2）患者仰卧于牵引手术床上，头下垫头枕。将健侧上肢外展并垫凹形体位垫固定于搁手板上，约束带固定。

（3）将患侧上肢置于支臂架上，垫凹形体位垫，约束带固定。患侧肩下垫小方垫，防止悬空。

（4）会阴部贴近会阴柱，予以棉垫保护。

（5）根据患者下肢长度调整牵引杆的位置，健侧大腿置于支腿架上并调节合适高度，保持膝关节屈曲功能位。将足部置于足靴内固定。

（6）患侧腿伸直牵引，足部放置于足靴内，垫棉垫保护足跟不受压，绷带固定。

3. 手术床的调整　手术床位于层流正下方，无须特殊调整。

4. 关节镜系统的位置　关节镜视频成像系统位于手术床的一侧，根据主刀医生的站位不同调整关节镜系统，使之面向主刀者。

5. 手术间布局　见图 16-4-2。

五、膝关节镜手术体位护理

1. 摆放用物准备　头枕、搁手板、骨盆固定架、凹形体位垫、长方形啫喱垫、足跟垫、棉垫、绷带、约束带、膝部支撑垫（图 16-4-13）。

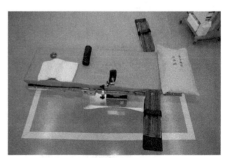

图 16-4-13　用物准备

2. 安置方法（图 16-4-14，图 16-4-15）

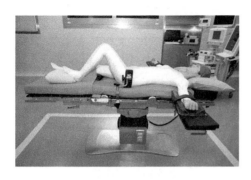 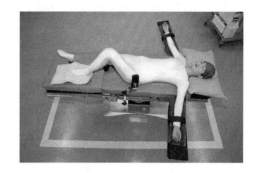

图 16-4-14　侧位图　　　　　　　图 16-4-15　正位图

（1）患者仰卧于手术床上，头下垫头枕。

（2）患侧上肢外展置于搁手板上，垫凹形体位垫，约束带固定。健侧上肢自然外展置于搁手板上，处于功能状态，并用约束带固定。

（3）健侧下肢伸直，骶尾部垫长方形啫喱垫，膝下宜垫膝部支撑垫，足下宜垫足跟垫予以保护。

（4）患侧大腿中上 1/3、距离手术部位 10～15cm 处绑下肢止血带，大腿处放置骨盆固定架，足底垫沙袋，使膝关节呈屈曲位。

3. 手术床的调整　手术床位于层流正下方，无须特殊调整。

4. 关节镜系统的位置　关节镜视频成像系统位于手术床的一侧，根据主刀医生的站位不同调整关节镜系统，使之面向主刀医生。

5. 手术间布局　见图 16-4-2。

六、踝关节镜手术体位护理

（一）仰卧位

1. 摆放用物准备　头枕、搁手板、支腿架、足跟垫、凹形体位垫、棉垫、膝部支撑垫、绷带、约束带、足踝牵引架（无菌）（图 16-4-16）。

2. 安置方法（图 16-4-17，图 16-4-18）

（1）患者仰卧于手术床上，头下垫头枕。

（2）患侧上肢外展置于搁手板上，垫凹形体位垫，约束带固定。健侧上肢外展置于搁手板上，并用约束带固定。

（3）健侧下肢伸直，骶尾部垫长方形啫喱垫，膝下宜垫膝部支撑垫，足下宜垫足跟垫予以保护。

（4）患侧大腿中上 1/3 处绑下肢止血带，大腿置于支腿架上，使膝关节自然下垂。

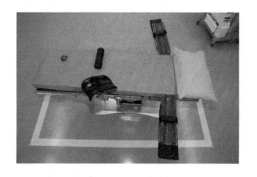

图 16-4-16　用物准备

3. 手术床的调整　手术床位于层流正下方，无须特殊调整。

4. 关节镜系统的位置　关节镜视频成像系统位于手术床的一侧,根据主刀医生的站位不同调整关节镜系统,使之面向主刀医生。

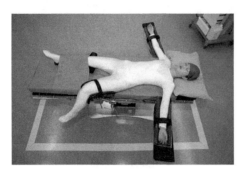

图 16-4-17　仰卧位正位图

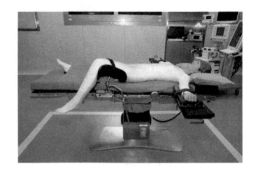

图 16-4-18　仰卧位侧位图

5. 手术间布局　见图 16-4-2。

（二）俯卧位

1. 摆放用物准备　俯卧位头垫、搁手板、俯卧位胸腹垫、胸髋垫、凹形体位垫、圆形体位垫、约束带（见图 16-1-1）。

2. 安置方法（见图 16-1-4）

（1）采用轴线翻身法将患者安置于俯卧位支撑用物上,头面部置于俯卧位头垫,保持颈椎呈中立位,维持正常生理弯曲。

（2）在胸下、髋部垫俯卧位胸腹垫、胸髋垫,将前胸、两侧肋骨、髂前上棘、耻骨联合作为支撑点,使胸腹部悬空避免受压,避开腋窝。

（3）患者双侧上肢沿关节生理旋转方向自然向前放于头侧,置于搁手板上,约束带固定。

（4）双膝下垫凹形体位垫,双腿略分开,保持功能位。

（5）足踝部垫圆形体位垫,踝关节自然弯曲,足尖下垂,约束带置于膝关节上 5cm 处。

3. 手术床的调整　手术床位于层流正下方,无须特殊调整。

4. 关节镜系统的位置　关节镜视频成像系统位于手术床的一侧,根据主刀医生的站位不同调整关节镜系统,使之面向主刀医生。

5. 手术间布局　见图 16-4-2。

（三）侧卧位

1. 摆放用物准备　流体垫、搁手板、可调节搁手架、胸枕、骨盆固定架、约束带、足踝垫等（见图 16-2-1）。

2. 安置方法（见图 16-3-13）

（1）患者取健侧卧位 90°,头部下方垫流体垫,耳廓置于流体垫塑形后中心空隙处。

（2）健侧手臂向前伸展放于搁手板上,患者上臂置于可调节搁手架上,分别予以约束带固定。

（3）腋下距肩峰 10cm 处垫胸枕,防止下侧手臂受压。

（4）在耻骨联合和骶尾部各垫一小方形软垫，用骨盆固定架固定，防止身体倾斜晃动。

（5）在两腿之间垫一长方形软垫，健侧下肢屈曲60°～70°，患侧下肢伸直。

（6）在健侧下肢垫长方形啫喱垫，外踝处使用足踝垫，注意压疮防护。腿部予以约束带固定。

3. 手术床的调整　手术床位于层流正下方，无须特殊调整。

4. 关节镜系统的位置　关节镜视频成像系统位于手术床的一侧，根据主刀医生的站位不同调整关节镜系统，使之面向主刀者。

5. 手术间布局　见图16-4-2。

（四）患侧截石位

1. 摆放用物准备　头枕、搁手板、搁腿架、膝部支撑垫、足跟垫、约束带（见图16-4-16）。

2. 安置方法（见图16-4-17）

（1）患者仰卧于手术床上，头部下方垫头枕，骶尾部垫长方形啫喱垫。

（2）双上肢外展置于搁手板上，垫凹形体位垫，约束带固定。

（3）将患侧大腿置于搁腿架上，略外展（不超过45°），搁腿架支杆与床夹角成45°，大腿长轴与腿架支杆成90°，腿架上需放置长方形啫喱垫。

（4）健侧下肢伸直，骶尾部垫长方形啫喱垫，膝下垫膝部支撑垫，足跟部位垫足跟垫予以保护。

3. 手术床的调整　手术床位于层流正下方，无须特殊调整。

4. 关节镜系统的位置　关节镜视频成像系统位于手术床的一侧，根据主刀医生的站位不同调整关节镜系统，使之面向主刀医生。

5. 手术间布局　见图16-4-2。

（田书梅　方　陈）

参 考 文 献

高兴莲，田莳，2012. 手术室专科护士培训与考核［M］. 北京：人民军医出版社.

周力，吴欣娟，2011. 安全手术体位图谱［M］. 北京：人民卫生出版社：4-10.

第十七章　神经外科特殊手术体位

第一节　颅脑创伤专科手术体位护理

一、清创缝合术手术体位护理

头皮损伤是神经外科常见急诊手术，多为锐器或钝器致伤。裂口大小、深度不一，创缘整齐度不一，有时会伴有皮肤挫伤或缺损。由于头皮血供丰富，裂伤后出血量较大、凶猛，加压包扎止血效果不好，应尽快行清创缝合术，避免引起失血性休克。

（一）摆放用物准备

用物包括流体垫、肩枕、横位中单、膝部支撑垫、足跟垫、约束带（图 17-1-1）。

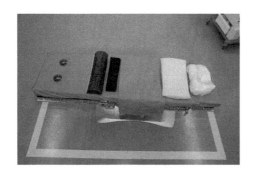

图 17-1-1　用物准备

（二）安置方法

1. 严格执行手术安全核查,清醒患者向其解释摆放体位的重要性和必要性,获得患者的主动配合。

2. 平卧位头部抬高 3～5cm,以保持前屈位,利于颈部肌肉松弛与静脉回流。

3. 双臂伸直,紧贴体侧,用事先横放于胸背部的中单卷裹予以手部固定。

4. 仰卧位头偏向一侧时,应防止头部过分外旋至健侧,避免颈静脉系统受压致颅内压升高,可将患侧肩部垫高（图 17-1-2）。

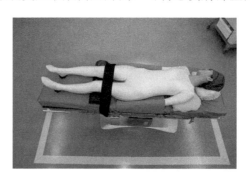

图 17-1-2　颅脑创伤手术仰卧位

（三）手术间布局

手术间布局见图 17-1-3。

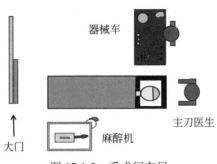

图 17-1-3 手术间布局

二、血肿清除术手术体位护理

常见手术方式：硬膜外血肿清除术、急性硬膜下血肿清除术及颅内血肿清除术。

（一）摆放用物准备

用物包括流体垫、肩枕、横位中单、膝部支撑垫、足跟垫、约束带（见图 17-1-1）。

（二）安置方法

1. 严格执行手术安全核查，明确手术入路，确定手术体位与手术方式的正确性。

2. 肩与手术床背板上缘齐平。

3. 放置好流体垫，保持头与躯干在同一水平线上。

4. 仰卧位双臂伸直，紧贴体侧，用事先横放于胸背部的中单卷裹做手部固定。

5. 仰卧位头偏向一侧时，应防止头部过分旋转至健侧，造成颈静脉系统受压致颅内压升高，可将患侧肩部垫高。

6. 双腿自然伸直，膝下垫一膝部支撑垫，足跟处放置足跟垫加以保护，下肢约束带妥善固定于双腿膝关节上（见图 17-1-2）。

7. 平卧位时可适当调高床头 15°。

（三）手术间布局

手术间布局见图 17-1-3。

三、颅骨修补术手术体位护理

外伤性颅骨缺损，除单纯性凹陷性骨折做一期手术修补外，一般开放性颅脑损伤所致的颅骨缺损或手术后的骨窗都在术后 3～6 个月才能行手术修补整复。用于颅骨修补的材料种类繁多，如有机玻璃、硅胶、骨水泥、自体骨瓣、数字化钛网、仿生骨等。在过去的颅骨修补手术中，鉴于设备有限，材料的塑形均需手术医师在术中根据患者的缺损部位手工进行，费时费力，增加了手术难度并且塑形效果难以达到三维还原的效果，尤其是对额眶部及颞窝处的缺损，手工塑形效果更差。目前，对于成年患者，临床上使用较多的颅骨缺损修补材料是数字化钛网。该材料具有重量小、强度大、可塑性强、不易老化、生物相容性好、无磁性、价格相对便宜等诸多优点。所用的钛网是根据患者的 CT 扫描结果进行数字化三维重建，还原所缺损部位的立体外形，通过计算机的重建，为患者量身打造的修补材料，可以精确地贴合颅骨缺损区域，恢复头颅外形，术中无须手工塑形，可以显著缩短手术时间，降低手术难度。

（一）摆放用物准备

1. 仰卧位　用物包括流体垫、肩枕、横位中单、膝部支撑垫、足跟垫、约束带（见图 17-1-1）。

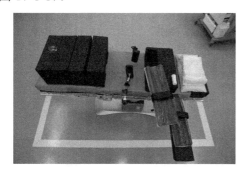

图 17-1-4　用物准备

2. 侧卧位　用物包括流体垫、搁手板、可调节搁手架、胸枕、约束带、固定挡板、隧道垫、足跟垫、绷带（图 17-1-4）。

（二）安置方法

1. 仰卧位（见图 17-1-2）

（1）严格执行手术安全核查，明确手术入路，确定手术体位与手术方式的正确性。

（2）肩与手术床背板上缘齐平。

（3）放置好流体垫和头架，保持头与躯干在同一水平线上。

（4）双臂伸直，紧贴体侧，用事先横放于胸背部的中单卷裹做手部固定。

（5）仰卧位头偏向一侧时，应防止头部过分旋转至健侧，造成颈静脉系统受压致颅内压升高，可将患侧肩部垫高。

（6）双腿自然伸直，膝下垫一膝部支撑垫，足跟处放置足跟垫加以保护，下肢约束带妥善固定于双腿膝关节上。

（7）仰卧位时可适当调高床头 5°～15°。

2. 侧卧位（图 17-1-5）

（1）严格执行手术安全核查，明确手术入路，确定手术体位与手术方式的正确性。

（2）肩与手术床背板上缘齐平。

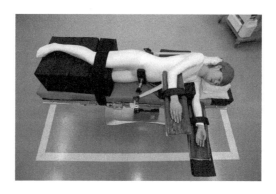

图 17-1-5　侧卧位

（3）病变部位侧朝上，健侧腋下、肋部各垫一海绵垫，其厚度以患者健侧上肢血管及臂丛神经不受压为宜。健侧上肢伸直于搁手板上，用软垫衬托，约束带包裹固定。患侧肢体既可置于搁手架上，也可固定于体侧。

（4）胸前区垫一大小合适的胸枕，应注意胸枕勿压迫腹部，以免影响呼吸。

（5）双下肢自然屈曲，前后分开放置，双腿间垫隧道垫。

（6）固定体位：用一长宽约束带向床尾牵拉，患侧肩胛部衬垫棉垫，固定带系于手术床两侧，身体两侧使用骨盆固定架固定，膝部用另一约束带固定。

（三）手术间布局

手术间布局见图 17-1-3。

第二节　脑脊髓血管病专科手术体位护理

脊髓血管畸形是一种少见病，平均发病年龄在 20 岁，最常见的表现是蛛网膜下腔出血或脊髓出血。脊髓血管畸形可发生在脊髓的任何节段，但最常见的是颈段和圆锥。

一、颈髓段病变患者的手术体位护理

（一）摆放用物准备

用物包括头架、搁手板、俯卧位胸腹垫、胸髋垫、凹形体位垫、约束带、圆形体位垫。

（二）安置方法

1. 患者取俯卧位，头部悬空并用头架固定，压力受力点主要在 12 肋缘、双髂前上棘、膝关节和足背部。

2. 手术床面为可回弹软垫，外包裹清洁布单，确保布单平整、无褶皱，床垫的上缘与肩平行，垫俯卧位功能软垫，12 肋缘和双髂前上棘贴减压贴以保护皮肤，下肢保持自然屈膝位，膝下垫凝胶减压垫，脚背垫软枕，以减轻脚背压力。

3. 双手保持自然功能位，拇指与大腿外侧在一条直线上，掌心向上，以预防在麻醉后损伤尺神经、桡神经和臂丛神经。腹部不建议选择凝胶垫，由于材料的原因，在血管造影时，易出现血管伪影，影响术者分析。

4. 气管插管周围与眼周围用贴膜固定，预防长时间俯卧位后球结膜水肿，减少皮肤与床垫的摩擦，避免口腔分泌物污染和使皮肤潮湿。

（三）手术间布局

手术间布局见图 17-1-3。

二、胸段病变患者的手术体位护理

（一）摆放用物准备

用物包括俯卧位头垫、搁手板、俯卧位胸腹垫、胸髋垫、凹形体位垫、约束带、圆形体位垫（图 17-2-1）。

（二）安置方法

1. 先仰卧位，患者全麻后改为俯卧位（图 17-2-2）。

2. 与颈髓病变不同的是俯卧位不用上头架，患者双手抱头，受力点在双肘鹰嘴、12 肋缘、单侧面颊部、下颌角、膝关节及脚背部。

3. 预防压力性损伤垫和减压贴选择方法同上。双手抱头时，保证肢体的功能位，不可过度外展或内旋。

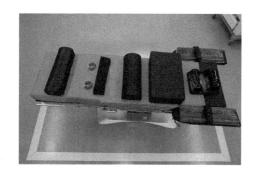 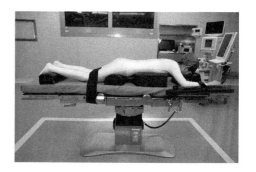

图 17-2-1 用物准备　　　　　　　图 17-2-2 俯卧位

（三）手术间布局

手术间布局见图 17-2-3。

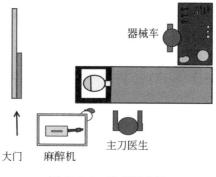

图 17-2-3 手术间布局

（姚红玲　姚　冲）

第三节　颅底外科专科手术体位护理

颅腔底部称为颅底，位于头颅与面、五官（眼、耳、喉和口腔）和颈部之间，解剖位置深，结构复杂，包含许多重要的神经和血管结构。颅底病变包括肿瘤、外伤、炎性反应、血管和先天性畸形等。颅底肿瘤常侵犯邻近结构，伴随颅底骨质结构的破坏，可同时向颅内或颅外扩展，形成颅内外沟通病变，处理复杂且困难。作为神经外科的一个重要分支，颅底外科始终跟随神经外科总体发展，而神经外科的发展在很大程度上也建立在颅底外科发展的基础上。近 30 年颅底外科得以迅速发展的原因可归纳为以下几个方面：①显微神经外科的广泛应用和进步，包括显微镜、显微外科器械（如高速微型磨钻、超声刀等）的研发和应用；②显微解剖学的进步对现有外科手术入路的改良和新手术入路的开发和应用；③神经影像学技术（如 CT、MRI 和 DSA 等）的广泛应用；④神经麻醉技术和电生理监测方法的进步；⑤术中实时影像、神经导航、神经内镜、术中超声等技术的应用和不断成熟；⑥跨学科的研究促使多学科密切合作。在过去的 10 年里，随着神经导航技术的发展，在磨除颅底骨质和肿瘤切除过程中不仅可以实时显示骨性结构，定位被肿瘤推移或包裹的血管，还能够评估肿瘤与周围结构的关系。内镜不仅可以提供多角度的全景手术视野，而且能够近观目标区域，准确区分病变的边界及其与毗邻结构的关系，因此内镜辅助显微镜或单纯内镜技术已成为颅底外科的重要组成部分。

一、经单鼻孔鼻中隔黏膜蝶窦入路垂体瘤切除术手术体位护理

（一）摆放用物准备

用物包括流体垫、肩枕、横位中单、膝部支撑垫、足跟垫、约束带（见图 17-1-1）。

（二）安置方法

1. 严格执行手术安全核查，明确手术入路，确定手术体位与手术方式的正确性。
2. 肩与手术床背板上缘齐平。
3. 放置好塑形好的流体垫，头后仰 15°。
4. 仰卧位双臂伸直，紧贴体侧，用事先横放于胸背部的中单卷裹做手部固定。
5. 双腿自然伸直，膝下垫膝部支撑垫，足跟处放置鞍形足跟垫加以保护，下肢约束带妥善固定于双腿膝关节上。
6. 必要时肩下放置肩枕（图 17-3-1）。

（三）手术床的调整

患者取仰卧位，头后仰 15°。

（四）手术间布局

手术间布局见图 17-3-2。

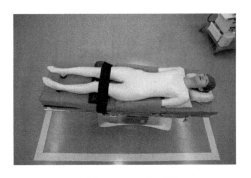

图 17-3-1　仰卧位

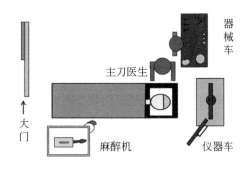

图 17-3-2　手术间布局

二、颅后窝肿瘤切除术手术体位护理

（一）摆放用物准备

用物包括流体垫或头架、胸枕、搁手板、可调节搁手架、骨盆固定架、隧道垫、足跟垫、绷带（见图 17-1-4）。

（二）安置方法

1. 严格执行手术安全核查，明确手术入路，确定手术体位与手术方式的正确性。

2. 肩与手术床背板上缘齐平。

3. 双上肢摆放准备　可调节其中一个搁手架位于手术床与头架之间，搁手架平面比手术床高 10cm 左右，可向左或向右推进，在搁手板上铺置凝胶垫或棉质衬垫；另一搁手架插入患者非手术侧肩胛骨平面的床座固定器，搁手架高度为患者两肩峰连线长度，使胸廓能自然伸展，不会受到两侧上肢挤压，既能保持正常呼吸，同时也可避免臂丛神经受到压迫。

4. 麻醉后将患者身体转成侧位。

5. 下侧上肢置于搁手板上，上侧上肢置于可调节搁手架上，约束带固定。

6. 耻骨联合部及骶尾部用骨盆固定架支撑（见图 17-1-5）。

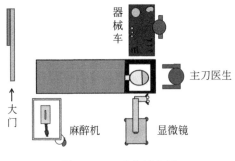

图 17-3-3　手术间布局

7. 双下肢摆放　下侧下肢屈曲靠前放置，上侧下肢伸直并用长度与下肢相近的隧道垫支撑，膝部固定下肢。

8. 头部用头架或流体垫固定。

9. 肩部用拉肩带固定并将拉肩带向两侧床尾后下方牵拉固定在手术床两侧，使之与手术床成 45°角。

（三）手术间布局

手术间布局见图 17-3-3。

（姚　冲　姚红玲）

第四节 功能性神经外科专科手术体位护理

功能性神经外科是指对一些神经系统的功能性疾病进行外科治疗的学科。例如，不随意运动性疾病、顽固性疼痛、药物难治性癫痫及精神分裂症等中枢神经系统功能异常的疾病，通过神经外科手段予以调解及矫正它的功能紊乱。

一、脑深部电刺激术手术体位护理

脑深部电刺激术（deep brain stimulation，DBS）是在颅内特定核团或其他位置植入电极并施加电刺激来调控功能环路，达到改善疾病症状目的的手术。我国自 1998 年北京天坛医院率先临床应用以来，经过 20 年的发展，DBS 疗法已获得临床医师一致认可，尤其在国产脑深部电刺激系统（脑起搏器）应用以来，年手术量逐年增加。

（一）摆放用物准备

用物包括立体定向头架、横位中单、膝部支撑垫、足跟垫、约束带。

（二）安置方法

先半坐卧位（局部麻醉下），后平卧位（全身麻醉下）：在局部麻醉下安装立体定向头架，磁共振定位靶点坐标，将电极植入大脑定位部位并进行初步测试，嘱患者做一些简单动作，如伸展手臂，画螺旋线等，然后根据患者的感受和症状改善程度，进一步调整电极的位置和刺激强度。效果满意后，在术中磁共振的导航下再次定位电极的位置，由于术中脑脊液的少量流失、重力因素等造成影像漂移导致的电极植入偏差，可以再次做调整，减少电极植入位置的偏差。最后，在全身麻醉下将脉冲器植入患者胸前锁骨下方的皮肤下面，再经皮下通过导线把脉冲发生器与电极连接起来。

1. 严格查对制度 仔细核对患者姓名、年龄、病区床号、住院号、手术方式、手术部位。

2. 患者取半坐卧位，双肩平床缘，抬高床头高度 25°～30°，用帕金森专用头托支撑头部，双手自然放于身侧，用事先横放于胸背部的中单卷裹予以手部固定，约束带固定双下肢。

3. 在摆放体位的同时做好生命体征监测、导线及管道连接，低流量氧气吸入，连接心电监护，对血氧饱和度和血压进行监测。

4. 拆除立体定向头架，改用气管插管下全身麻醉，行胸部脉冲发生器植入术，患者取仰卧位，重新消毒铺巾。

（三）手术间布局

手术间布局见图 17-3-3。

二、癫痫病灶切除+大脑皮质癫痫病灶热灼术手术体位护理

癫痫是由于先天性或后天性原因引起的大脑神经元群阵发性、同步性异常放电，会导

致暂时性中枢神经系统功能失常，表现为反复发作性运动、感觉、行为、意识及自主神经功能障碍或兼而有之。它是许多脑部疾病或综合征的共有症状。按照病因不同，可分为原发性癫痫与继发性癫痫。癫痫外科治疗包括癫痫病灶切除术、前颞叶及海马切除术、胼胝体切开术、大脑半球切除术、大脑皮质癫痫病灶热灼术、立体定向电极引导下毁损术等技术，迷走神经刺激术、脑深部电刺激术和三叉神经电刺激术等也逐渐开展。

（一）摆放用物准备

用物包括头架、横位中单、膝部支撑垫、足跟垫、约束带。

（二）安置方法

1. 严格执行手术安全核查制度，明确手术入路，确定手术体位与手术方式的正确性。
2. 放置好流体垫或头架，保持头和躯干在同一水平线上。
3. 仰卧位双臂伸直，紧贴体侧，用事先横放于胸背部的中单卷裹做手部固定。
4. 双腿自然伸直，膝下垫膝部支撑垫，足跟处放置足跟垫加以保护，将下肢约束带妥善固定于双腿膝关节上。
5. 平卧位时可适当调高床头 5°～15°。
6. 熟练使用头部固定工具（如头架），配合医生完成头架固定，体位摆放完毕后与手术医生一起再次确认头架各关节的固定锁已妥善固定，以防意外。

（三）手术间布局

手术间布局见图 17-3-3。

三、三叉神经微血管减压术手术体位护理

原发性三叉神经痛（idiopathic trigeminal neuralgia，ITN）、面肌痉挛（hemifacial spasm，HFS）、舌咽迷走神经痛（glossopharyngeal neuralgia，GPN）是最常见的功能性脑神经疾病。目前，显微血管减压术（microvascular decompression，MVD）已被广泛应用于 ITN、HFS、GPN 的外科治疗并取得良好效果，而且逐渐被应用于致残性眩晕（disabling positional vertigo，DPV）、难治性耳鸣（intractable tinnitus，IT）。近年我国脑神经疾病的外科诊疗得到迅速发展，在技术推广及手术中的关键问题，如术前评估、手术方法、术中电生理监测、围手术期管理等方面取得较大进步。

显微手术技巧和经验是 MVD 手术成功的关键，准确判断责任血管并充分减压是手术成功的核心。目前，ITN 除了常见责任血管，如小脑上动脉（superior cerebellar artery，SCA）、小脑前下动脉（anterior inferior cerebellar artery，AICA）、小脑后下动脉（posterior inferior cerebellar artery，PICA）及其分支，还时常要面对静脉压迫或无血管压迫等复杂情况。HFS 患者 MVD 术中经常面对处理粗大、迂曲、硬化的椎动脉（次要责任血管）和 AICA、PICA（主要责任血管）的局面。因此，不同脑神经治疗中心从不同角度阐述了运用特殊手术技术处理复杂责任血管的经验，包括包裹法、垫入法、悬吊法等。

（一）摆放用物准备

用物包括头架、横位中单、膝部支撑垫、足跟垫、约束带。

（二）安置方法

1.严格执行手术安全核查制度，明确手术入路，确定手术体位与手术方式的正确性。

2.放置好头架，患侧向上，头部下垂约15°并向健侧旋转10°，颈部稍前屈，使患侧乳突处于头部最高位置。

3.仰卧位双臂伸直，紧贴体侧，用事先横放于胸背部的中单卷裹予以手部固定。

4.双腿自然伸直，膝下垫膝部支撑垫，足跟处放置足跟垫加以保护，将下肢约束带妥善固定于双腿膝关节上。

5.熟练使用头部固定工具（如头架），配合医生完成头架固定，体位摆放完毕后与手术医生一起再次确认头架各关节已固定锁死，以防意外。

6.注意保护眼睛和耳朵，用防水贴膜贴好眼部，防止消毒水流进眼内，造成角膜损伤；用消毒棉球填塞耳朵，避免消毒药水流入。

（三）手术间布局

手术间布局见图17-3-3。

（姚红玲　姚　冲）

第五节　微创（内镜）神经外科专科手术体位护理

一、神经内镜仰卧位手术体位护理

（一）摆放用物准备

用物包括头架系统或流体垫（视具体情况而定）、膝部支撑垫、约束带、足跟垫（图17-5-1）。

（二）安置方法

1.检查床单位，核查患者手术部位标识，检查皮肤完整性。

2.患者仰卧位,头偏向一侧,患侧肩部垫高,双上肢自然放于身体两侧,用中单包裹固定,约束带加固。

3.双下肢自然伸直,双腘窝垫膝部支撑垫,双足跟垫足跟垫,膝部用约束带固定,松紧适宜即可,

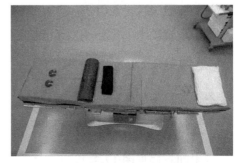

图 17-5-1　用物准备

避免双下肢伸直时间过长引起神经损伤、局部循环障碍，提高患者舒适度，防

止压伤（见图 17-1-2）。

（三）手术床的调整

术中根据手术的需要调整手术床。

（四）器械车的摆放

器械车位于手术床头右前方，与手术床成 90°。

（五）手术间布局

手术间布局见图 17-3-2。

二、神经内镜侧俯卧位手术体位护理

（一）摆放用物准备

用物包括侧俯卧位垫 1 套、约束带 1 个、软垫 1 个、多功能头架系统 1 套、搁手板 1 个、上肢固定带 2 个。

（二）安置方法

1. 手术床单位准备　检查手术床、多功能头架系统及配件完整性、性能。

2. 核对患者手术部位标识，检查皮肤完整性。

3. 全身麻醉气管插管后，1 人站于患者头部，保护气管导管，托头、颈部；2～3 人分别站于手术床两侧，托背、胸、腰部，向上轻抬患者并将其放置于侧俯卧位垫上，身体前倾 30°，下方手臂伸直放置身旁，上方手臂顺势自然固定于搁手板上，两腿之间放软枕，使用头架固定头颈部。

4. 注意保护头颈部，防止颈部肌肉过度牵拉，保证颈部与脊柱在一条水平线上；眼部用红霉素眼膏保护并贴上薄膜，防止消毒液进入眼内，术侧耳道塞入棉球；女性患者使其乳房不受挤压、男性患者要注意外生殖器的保护；妥善固定各路管道，防止管道受压、打折、滑脱等。

（三）手术床的调整

术中根据手术的需要调整手术床。

（四）器械车的摆放

器械车位于手术床头右前方，与手术床成 90°。

（五）手术间布局

手术间布局见图 17-3-2。

（刘迎春　王　萍）

第六节　垂体及鞍区病变专科手术体位护理

经蝶窦入路鞍区手术、经额颞开颅入路鞍区手术护理

（一）摆放用物准备

用物包括流体垫、肩枕、横位中单、膝部支撑垫、约束带、足跟垫（见图 17-1-1）。

（二）安置方法

1. 手术床单位准备，保持床单位干净、整洁、舒适。

2. 核对患者信息、手术部位标识，检查皮肤完整性。

3. 患者仰卧于手术床正中位置，头部置于流体垫上，固定头部，防止移动；双肩下垫一肩枕（平肩峰），防止颈部悬空，抬高肩部 20°，头后仰；术中保持头颈部正中过伸位，利于手术医生操作。

4. 双上肢自然放于身体两侧，用中单包裹固定，约束带加固；双下肢自然伸直，双腘窝垫膝部支撑垫，双足跟垫足跟垫，膝部用约束带固定，松紧适宜即可（图 17-6-1，图 17-6-2）。避免双下肢伸直时间过长引起神经损伤、局部循环障碍，提高患者舒适度，防压伤。

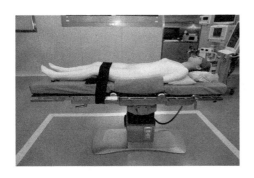 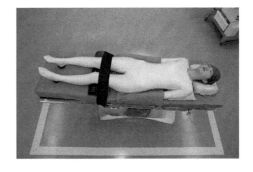

图 17-6-1　侧位图　　　　　　　　　　图 17-6-2　正位图

（三）手术床的调整

手术床一般不做调整，术中根据需要微调。

（四）器械车的位置摆放

器械车位于患者头部右侧，与手术床成 90°。

（五）手术间布局

手术间布局见图 17-3-3。

（王　萍　刘迎春）

参 考 文 献

鲁卫红，罗静枝，2016. 神经外科侧俯卧位的体位管理和并发症的预防 [J] . 解放军医药杂志，(S1)：99-101.

汤红艳，陈曦，牛香美，等，2018. 111 例复杂性脊髓血管畸形复合手术的护理配合 [J] . 中华护理杂志，53 （2）：202-206.

羽云燕，黄石群，李连英，2016. 神经外科侧卧手术体位安置的改进对颅脑手术效果影响的研究 [J] . 护理研究，30 （6）：2009-2011.

钟平，2017. 颅底外科的历史与展望 [J] . 上海医学，（11）：650-655.

周良辅，2014. 现代神经外科学 [M] . 上海：复旦大学出版社：124-148.

第十八章　五官科特殊手术体位

耳鼻咽喉诸器官解剖位置较复杂，上承颅底，下通气管；耳、鼻左右毗邻眼眶；咽喉与头颈部重要的器官、神经及大血管关系紧密。由于耳、鼻、咽喉手术具有很强的专科特点，手术麻醉与切口部位有特殊性，故手术体位的摆放在整个手术周期中起着至关重要的作用。

第一节　耳部专科手术体位护理

耳在解剖上是一个器官，在生理上具有听觉和平衡两种功能，由外耳、中耳、内耳三部分组成，结构复杂而精细，手术方式呈多样化。耳部手术体位均为侧头仰卧位，此体位适用于耳内镜下鼓室成形手术、耳蜗植入手术、乳突（改良）根治手术、耳前瘘管切除术、鼓膜切开置管手术等，下文以两种手术为例进行讲述。

一、耳内镜下鼓室成形手术（鼓膜修补）体位护理

（一）摆放用物准备

用物包括流体垫、横位中单、约束带、膝部支撑垫、足跟垫等（图18-1-1）。

（二）安置方法

1. 检查床单位，按照患者体型将各体位垫放置在手术床上。

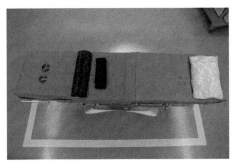

图 18-1-1　用物准备

2. 将信息核对准确的患者安全安置在手术床上。患者头偏向一侧，患侧朝上，健侧朝下，健侧头下垫流体垫，耳廓置于流体垫塑形后的中心空隙处，防止受压。

3. 患者双上肢自然摆放于身体两侧，掌心朝下或贴于躯干，布单包裹双上肢，身体约束带固定于肘关节处，检查松紧度。显露输液部位，便于观察输液情况。

4. 患者双下肢自然伸直，骶尾部垫软垫，膝下垫膝部支撑垫，足跟部垫足跟垫，膝约束

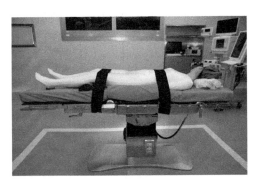

图 18-1-2　仰卧位

带固定于双膝关节上 7～10cm，避开关节处，检查松紧度适宜（图18-1-2）。

（三）器械车的位置摆放

器械车位于手术床头侧正前方，与手术床头相连。

（四）手术间布局

手术间布局见图 18-1-3。

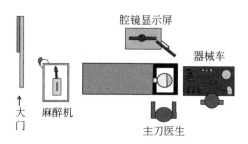

图 18-1-3　手术间布局

二、鼓室成形手术体位护理

（一）摆放用物准备

用物包括流体垫、横位中单、约束带、膝部支撑垫、足跟垫（见图 18-1-1）。

（二）安置方法

1. 检查床单位　按照患者体型将各体位垫放置在手术床上。

2. 将信息核对准确的患者安全安置在手术床上。患者头偏向一侧，患侧朝上，健侧朝下。健侧头下垫流体垫，耳廓置于流体垫塑形后中心空隙处，防止耳廓受压。

3. 患者双上肢自然摆放于身体两侧，掌心朝下或贴于躯干，布单包裹双上肢，身体约束带固定于肘关节处，检查松紧度。显露静脉输液部位，以便于观察输液情况。

4. 患者双下肢自然伸直，骶尾部垫软垫，膝下垫膝部支撑垫，足跟部垫足跟垫，膝约束带固定于双膝关节上 7～10cm，避开关节处，检查松紧度（见图 18-1-2）。

（三）器械车的位置摆放

器械车位于手术床头侧正前方。

（四）手术间布局

手术间布局见图 18-1-4。

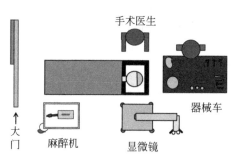

图 18-1-4　手术间布局

第二节　咽喉部专科手术体位护理

一、扁桃体切除手术体位护理

（一）摆放用物准备

用物包括流体垫、肩枕、横位中单、约束带、膝部支撑垫、足跟垫等（图18-2-1）。

（二）安置方法

1. 检查床单位，按照患者体型将各体位垫放置在手术床上。

2. 将信息核对准确的患者安全安置在手术床上。协助患者平卧于手术床上，肩峰与床背板上缘平齐。患者头部垫流体垫，固定头部（图18-2-2）。

3. 患者肩下垫肩枕（平肩峰），抬高肩部10°～15°，保持头后仰且颈部不悬空。

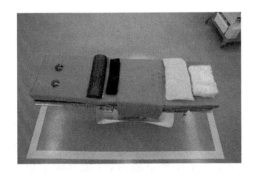

图 18-2-1　用物准备

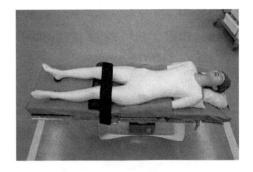

图 18-2-2　头部体位摆放

4. 患者双上肢自然摆放于身体两侧，掌心朝下或贴于躯干，布单包裹双上肢，身体约束带固定于肘关节处，检查松紧度。显露静脉输液部位，以便于观察输液情况。

5. 患者双下肢自然伸直，骶尾部垫软垫，膝下垫膝部支撑垫，足跟部垫足跟垫，将约束带固定于双膝关节上7～10cm，检查松紧度。

6. 头板降低10°左右，头后仰，保持颈部拉伸状。检查颈部肌肉张力，提醒麻醉医师检查气道压。

7. 红霉素眼膏涂眼，闭合眼睑后用手术贴膜保护。

（三）手术床的调整

将手术床头板降低10°左右，使患者头后仰。

（四）器械车的位置摆放

器械车位于手术床头右侧前方，与手术床成90°。

（五）手术间布局

手术间布局见图 18-2-3。

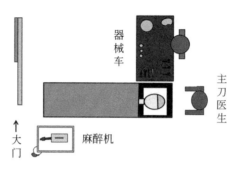

图 18-2-3　手术间布局

二、喉肿瘤激光辅助下烧灼术手术体位护理

（一）摆放用物准备

用物包括流体垫、肩枕、横位中单、约束带、膝部支撑垫、足跟垫、支撑体位架 1 套等（图 18-2-4）。

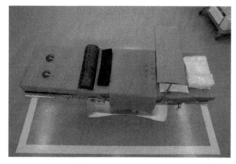

图 18-2-4　用物准备

（二）安置方法

1. 检查床单位，按照患者体型将各体位垫放置在手术床上，根据患者颈部长度安置支撑架底座于手术床垫下适当处，使其位于患者胸部正下方。

2. 将信息核对准确的患者安全安置在手术床上。协助患者平卧于手术床上，肩峰与床板上缘平齐，患者头部垫流体垫，固定头部。

3. 患者肩下垫肩枕（平肩峰），抬高肩部 10°，保持头后仰且颈部不悬空。

4. 患者双上肢自然摆放于身体两侧，掌心朝下或贴于躯干，布单包裹双上肢，身体约束带固定于肘关节处，检查松紧度。显露静脉输液部位，以便于观察输液情况。

5. 患者双下肢自然伸直，骶尾部垫软垫，膝下垫膝部支撑垫，足跟部垫足跟垫，膝约束带固定于双膝关节上，7～10cm 检查松紧度。

6. 头板降低 15°，头后仰，保持颈部拉伸状。

7. 待全身麻醉气管插管完成后，安装支撑架。避免压迫患者胸部及麻醉通气管道，支撑架与胸口距离 15cm 左右为宜（图 18-2-5，图 18-2-6）。

8. 红霉素眼膏涂眼，眼睑闭合后，予以手术贴膜保护。

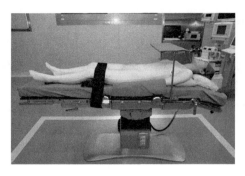

图 18-2-5 侧位图

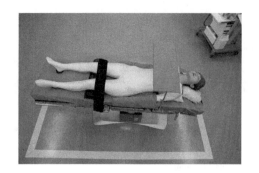

图 18-2-6 正位图

（三）手术床的调整

手术床头板降低 10°左右，使患者头后仰。

（四）器械车的位置摆放

器械车位于手术床头右前方，与手术床成 90°。

（五）手术间布局

手术间布局见图 18-2-7。

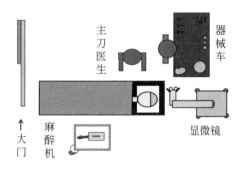

图 18-2-7 手术间布局

三、喉全切除术手术体位护理

（一）摆放用物准备

用物包括流体垫、斜坡垫、横位中单、约束带、膝部支撑垫、足跟垫等（图 18-2-8）。

（二）安置方法

1. 检查床单位，按照患者体型将各体位垫放置在手术床上，斜坡垫上缘与手术床头板上缘平齐。

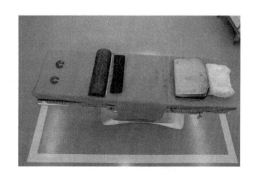

图 18-2-8 用物准备

2. 将信息核对准确的患者安全安置在手术床上。协助患者平卧于斜坡垫上，患者头部垫流体垫，保持头后仰且颈部不悬空。

3. 患者双上肢自然摆放于身体两侧，掌心朝下或贴于躯干，布单包裹双上肢，身体约束带固定于肘关节处，检查松紧度。显露静脉输液部位，以便于观察输液情况。

4. 患者双下肢自然伸直，骶尾部垫软垫，膝下垫膝部支撑垫，足跟部垫足跟垫，膝约束带固定于双膝关节上 7～10cm，检查松紧度。

5. 麻醉插管完成后，固定头部，使患者保持颈后仰状（图 18-2-9，图 18-2-10）。

6. 眼部护理。

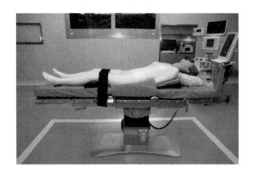 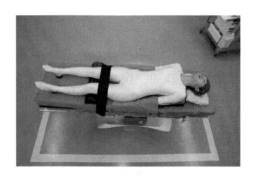

图 18-2-9　侧位图　　　　　　　　　图 18-2-10　正位图

（三）器械车位置摆放

器械车位于手术床头侧正前方。

（四）手术间布局

手术间布局见图 18-2-11。

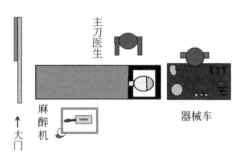

图 18-2-11　手术间布局

四、全身麻醉下食管异物取出术手术体位护理

（一）摆放用物准备

用物包括流体垫、肩枕、横位中单、约束带、膝部支撑垫、足跟垫（见图 18-2-1）。

（二）安置方法

1. 检查床单位，按照患者体型将各体位垫放置在手术床上。

2. 将信息核对准确的患者安全安置在手术床上，协助患者平卧于手术床上，肩峰与床板上缘平齐。

3. 患者头下垫流体垫，肩下垫肩枕（见图18-2-2）。

4. 患者双上肢自然摆放于身体两侧，布单包裹双上肢，身体约束带固定于肘关节处，检查松紧度。显露静脉输液部位，以便于观察输液情况。

5. 患者双下肢自然伸直，骶尾部垫软垫，膝下垫膝部支撑垫，足跟部垫足跟垫，膝约束带固定于双膝关节上7～10cm，检查松紧度。

6. 消毒铺巾完成后，根据术者要求适时调整患者垂头角度。

7. 眼部护理。

（三）手术床的调整

手术床头板降低，根据术中要求适时调整。

（四）器械车的位置摆放

器械车位于手术床头左侧，与手术床成90°。

（五）手术间布局

手术间布局见图18-2-12。

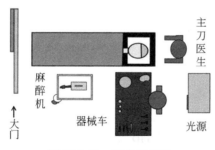

图 18-2-12　手术间布局

五、局部麻醉下咽喉部肿物活检手术体位（半坐卧位）护理

（一）摆放用物准备

用物包括流体垫、布中单、约束带、软枕、膝部支撑垫、足跟垫等（图18-2-13）。

（二）安置方法

1. 检查床单位，按照患者体型将各体位垫放置在手术床上。

2. 将信息核对准确的患者安全安置在手术床上。协助患者平卧于手术床正中，骶尾部与床背板可折处下缘平齐。

3. 嘱患者头后仰 10°左右。

4. 将患者双上肢自然摆放于身体两侧，腰部垫软垫，布单包裹双上肢，身体约束带固定于肘关节处，检查松紧度。显露静脉输液部位，以便于观察输液情况。骶尾部酌情贴压疮贴。

5. 患者双下肢自然伸直，膝下垫膝部支撑垫，足跟部垫足跟垫，膝约束带固定于双膝关节上，检查松紧度（图 18-2-14）。

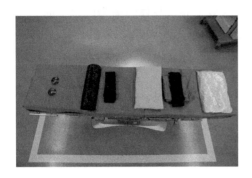

图 18-2-13　用物准备

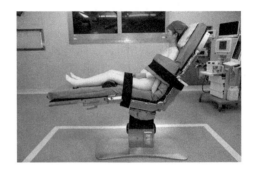

图 18-2-14　半坐卧位

（三）手术床的调整

1. 手术床背板抬高90°，整体头低足高15°～20°，手术床尾板下垂10°～20°，防止患者下滑。

2. 将手术床调为水平位时，先调节床背板，再调节床尾板。

（四）器械车的位置摆放

器械车位于手术床头侧正前方。

（五）手术间布局

手术间布局见图 18-2-11。

第三节　鼻部专科手术体位护理

一、鼻部手术（全身麻醉或应用鼻内镜）手术体位护理

（一）摆放用物准备

用物包括流体垫、横位中单、约束带、膝部支撑垫、足跟垫等（见图 18-1-1）。

（二）安置方法

1. 检查床单位，按照患者体型将各体位垫放置在手术床上。

2. 将信息核对准确的患者安全安置在手术床上。协助患者平卧于手术床上，患者头部与床头板上缘平齐。头部垫流体垫，固定头部。

3.患者双上肢自然摆放于身体两侧，布单包裹，身体约束带固定于肘关节处，检查松紧度。显露静脉输液部位，以便于观察输液情况。

4.患者双下肢自然伸直，骶尾部垫软垫，膝下垫膝部支撑垫，足跟部垫足跟垫，将约束带固定于双膝关节上，检查松紧度（图18-3-1）。

5.将器械车平行放置于手术床床头，调节手术床，使手术床与器械台处于同一高度。

6.眼部护理。

（三）器械车的位置摆放

器械车位于手术床头侧正前方。

（四）手术间布局

手术间布局见图18-3-2。

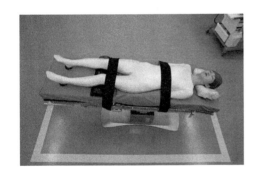

图18-3-1　仰卧位

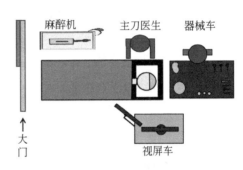

图18-3-2　手术间布局

二、鼻部手术（局部麻醉）手术体位护理

（一）摆放用物准备

用物包括流体垫、横位中单、约束带、软垫、膝部支撑垫、足跟垫（见图18-2-13）。

（二）安置方法

1.检查床单位，按照患者体型将各体位垫放置在手术床上。

2.将信息核对准确的患者安全安置在手术床上。协助患者平卧于手术床正中，骶尾部与床背板可折处下缘平齐。

3.将患者双上肢自然摆放于身体两侧，腰部垫软垫，布单包裹双上肢，约束带固定于肘关节处，检查松紧度。显露静脉输液部位，以便于观察输液情况。

4.患者双下肢自然伸直，骶尾部垫软垫，膝下垫膝部支撑垫，足跟部垫足跟垫，膝约束带固定于双膝关节上，检查松紧度（见图18-2-14）。

（三）手术床的调整

1.手术床背板抬高90°，整体头低足高10°～20°，手术床尾板下垂10°～20°，防止患者下滑。

2.将手术床调为水平位时,先调节床背板,再调节床尾板。

（四）器械车的位置摆放

器械车位于手术床头侧正前方。

（五）手术间布局

手术间布局见图 18-3-2。

（胡雪飞 叶 红 马 琼）

第四节 眼科专科手术体位护理

一、翼状胬肉切除手术体位护理

（一）摆放用物准备

用物包括流体垫、横位中单、约束带、膝部支撑垫、足跟垫等（图 18-4-1）。

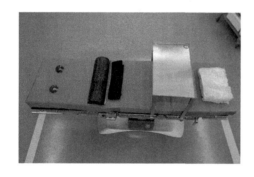

图 18-4-1 用物准备

（二）安置方法

1.检查床单位,按照患者体型将各体位垫放置在手术床上。

2.将信息核对准确的患者安全安置在手术床上。将患者头发戴入手术帽内,帽缘平发际。女患者要求后脑无发髻。

3.协助患者平卧于手术床,头部垫流体垫并固定。

4.患者双上肢自然摆放于身体两侧,布单包裹,身体约束带固定于肘关节处,检查松紧度。显露静脉输液部位,以便于观察输液情况。

5.患者双下肢自然伸直,骶尾部垫软垫,膝下垫膝部支撑垫,足跟部垫足跟垫,膝约束带固定于双膝关节上,检查松紧度。

6.眼科托盘于手术床左侧置入,其上缘平患者腋窝,高度以高于胸口 15cm 左右为宜（避免压迫气管和导管）（图 18-4-2,图 18-4-3）。

（三）器械车的位置摆放

器械车位于手术床头患侧前方,与手术床成 90°。

（四）手术间布局

手术间布局见图 18-4-4。

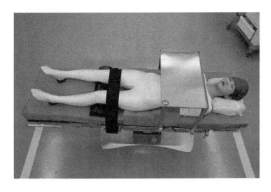
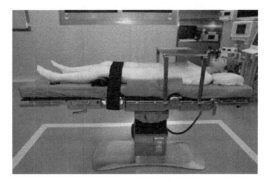

图 18-4-2　正位图　　　　　　　　图 18-4-3　侧位图

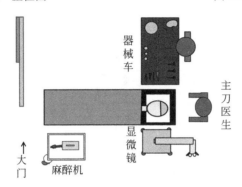

图 18-4-4　手术间布局

二、眼球摘除手术体位护理

（一）摆放用物准备

摆放用物准备同"翼状胬肉切除手术体位护理"。

（二）安置方法

安置方法同"翼状胬肉切除手术体位护理"。

（三）床旁车的位置摆放

床旁车的位置摆放同"翼状胬肉切除手术体位护理"。

（四）手术间布局

手术间布局见图 18-4-4。

三、白内障超声乳化吸出+人工晶状体植入手术体位护理

（一）摆放用物准备

摆放用物准备同"翼状胬肉切除手术体位护理"。

（二）安置方法

安置方法同"翼状胬肉切除手术体位护理"。

（三）器械车的位置摆放

器械车的位置摆放同"翼状胬肉切除手术体位护理"。

（四）手术间布局

手术间布局见图18-4-5。

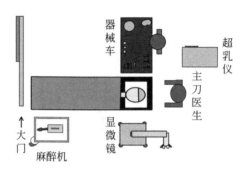

图18-4-5　手术间布局

四、玻璃体切割术体位护理

（一）摆放用物准备

摆放用物准备同"翼状胬肉切除手术体位护理"。

（二）安置方法

安置方法同"翼状胬肉切除手术体位护理"。

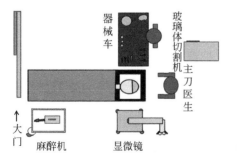

图18-4-6　手术间布局

（三）器械车的位置摆放

器械车的位置摆放同"翼状胬肉切除手术体位护理"。

（四）手术间布局

手术间布局见图18-4-6。

第五节　口腔专科手术体位护理

一、颌骨切除手术体位护理

（一）摆放用物准备

用物包括流体垫、横位中单、约束带、膝部支撑垫、足跟垫等（见图18-1-1）。

（二）安置方法

1. 检查床单位，按照患者体型将各体位垫放置在手术床上。

2. 将信息核对准确的患者安全安置在手术床上。协助患者平卧于手术床，患者头部平手术床头板上缘。头部垫流体垫并固定。

3. 患者双手自然摆放于身体两侧，布单包裹双上肢，身体约束带固定于肘关节处，检查松紧度。显露静脉输液部位，以便于观察输液情况。

4. 患者双下肢自然伸直，骶尾部垫软垫，膝下垫膝部支撑垫，足跟部垫足跟垫，将约束带固定于双膝关节上，检查松紧度（见图18-3-1）。

（三）器械车的位置摆放

器械车位于手术床头侧正前方。

（四）手术间布局

手术间布局见图18-5-1。

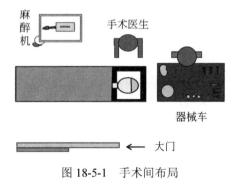

图18-5-1　手术间布局

二、颌-颈联合根治手术体位护理

（一）摆放用物准备

用物包括流体垫、肩枕、横位中单、约束带、膝部支撑垫、足跟垫（见图18-2-1）。

（二）摆放方法

1. 检查床单位，按照患者体型将各体位垫放置在手术床上。

2. 将信息核对准确的患者安全安置在手术床上。协助患者平卧于手术床上，肩峰与床背板上缘平齐。患者头部垫流体垫偏向健侧，固定头部。

3. 患者肩下垫肩枕（平肩峰），抬高肩部15°～30°，保持头后仰且颈部不悬空。

4. 患者双上肢自然摆放于身体两侧，布单包裹双上肢（显露消毒范围），身体约束带固定于肘关节处，检查松紧度。显露静脉输液部位，以便于观察输液情况。

5. 患者双下肢自然伸直，骶尾部垫软垫，膝下垫膝部支撑垫，足跟部垫足跟垫，膝约束带固定于双膝关节上，检查松紧度。

6. 头板降低15°，头后仰，保持颈部拉伸状（图18-5-2，图18-5-3）。

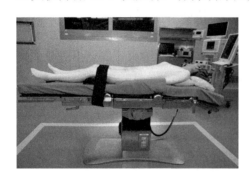

图 18-5-2　侧位图

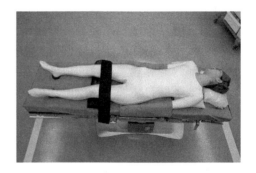

图 18-5-3　正位图

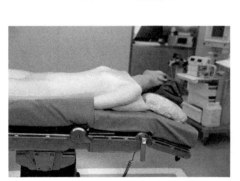

图 18-5-4　手术床的调整

（三）手术床的调整

将手术床头板降低15°，使患者头后仰（图18-5-4）。

（四）器械车的位置摆放

器械车位于手术床头侧正前方。

（五）手术间布局

手术间布局见图18-5-1。

三、腮腺切除手术体位护理

（一）摆放用物准备

用物包括流体垫、肩枕、横位中单、约束带、膝部支撑垫、足跟垫（见图18-2-1）。

（二）安置方法

1. 检查床单位，按照患者体型将各体位垫放置在手术床上。

2.将信息核对准确的患者安全安置在手术床上。协助患者平卧于手术床上，肩峰与床背板上缘平齐。患者头部垫流体垫偏向健侧，固定头部。

3.患者肩下垫肩枕（平肩峰），抬高肩部10°～20°，保持头后仰且颈部不悬空。

4.患者双上肢自然摆放于身体两侧，布单包裹双上肢，身体约束带固定于肘关节处，检查松紧度。显露静脉输液部位，以便于观察输液情况。

5.患者双下肢自然伸直，骶尾部垫软垫，膝下垫膝部支撑垫，足跟部垫足跟垫，膝约束带固定于双膝关节上，检查松紧度。

6.头板降低15°，头后仰，保持颈部呈拉伸状（见图18-5-2，图18-5-3）。

（三）手术床的调整

手术床头板降低15°，使患者头后仰（见图18-5-4）。

（四）器械车的位置摆放

器械车位于手术床头侧正前方。

（五）手术间布局

手术间布局见图18-5-1。

四、颌下腺瘤摘除手术体位护理

（一）摆放用物准备

用物包括流体垫横位中单、约束带、膝部支撑垫、足跟垫（见图18-1-1）。

（二）安置方法

1.检查床单位，按照患者体型将各体位垫放置在手术床上。

2.将信息核对准确的患者安全安置在手术床上。协助患者平卧于手术床上，头偏向一侧，患侧朝上、健侧朝下。健侧头下垫流体垫，耳廓置于流体垫塑形后中心空隙处，防止受压，头稍向后仰。

3.患者双上肢自然摆放于身体两侧，布单包裹双上肢，身体约束带固定于肘关节处，检查松紧度。显露静脉输液部位，以便于观察输液情况。

4.患者双下肢自然伸直，骶尾部垫软垫，膝下垫膝部支撑垫，足跟部垫足跟垫，将约束带固定于双膝关节上，检查松紧度（图18-5-5，图18-5-6）。

（三）器械车的位置摆放

器械车位于手术床头侧正前方。

（四）手术间布局

手术间布局见图18-5-1。

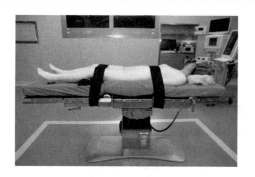

图 18-5-5　侧位图

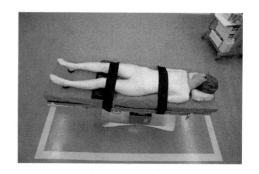

图 18-5-6　正位图

（叶　红　胡雪飞　马　琼）

参 考 文 献

冯晓霞，张军军，龚仁蓉，2015. 图解眼科手术配合 [M]. 北京：科学出版社.

韩秋生，曹志伟，徐国成，等，2013. 耳鼻咽喉科手术要点图解 [M]. 北京：中国医药科技出版社.

何丽，李丽霞，李冉，等，2014. 手术体位安置及铺巾标准流程 [M]. 北京：人民军医出版社.

钟玲，陈吉，刘世喜，2015. 图解耳鼻咽喉-头颈外科手术配合 [M]. 北京：科学出版社.

第十九章　妇产科特殊手术体位

第一节　宫颈专科手术体位护理

妇科宫颈截石位手术体位护理

（一）摆放用物准备

用物包括头枕、肩托、搁手板、横位中单、气动弹簧腿架、小方垫（图 19-1-1）。

（二）安置方法

1. 询问患者是否存在关节疾病及神经痛，协助患者自然平卧于手术床上，右侧上肢外展 <90°，建立好静脉通路，左侧上肢缠上血压计袖带后，用中单包裹固定于身体同侧，视患者需求在其头部垫头枕。

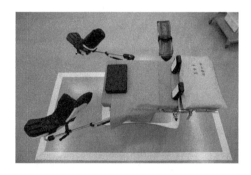

图 19-1-1　用物准备

2. 待麻醉后，脱去患者裤子，骶尾部使用预防性敷料进行压疮防护，穿上腿套，平移患者臀部，超出手术床背板和腿板交界处 8～10cm。

3. 固定气动弹簧腿架，根据患者体型、屈髋高度调整可调节搁腿架高度，使患者呈髋关节屈曲 90°～100°、外展 45°，膝关节弯曲 90°～100°，小腿呈水平位或向上倾斜位，使腘窝处于悬空状态，避免可调节搁腿架边缘压迫腘窝，将腿架置于小腿肌肉丰厚的部位，确认固定牢固后，再拆卸手术床腿板（图 19-1-2，图 19-1-3）。

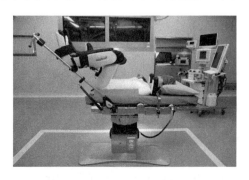

图 19-1-2　侧位图

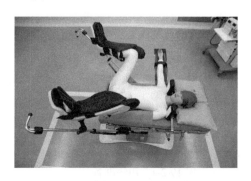

图 19-1-3　正位图

4. 在骶尾部、肩托处垫海绵垫或预防性敷料加以保护，防止受压。

5. 重新固定双臂将手术床调至头低臀高 10°～15°，充分显露会阴部。

（三）手术床的调整

手术床需头低臀高位 10°～15°。

（四）器械车的位置摆放

器械车位于手术床尾左侧前方，与手术床成 90°。

（五）手术间布局

手术间布局见图 19-1-4。

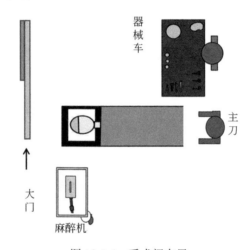

图 19-1-4　手术间布局

第二节　微创（腹腔镜）妇产科专科手术体位护理

一、微创仰卧位手术体位护理

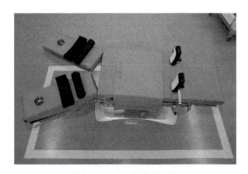

图 19-2-1　用物准备

（一）摆放用物准备

用物包括肩托、横位中单、膝部支撑垫、约束带、足跟垫等（图 19-2-1）。

（二）安置方法

1. 初始体位

（1）询问患者是否存在关节疾病及神经痛，协助患者自然平卧于手术床上，双手自然放于身体两侧，使用布单将患者双上肢固定于身体两侧。

（2）用双侧肩挡板托住双肩，在肩挡板与患者双肩之间放置体位保护垫，可有效减轻肩部局部压力（图19-2-2）。

（3）视患者需要可在其头下放置一个头枕。

（4）双腿自然伸直，协助患者将臀部移至手术床背板与腿板反折处，腰臀下垫软垫。

（5）待患者全身麻醉后，采用"人"字形安置法：床尾腿板左右分开，使患者髋关节外展45°，在患者膝下放置膝部支撑垫，足跟处放置足跟垫加以保护，双下肢水平分开90°～100°（图19-2-3）。

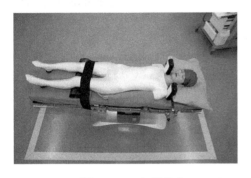 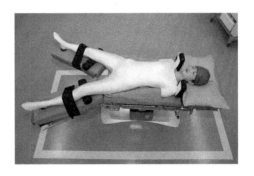

图19-2-2　初始体位　　　　　　　图19-2-3　"人"字形体位

（6）腿部使用下肢约束带松紧适宜，分别妥善固定于膝关节上或下5cm处以增加腿部的稳定性。检查患者身体各部位是否完好。

2.二次体位　气腹针穿刺成功、连接气腹管后，调节二次体位至头低足高位，使手术床头部降低，足部抬高，与水平成15°～30°，背板回位20°。

3.三次体位　退出器械，排出腹腔内CO_2气体，拔出戳卡后，调节体位至平卧位（图19-2-4）。

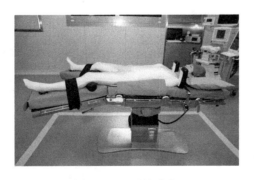

图19-2-4　三次体位

（三）手术床的调整

二次体位时手术床需头低足高位15°～30°。

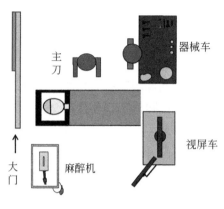

图 19-2-5 手术间布局

（四）器械车的位置摆放

器械车位于手术床尾左侧前方，与手术床成 90°。

（五）手术间布局

手术间布局见图 19-2-5。

二、微创截石位手术体位护理

（一）摆放用物准备

用物包括头枕、肩托、横位中单、约束带、可调节搁腿架、保温棉腿套等。

（二）安置方法

1. 初始体位

（1）协助患者自然平卧于手术床上，视患者需求在头部垫头枕，根据截石位要求，使患者臀部置于超过手术床背板边缘 8～10cm 处，骶尾部用预防性敷料保护。

（2）待患者麻醉后，固定托腿架，将患者双腿置于可调节搁腿架上，调整可调节搁腿架高度，使患者呈髋关节屈曲 90°、外展 45°，支托于患者小腿肌肉丰厚部，膝关节弯曲 90°，小腿呈水平位，使腘窝处于悬空状态，避免可调节搁腿架边缘压迫腘窝。根据患者下肢长度调节托腿架高度，腿部用约束带固定，确认固定牢固后，再拆卸手术床腿板。

（3）骶尾部垫海绵垫加以保护，防止受压。

（4）根据肩挡板安置方法及原则安置双侧肩挡板。

（5）双侧手臂约束于身体两侧。

（6）调节手术床至头低臀高位 10°～15°，充分显露会阴部。检查患者身体各部位是否完好。初始体位摆放完毕。

2. 二次体位　气腹针穿刺成功、连接气腹管后，调节二次体位至头低臀高位，使手术床头部降低，臀部抬高，与水平成 15°～30°，将背板回位 20°（图 19-2-6）。

3. 三次体位　退出器械，排出腹腔内 CO_2 气体，拔出戳卡后，调节体位至平卧位。

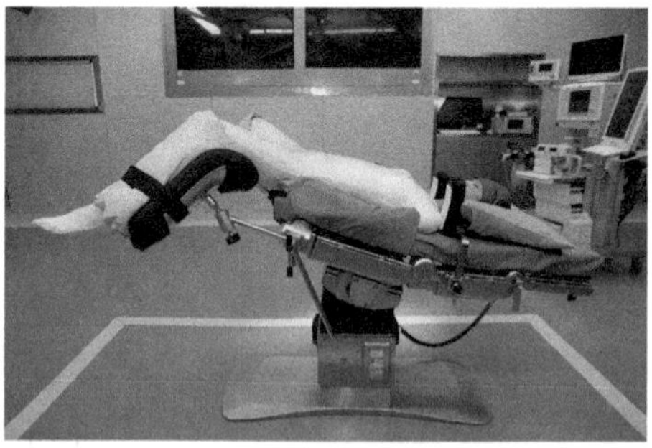

（三）手术床的调整

初始体位时手术床需头低臀高位 10°～15°，二次体位时手术床需头低臀高位 15°～30°。

图 19-2-6 头低足高位

（四）器械车的位置摆放

器械车位于手术床尾左侧前方，与手术床成 90°。

（五）手术间布局

手术间布局见图 19-2-5。

（李　泓　黄　靖）

第三节　剖宫产专科手术体位护理

一、剖宫产仰卧位手术体位护理

（一）摆放用物准备

用物包括头枕、搁手板、约束带、膝部支撑垫、足跟垫等（图 19-3-1）。

（二）安置方法

1. 麻醉完成后，协助患者自然平卧于手术床上，双手展开放于身体两侧搁手板上并进行约束，注意双上肢外展＜90°。

2. 视患者需要可在头下放置一头枕。

3. 双腿自然伸直，膝下放置膝部支撑垫，足跟处放置足跟垫加以保护。

4. 使用下肢约束带松紧适宜，妥善固定于双膝关节上或下 5cm 处（图 19-3-2）。

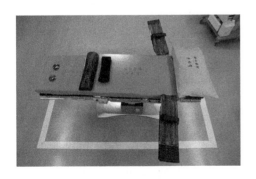
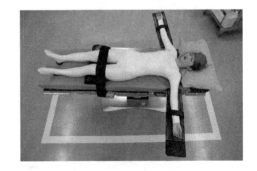

图 19-3-1　用物准备　　　　　　　　　图 19-3-2　仰卧位

5. 患者向左倾斜，可通过将手术床倾斜 15°～30°直接实现，也可以通过将患者右侧垫高实现，将体位垫或者硅胶垫放置于右侧腰下（髂嵴上与肋缘下区域）。

（三）手术床的调整

视情况将手术床左倾 15°～30°。

（四）器械车的位置摆放

器械车位于手术床尾左侧前方，与手术床成90°。

（五）手术间布局

手术间布局见图19-3-3。

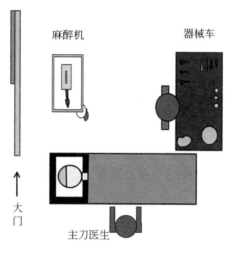

图 19-3-3　手术间布局

二、剖宫产中凹位手术体位护理

（一）摆放用物准备

用物包括头枕、搁手板、约束带、膝部支撑垫、足跟垫等（见图19-3-1）。

（二）安置方法

1. 协助患者自然平卧于手术床面，右上肢外展＜90°，建立静脉通路。
2. 调节手术床头低足高30°。

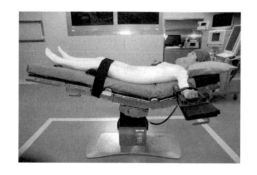

图 19-3-4　中凹位

3. 抬高背板与水平地面成20°。
4. 视患者需要可在其头部放置一头枕（图19-3-4）。
5. 骶尾部垫海绵垫或骶尾部使用预防性敷料加以保护，防止受压。
6. 膝下放置膝部支撑垫，足跟处放置足跟垫加以保护。
7. 双侧手臂约束于身体两侧，使用下肢约束带妥善固定于双膝关节上或下5cm处。检查患者身体各部位是否完好。

（三）手术床的调整

手术床需头低足高位 30°，背板抬高 20°。

（四）器械车的位置摆放

器械车位于手术床尾左侧前方，与手术床成 90°。

（五）手术间布局

手术间布局见图 19-3-3。

（黄　靖　李　泓）

参 考 文 献

冯星梅，罗建英，王琳，2016. 妇科腹腔镜手术体位并发症的预防与护理进展［J］. 上海护理，16（1）：
　　61-64.

韩代花，何新蓉，梁裕杰，等，2015. 国内外剖宫产现状及原因分析［J］. 国际妇产科学杂志，42（3）：
　　339-341.

姬玲，2014. 体位干预预防剖宫产术中产妇仰卧位低血压的疗效比较［J］. 河北医药，36（5）：791-792.

陆云梅，吴文辉，钱俊，等，2014. 中凹卧位对剖宫产产妇仰卧位低血压综合征的影响［J］. 江苏医药，
　　40（10）：1165-1166.

宋烽，2012. 实用手术体位护理［M］. 北京：人民军医出版社.

王袁，郑友红，王沂峰，2018. 宫颈病变手术术式与妊娠相关问题［J］. 实用妇产科杂志，34（2）：93-95.

王泽华，董卫红，2015. 我国妇科腹腔镜手术发展历程及展望［J］. 中国医师杂志，17（4）：481-483.

吴艳芝，高焕新，2012. 手术体位与护理安全［M］. 北京：人民军医出版社.

赵体玉，盛芳，2015. 腔镜手术护理学［M］. 北京：人民军医出版社.

周力，吴欣娟，2011. 安全手术体位图谱［M］. 北京：人民卫生出版社.

第二十章 小儿外科特殊手术体位

第一节 小儿手术体位特点与影响因素

一、小儿手术常见手术体位

（一）仰卧位

1. 水平仰卧位 适用于胸部手术、腹部手术、四肢手术及泌尿生殖手术（如尿道下裂、包皮环切、阴茎成形、睾丸固定等）。

2. 垂头仰卧位 适用于甲状腺手术、颈前路手术、腭裂修补、全身麻醉扁桃摘除术、气管异物取出术、食管异物取出术、鳃裂瘘管切除术、颈部淋巴结活检、头部手术等。

3. 侧头仰卧位 适用于耳部、颌面部、侧面部、头部手术等。

4. 上肢外展仰卧位 适用于上肢骨折、手指畸形、腋窝肿物手术。

5. 上肢投降卧位 适用于胸廓畸形手术（如鸡胸、漏斗胸）、腔镜下斜颈矫正手术（患侧上肢呈投降位置于头侧，健侧上肢放置于身旁）。

（二）侧卧位

1. 一般侧卧位 适用于肺、食管、侧胸壁、肾、输尿管中段、输尿管上段手术等。

2. 髋部手术侧卧位 适用于先天性髋关节发育不良、股骨颈骨折、股骨粗隆间骨折手术等。

（三）俯卧位

俯卧位适用于颅后窝手术，颈椎后路、脊柱后入路手术，脊髓肿瘤、背和下肢肿物手术及尾后路肛门成形术等。

（四）膀胱截石位

膀胱截石位适用于会阴部、尿道和肛门部手术及两性畸形手术。

二、小儿手术常见体位的特点

（一）仰卧位

对于婴幼儿来说，头部占了全身很大的比例，当他们仰卧时枕部便成了主要的受压点，然而稀少的头发及较少的皮下组织又增加了头部对压力和剪切力的敏感性，局部头皮受压时间过长，会出现术后脱发甚至不长头发的情况，除颈部和头颌面部手术外，可在术中适当左、右侧交替偏 10°左右，每 1~2h 更换一次方向，缓解局部的压力。婴幼儿髋部的外展角度大，平卧时双足呈外展外旋状态，双外踝也是受压点。长时间的仰卧，如需上肢外展，应将上肢固定于身体两侧。上肢外展与上肢投降位要注意上臂与躯干夹角不超过 90°，防止臂丛神经牵拉及过度外展造成不适。

（二）侧卧位

侧卧位放置胸垫时要注意避开腋窝，避免压伤腋神经。婴幼儿关节面软骨较厚，关节囊、韧带的伸展性大，关节周围的肌肉细长，活动范围大于成人，但关节的牢固性差，也较脆弱，在外力作用下容易脱位，将下侧肢体外拉时动作要轻柔，防止关节脱位。选择合适大小的流体垫使耳廓充分腾空。流体垫下加垫布巾，调节高度平下侧肩高，使颈椎处于水平位置，保持气道通畅。还要观察三角肌群是否受压，防止三角肌受压引起的挤压综合征。体位固定时不易过紧，上肢可将橡胶手套内充气（根据患儿大小决定充气多少）后垫于患儿手下，采用包裹悬吊固定时随时关注肢体末端血运，防止骨筋膜室综合征的发生。

（三）俯卧位

体位摆放时至少需要 4 名医护人员协助完成轴线翻身，动作协调一致，配合默契，防止管道尤其是呼吸管道的脱落。头部支撑用物的选择要严禁压迫眼部眶上神经、眶上血管、眼球、口唇部。注意观察腹部是否悬空，保持胸腹部呼吸不受限制，同时也要避免因压迫下腔静脉致回流不畅而引起低血压，观察足背的圆形体位垫是否移位，防止足背过伸，引起足背神经拉伤。各骨隆突受力点尤其是婴幼儿置神经外科颅后窝手术体位时的左右额部，在使用支撑垫分散压力的同时，建议再使用防压疮敷料加强保护。女性患儿防止乳腺受压，男性患儿防止阴茎、阴囊受压。双上肢屈曲置于头两侧时应注意尺神经是否受压，整个手术过程中特别是脊柱手术术中唤醒后还要不间断检查体位，评估易受压点皮肤情况及患者的整体情况。

（四）膀胱截石位

膀胱截石位坐骨结节应超出背板下缘 5cm，同时在骶后垫软垫，减轻局部压力。搁腿架的高度应与大腿在仰卧屈髋时的高度相等。搁腿架的两个关节，即支架高低调节关节和搁腿架倾斜角度调节关节在摆好体位后要牢固固定。搁腿架应托在小腿处与小腿平行，在搁腿架上要加海绵衬垫，注意平整无皱褶，以防止皱褶导致局部组织压伤。大腿与躯干的纵轴应成 90°，此角度过小易压迫腹部，使膈肌上抬影响呼吸，过大则会加重腿托的负荷。大腿与小腿纵轴应为 90°~100°，此角过小会使腘窝受压，过大则不符合生理条件，还会加大小腿远端所受的力。双下肢之间的角度应为 80°~90°，过小不利于手术操作，过大易导致腓骨小头压在搁腿架上。足部应尽量外展以防止腓骨小头与搁腿架紧密接触。

三、小儿手术体位对机体的影响

在对小儿患者的体位安置过程中要充分考虑患儿的呼吸和循环功能，手术过程中要密切观察患儿的生命体征变化，发现问题及时采取相应措施，在体位安置过程中要求动作轻柔，防止粗暴牵拉拖移造成肢体神经、血管及皮肤等的损伤。合理、安全、舒适的手术体位既能充分显露手术野，方便医生操作，又能使患儿在手术中处于舒适体位，同时可以防止因体位安置不当造成的神经、肢体等损伤和并发症的发生。

（一）体位对呼吸系统的影响

年龄越小的幼儿呼吸中枢发育越差，新生儿、早产儿心肺发育不良，气管支气管纤细，管腔容易因堵塞或受压而闭合。支撑垫使用不当会对胸腹肌和膈肌施加外力导致胸廓活动受限、胸廓容积缩小，辅助呼吸肌的有效性减退、肺泡受压萎缩，导致肺顺应性改变、肺内血容量改变、肺通气血流比例改变。早产儿及新生儿对缺氧的耐受力差，呼吸表浅快速，容易发生呼吸衰竭。在摆放体位时，要充分考虑患者呼吸系统的变化，采取恰当的措施。

（二）体位对循环系统的影响

正常人头低 45°体位下心率减慢、心脏容积增大，上腔静脉容积增加 2 倍，在调节头低足高位时角度不能超过 30°。俯卧位时头部向侧面扭动 90°，对侧的椎动脉会完全闭塞，易发生脑缺氧和脑血栓。同时，俯卧位腹腔脏器和下肢大血管受压，会出现心率降低、中心静脉压上升、下肢静脉血流向脊柱丛，脊柱手术出血量可能因此而增加。侧卧位时上侧肺由于心排血量的降低和麻醉药物抑制血流的自动调节功能，致使血流减少，通气血流比例失调，有可能会出现低氧血症。

（三）体位对胃内压的影响

麻醉后，胃食管连接部的特殊功能被削弱，胃内容物易受体位改变而反流。侧卧位较仰卧位易发生反流，头低位时，由于腹腔脏器重力作用挤压胃部导致胃内压升高，最易发生反流。

（四）体位对神经系统的影响

手术期间与手术体位相关的外周神经受损主要原因是神经的受压和牵拉，如体位的直接压迫、粗暴的体位摆放导致的神经过度牵拉、不符合人体解剖生理特点的体位导致的神经走行部位狭窄。主要发生于臂丛神经、尺神经、桡神经、腓神经等。臂丛神经从尺骨鹰嘴内侧下方通过，分布于上肢，肩关节越外展，臂丛神经受到的牵拉负荷也越大，长时间持续超过 90°的外展状态，是导致臂丛神经损伤的直接原因。尺神经位于从肘窝到上臂的尺侧，行经尺骨鹰嘴后外方的皮下，当肩关节处于内旋位时，肱骨内上髁的压迫会导致尺神经的损伤。桡神经在肱骨肌管内紧贴肱骨干中段后面在外下方走行，上臂外侧的压迫会导致桡神经损伤。腓神经在腘窝处位置最为表浅，腓骨颈表面经皮可触及，摆放截石位时托脚架压迫腘窝或腓骨小头会导致腓神经的损伤。

第二节　小儿手术体位安置原则

一、小儿手术体位安全的重要性

一个显露清晰的手术视野是手术开始的必备条件，但让患儿体位舒适，保证患儿呼吸循环的正常进行也很重要，所以合理的手术体位摆放，能够让体型较小的儿童很好地满足手术野的消毒范围，适合手术者安全操作的同时也能让患者体位舒适。手术体位属于被动体位，一切以手术需求为前提，患儿不能要求改变体位，当患儿被要求在术中长时间、被动地保持手术所需状态时，尤其是全身麻醉患儿，他们失去自身保护反应，如果医护人员缺乏安全意识和专业知识，会给患儿带来不必要的身体伤害及并发症。正确、合理、安全的手术体位是手术成功的关键环节之一，是手术患儿安全的保障，是手术室护士的基本功，是每一位医护人员的重要责任。

小儿患者有其特殊的解剖及生理特点：年龄跨度大，体型差异大，皮肤细嫩，皮下脂肪少，诸多器官的结构发育不成熟，对药物的耐受性差。现在小儿外科飞速发展，新手术方式开展增多，各种手术体位需求不断增加，对手术室护理人员提出更高的要求，也提供了新的研究方向。

二、小儿手术体位安置的基本原则

以标准体位的基本安置原则为基础，考虑儿童特有的生理特点，结合临床工作经验，总结小儿手术体位基本安置原则有如下几点。

1. 术前全面评估患者　评估内容包括病情、皮肤情况、营养状态、手术时间、手术方式等相关情况，根据患者的体型、发育情况，选择或制造合适的体位垫，设计个性化体位安置方案。

2. 与患儿皮肤直接接触的支撑面，选择具有柔软、透气性好、无皱褶的全棉治疗巾和棉垫，其他材料的体位垫都必须在支撑面上加垫棉垫或治疗巾。

3. 安置体位和变换体位时，告知麻醉医生和手术医生做好相应的准备，同时抬起患者摆放体位，动作轻柔有序，用力协调一致，禁止拖、拉、拽。尽量减少摩擦力和剪切力，防止直立性低血压或血压骤然升高及颈椎脱位、关节脱臼等严重并发症。

4. 维持各肢体、关节的生理功能体位，防止过度牵拉、扭曲导致的关节脱位及血管神经损伤等情况发生。对于一些特殊体位需要达到人体极限的情况，要从儿童的解剖特点和人体承受面考虑，尽量减少压力和牵扯。

5. 通过患者年龄，观察脊柱发育情况，尽量维持正常人体的生理弯曲并保持人体的生理轴线，即保证头与脊椎在同一轴线上，避免长时间颈伸仰卧位或颈部过度后仰引起颈部疼痛。

6. 增加支撑面积，分散人体压力，贴好压疮贴，尤其注意保护骨隆突处。对于非手术部位，在不影响手术的情况下，至少应当每隔2h调整受压部位一次。

7. 在尽量减少对患者生理功能影响的前提下，充分显露手术野、妥善固定手术体位。防止术中移位影响手术操作，注意约束及保护，约束带松紧适宜，肢体固定时要加棉垫包裹，保证棉垫平整、无褶皱。

8. 全身麻醉手术患者，应对眼睛实施保护措施，避免术中角膜干燥及损坏。术中应尽量避免手术设备、器械和手术人员对患者造成外部压力，引起不必要的损伤。

9. 加强患者的体温管理，安置或变换体位时注意做好保暖，给予必要的遮盖，维护患者的尊严与隐私，调整手术间温度适宜。

（雷凤琼　杨　珊）

第三节　小儿手术体位评估与防护措施

一、小儿体位评估

（一）对病情进行评估

1. 掌握患儿的病史、体格检查及实验室检查资料，详细了解患儿的病情、麻醉和手术史及药物过敏史。

2. 了解患儿有无抽搐、癫痫、风湿热、先天性心脏病、哮喘、发热、肝炎、肺炎、气管炎、肾病、脊柱疾病、过敏性疾病、出血性疾病等病症。

3. 注意有无早产、变态反应史，有无呼吸困难及缺氧发作史，有无特殊用药史，家族中有无遗传缺陷病或麻醉后长期呼吸抑制（可能是由于假性胆碱酯酶不足）或死亡（可能是由于恶性高热）等情况。

4. 重视各项检查及化验结果，对于择期手术应尽可能纠正贫血、血容量不足、呼吸道感染、水和电解质紊乱等情况。

5. 对患儿体型及肢体活动度的评估。

（二）对手术进行评估

1. 患儿缺乏自我保护，感觉受损和移动度降低是全身麻醉患儿发生压疮的主要原因。

2. 麻醉药物使受压部位以下血管扩张，血流缓慢，动脉血压低于外界压力（体重）以致组织缺血坏死。

3. 心脏手术为压疮风险最高的手术，术中体外转流、血流灌注方式改变、血液稀释、交感神经功能暂时抑制、术中深低体温、术后复温均为压疮发生的高危因素。脊柱手术双胸部、髂前上棘、膝关节承受全身的重量，血管、肝胆、神经外科手术精细操作多，手术时间相对较长，这都属于易发生术中压疮的高危手术。

4. 体温每升高 1℃，机体新陈代谢与氧气的利用率会增加 10%，组织持续受压发生缺血、缺氧和营养物质供应不足，增加压迫的易感性；体温偏低，身体外周循环减慢，导致皮肤受压区域供血进一步减少，更易导致压疮发生。

5. 术前要详细了解手术目的、部位、切口大小、体位、手术创伤程度、术中预估出血量、手术难易程度和手术时间，确定是否需要特殊麻醉处理，如鼻腔插管、体温动态监测和控制性降压等，充分了解手术急缓程度。

（三）对营养状况进行评估

国内外学者均认同营养不良是导致压疮发生的内因，也是直接影响其愈合的因素。术前血清白蛋白水平是反映患者长期营养状况的最准确指标之一。全身营养障碍、营养素摄入不足，可出现蛋白质合成减少、皮下脂肪减少、肌肉萎缩，受压部位缺少保护，当压力增加导致血液循环障碍时，缺血缺氧情况加重，更易出现压疮。有研究表明，血清蛋白＜35g/L 患者的压疮发生率是血清蛋白正常患者的 5 倍。贫血也是压疮的主要危险因素之一，血细胞比容＜0.36和血红蛋白小于120g/L，对压疮的发生具有良好的筛选预测作用。任何单一的方法都不能完全反映被评估者的整体情况，需要综合考虑多方面的评估结果。

（四）对皮肤的评估

儿童皮肤的厚度明显低于成人，角质层厚度比成人薄30%，表皮厚度薄20%，表皮与真皮之间的基底膜不够发达，皮肤附件少，真皮层缺少弹性，容易摩擦受损，对压力和摩擦力的抵抗力差。同时儿童皮肤的不显性失水量大，皮肤的蒸发失水量约为成人的一倍，出汗时皮肤蒸发量可增加4～5倍，当与透气性差的体位支撑面接触时皮肤更容易潮湿，增加压疮的风险。系统的皮肤评估是通过视诊和触诊，全面评估患儿的全身皮肤情况，特别注意骨隆突部位的皮肤情况。有研究表明，医疗器械相关压疮占院内压疮总发生率的34.5%，体位摆放过程中还需要评估医疗器械与皮肤接触的相关部位和各种管道、导线与皮肤的接触情况。

二、小儿体位防护措施

1. 手术前巡回护士应仔细检查患儿皮肤，检查受压部位、手术区域皮肤是否完整及肢体活动度情况，对营养不良、昏迷、消瘦、长期卧床及外伤患儿尤其应该注意，如有异常及时与病房护士、手术医生沟通，在手术护理记录单上详细记录。术前访视时对患儿家属详细讲述体位摆放的要求和风险，取得家属的理解和配合。

2. 压疮风险评估表的应用可以帮助护士进行压疮风险的判断，在小儿使用较为广泛的是Braden-Q量表、Glamorgan量表、Garvin量表、3S手术患儿压疮高危因素评估量表。

3. 手术床单应平铺无皱褶，患儿的皮肤不能与搁手板、硅胶垫等通气性差的体位支撑面直接接触。勿与金属床、头架及器械托盘等金属物接触，应用敷料阻隔以防使用电刀时导电灼伤。

4. 患儿的体温调节中枢发育不完全，容易受环境温度的影响，摆放手术体位过程中应尽量减少暴露患者并注意保暖，术中密切关注体温的变化，使用可调式保温毯来维持患儿的正常体温，输入或灌入体内的液体加温使用。控制手术间温度适宜，同时，防止"高体温"的发生，动态关注体温变化。

5. 气管插管下全身麻醉手术患儿的眼睛需涂眼药膏，贴抗过敏敷贴，防止角膜干燥划伤。头面部手术患儿用保护膜保护眼睛，防止消毒液溅入眼内灼伤角膜。耳部手术患儿用棉球堵塞耳道，防止消毒液流入耳内，灼伤鼓膜。

6. 摆放体位时患儿的骨隆突处应用软垫衬托，防止受压、破损，主要受压部位还需要加用防压疮敷料保护。

7. 平卧位时颈下垫软垫保护颈椎，上肢外展不得超过90°，以免损伤臂丛神经，膝关节下垫软垫，避免膝关节过伸，造成术后疼痛或神经损伤；踝关节下垫软垫，防止足跟受压。俯卧位时注意避免呼吸运动受限。在胸腹下垫俯卧位垫时注意将腹部的位置置于垫子中空处，避免受压，膝盖下垫凹形体位垫。小腿要垫高，使脚尖自然下垂，保持功能位。侧卧位胸部垫软枕，在垫高手术部位的同时，注意舒展健侧肢体，避免大血管、腋神经受压，保证输血输液通畅。肾脏手术时腰桥要对准手术部位摇起10～15cm，不要过高，防止腰椎滑脱，手术结束将腰桥及时放平。截石位时髋关节外展应小于90°。在不影响显露手术野的情况下，尽量减少腿部支架对肢体的牵拉，固定肢体时要垫衬垫，松紧适度，观察双下肢末端皮温，保持静脉回流良好，术后轻轻拍打下肢，预防下肢静脉血栓形成。

8. 婴幼儿皮肤娇嫩，进行各种操作应轻柔，尽量避免拖、拉、推等动作。固定体位及束缚压脉带时应用棉垫衬托，防止损伤皮肤。

9. 体位固定好后，检查并妥善固定静脉通路，确保术中输血、输液通路的通畅及静脉给药的方便。

第四节　小儿手术常见体位的安置方法

一、小儿手术体位安置用物

（一）棉垫和棉卷

棉垫和棉卷用棉花做成，质地柔软、取材方便，但具有弹性差，支撑力不够等缺点，易吸水，故发汗部位慎用。儿童手术患者相对于成人手术患者来说是小众群体，科技化制造的体位垫成本高，尺寸固定，而且儿童的体型差异性大，通常没有合适的固定体位垫，棉垫和棉卷价格低廉，制作简易，因此儿童手术中大量使用手术护士根据患儿个性化制作的各种棉卷，这是儿童体位安置中主要使用的体位垫。

（二）硅胶材质的体位垫

硅胶材质的体位垫具有良好的柔韧性、抗炎性和生物学特性，从人体头部至足跟，体位的各个压力点都有相应的保护垫，使用时，可使患者的体重均匀地分配到硅胶垫上，有效缓解压力点的局部压强，同时，硅胶材质能通过 X 线，无导电性，不易燃烧。但是厂家生产的尺寸一般只有 2~3 种，大部分只适宜成人且价格昂贵，对于大龄儿童有合适的尺寸大小时建议选择，但小龄儿童和婴幼儿使用频率最高的是流体垫。硅胶材质的体位垫有一定的冷却作用，但在接触患者 2h 后消退，并且该产品会增加皮肤表面的湿度，儿童皮肤成熟度低，对潮湿的耐受力明显低于成人，使用时，应避免儿童的皮肤与硅胶体位垫表面直接接触，可用棉垫或压疮保护膜将其隔开。

（三）特质泡沫海绵芯保护垫

特质泡沫海绵芯保护垫所采用的材质可随温度的变化而改变硬度，具有自然塑形及记忆功能，重量轻，便于取用，但价格昂贵。临床使用最多的形态是手术床垫、隧道垫、俯卧位垫。H 形俯卧位垫由多个泡沫块组合而成，可以调节大小，但一般也只适合 5 岁以上的儿童，泡沫块边缘成形衔接处会产生缝隙，使用中有挤压患儿皮肤引起压疮的风险，因此，一定要在衔接缝隙处加盖薄棉垫保护患儿皮肤。

二、小儿仰卧位的安置方法

（一）小儿标准仰卧位安置方法

1. 主要压力点　仰卧位的受压点集中在枕部、双侧肩胛部、骶尾部、双侧肘部、双足跟，因为婴幼儿髋部的外展角度大，平卧时双足呈外展外旋状态，双外踝也是受压点，可采用合适的体位垫分别放置于这些部位。仰卧位消毒后骶尾部易被消毒液浸湿，应注意防护。

2. 基本用物　小儿流体垫、肩枕、棉垫、膝部支撑垫、足跟垫（图 20-4-1）。

3. 安置方法　应遵循维护身体轴线和正常生理弯曲、双臂自然放于身体两侧、双腿略分开的基本原则。

（1）使用平车推患儿进入手术间，较小儿童可抱入手术间，安全核查后，协助患儿移至手术床，取平卧位，取束腿带适当固定，麻醉过程巡回护士始终在床边保护，防止坠床。

（2）头部和颈椎处于水平中立位置，头部置于小儿流体垫上（图 20-4-2）。婴幼儿头部占身体的比例大，前后径长于左右径，保持中立

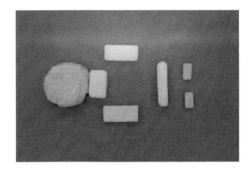

图 20-4-1　用物准备

位置并不稳定，除颈部和头颌面部手术外，在手术过程中可适当左、右侧交替偏 10° 左右，术中每 1~2h 更换一次方向，头偏向左侧时在左边通过流体垫塑形支撑角度，防止过度侧偏牵拉对侧的颈部肌肉，头偏向右侧时同法支撑。

（3）肩部垫适当高度的肩枕（图 20-4-3），婴幼儿特别是新生儿头部大脖颈短、气管支气管纤细，管腔容易因堵塞或受压而闭合，肩枕高度以保持颈椎和头部处于水平位、头部略伸、气管伸展平直为宜。肩枕长度以两边各超过患者肩部 2cm 为宜。

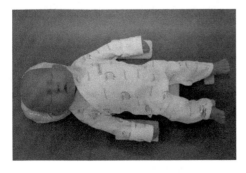

图 20-4-2　仰卧位正位图

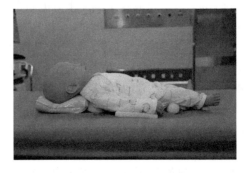

图 20-4-3　仰卧位侧位图

（4）手臂掌心朝向身体两侧，肘部自然状态略弯曲放置于身旁，大龄儿童可使用中单约束，手臂不能放于体侧的患者可外展手臂，手臂短的儿童可采用肩关节外展、肘关节屈曲、掌心向上放于头旁的反掌位，手臂在身体的位置如同站立位的"投降状"。屈曲反掌位方便医生术中站位，同时也能更好地保护和观察手部的动静脉通路。注意保持肩关节和

肘关节的功能位，肩关节外展不超过 90°，手臂远端关节的水平位置高于近端关节，即腕关节高于肘关节，肘关节高于肩关节。

（5）膝关节采用膝部支撑垫，保持正常的生理弯曲，使腿部与床面接触面积增大，跟腱处放置足跟垫时勿使外踝骨隆突处受压并使足跟悬空。婴幼儿可使用一个与患者小腿同宽的软垫将小腿整个垫起，使足跟悬空。

（二）不同术式仰卧位手术体位的安置

1. 甲状腺手术体位安置　甲状腺手术为了充分显露手术野，需要将手术患儿摆放成颈伸仰卧位，使患者头部后仰，颈部处于向后拉伸的位置。摆放体位时应注意，防止颈部过伸引起甲状腺手术体位综合征，头部不能悬空，眼睛给予保护。

（1）基本用物：流体垫、斜坡垫、棉垫、膝部支撑垫、足跟垫（图 20-4-4）。

（2）安置方法

1）麻醉后由手术医生、麻醉医生、巡回护士共同配合，抬高患儿肩颈部，根据患儿颈部的长度准备合适高度的斜坡垫平肩峰放置，一方面要注意保护麻醉管道不可脱落，另一方面三人动作应协调一致，防止颈椎损伤。

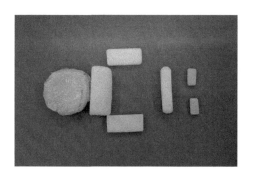

图 20-4-4　用物准备

2）头部后仰，流体垫减压，背部缝隙用小斜坡支撑垫填塞，缓解肩胛部的压力。颈部缝隙处用流体垫塑形部分填塞，以支撑悬空的颈部，充分显露手术野，保持体位的舒适度（图 20-4-5）。

3）手臂、下肢和足部的安置方法同标准仰卧位。

2. 肝脏、胰腺手术体位安置　肝脏、胆囊、胰腺的手术，可通过放置于剑突下方的背部支撑垫抬高剑突，利用剑突的上抬对切口的牵扯及脊柱上抬使深部器官向上抬高。腹腔镜胆道手术，一般还需要头高足底及左倾斜位，使肠道因重力作用向下向左滑动，扩大手术操作空间。

（1）基本用物：小儿流体垫、肩枕、棉垫、膝部支撑垫、足跟垫（图 20-4-6）。

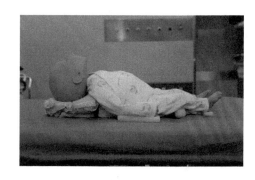

图 20-4-5　甲状腺手术体位

（2）安置方法

1）患儿麻醉后平卧于手术床上，靠近床头放置、拆卸腿板。

2）准备 10cm 厚的肩枕，下缘平剑突下横向放入患者背部，婴幼儿可酌情降低高度。调节手术床，术中左倾斜位（图 20-4-7）。

3）头部垫流体垫，颈部用流体垫塑形部支撑，保持颈部水平位，避免头部过伸或过屈。

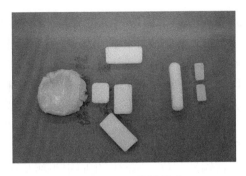

图 20-4-6 用物准备

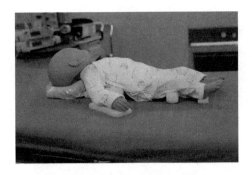

图 20-4-7 肝脏、胰腺手术体位

4）手臂、下肢和足部的安置方法同标准仰卧位。调整头高足低位角度小于30°，左倾斜位角度小于15°。

（三）上肢"投降状"仰卧位

漏斗胸、鸡胸、腔镜下斜颈手术，可通过放置于胸腔下方的背部支撑垫抬高胸部，上肢呈"投降状"显露出腋中线，方便医生操作。

1.基本用物　流体垫、胸枕、棉垫、膝部支撑垫、足跟垫、约束带。

2.安置方法

（1）患儿麻醉后平卧于手术床上，根据患儿身高，选择性拆卸腿板。

（2）准备 10～20cm 厚的胸枕，平腋下放置。

（3）准备适合的流体垫垫于头颈部，以防颈椎脱位。

（4）准备合适的凹形体位垫将上肢呈"投降状"置于身体两侧，上臂与躯干夹角不超过90°。

（5）下肢同标准仰卧位放置。

三、小儿侧卧位的安置方法

侧卧位是将身体的一侧自然侧卧，头部偏向健侧，双上肢向前伸展或屈曲置于身侧，下肢自然屈曲或伸直，前后分开放置，患者脊柱处于水平线上，保持生理弯曲的一种体位。侧卧位适宜于颞部、肺部、食管、侧胸部、髋关节、肾脏等部位的需要在身体两侧做切口的手术。各种手术的手术入路不同，手术显露视野各有差别，在标准侧卧位的摆放基础上，通过体位垫抬高切口部位，调节身体弯曲的角度，手臂和腿的摆放方法略有不同。儿童泌尿外科和骨科髋关节脱位的手术更多使用身体略偏向一侧的45°侧卧位。

（一）标准侧卧位安置方法

1.主要受压点　侧卧位的受压点集中在耳廓、肩峰、髂嵴、膝外侧、外踝、健侧的肘关节，应采用合适的体位垫和防压疮敷料分别放置于这些部位。

2.基本用物　流体垫、胸枕、凹形体位垫、隧道垫、棉垫、足跟垫。酌情备固定挡板、约束带、搁手板或手垫（图 20-4-8）。

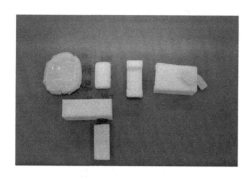

图 20-4-8　用物准备

3. 安置方法　应遵循维持脊柱的生理弯曲和水平直线，下侧肢体和腋窝处悬空、耳廓悬空的原则。

（1）使用平车推患儿进入手术间，安全核查后，协助患儿移至手术床，取平卧位。麻醉患儿后，巡回护士、麻醉医生、手术医生一同将患儿取健侧卧位安置于手术床上，巡回护士站在健侧保护手臂输液部位、麻醉医生固定头部及管道，手术医生分别站在患侧和足部。

（2）头部选择合适大小的流体垫，使耳廓充分腾空。流体垫下加垫布巾，调节高度平下侧肩高，使颈椎处于水平位置，保持气道通畅（图 20-4-9）。

（3）肩部侧卧位时，若肩部安置不当，会使肩部内收，导致腋窝和胸廓受压、呼吸不畅、臂丛神经和腋神经也会受到压迫。在距健侧手臂下缘 2cm 处放置胸枕，高度以肩峰下能插入一个手掌为宜。将下侧肩部略向外拉，使胸廓舒展、解除肩部及腋窝的压力。

（4）10 岁以上儿童同成人摆放方法，下侧手臂放于搁手板上，远端关节高于近端关节，上侧手臂放于可调节搁手架上，远端关节低于近端关节。3～10 岁儿童上侧手臂可用棉垫全部包裹，借助约束带悬挂固定于平颈部放置的头架上，头架不宜过高。3 岁以下儿童需准备一个与肩部同高的长方形海绵垫放置于上下手臂之间。肩关节外展不超过 90°，两肩连线和手术床面成 90°。

（5）双下肢约 45°自然屈曲，前后分开放置，两腿间放置隧道垫支撑上侧下肢时应放置到大腿根部至小腿，使足部悬空（图 20-4-10）。在下侧膝外侧、外踝处垫软垫，避免压迫腓骨小头损伤腓神经，如需要下肢约束带固定应避开膝外侧，在距离膝关节上或下 3～5cm 处固定。

（6）10 岁以上的儿童同成人的摆放方法，使用固定挡板保持身体的稳定，身体背部固定于腰骶部，身体腹侧固定于耻骨联合，男性患儿注意避开外阴，固定挡板下加垫小海绵垫保护受压部位。10 岁以下儿童包括新生儿都选择在身体两侧放置长条海绵卷固定，根据患者情况制造合适高度和长度的海绵卷。

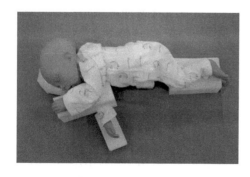

图 20-4-9　侧卧位正位图

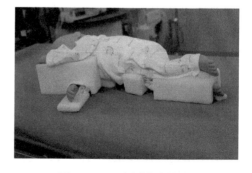

图 20-4-10　侧卧位侧位图

（二）不同术式侧卧位的安置

1. 胸外科侧卧位的安置　胸外科的手术入路为肋间，体位摆放时应适当增加胸垫的高度，充分显露手术部位，流体垫的高度也要相应的抬高，保持颈椎在水平直线上，肩关节的外展角度一定要小于90°，减少肌肉的牵拉对胸廓和肋间隙的影响。

（1）基本用物：同标准侧卧位。

（2）安置方法

1）麻醉后安置体位时，巡回护士站在患者健侧的胸前区，与手术医生和麻醉医生共同翻身，翻身前要再次和医生核对手术边侧。

2）于腋下5～10cm处放置合适高度的胸枕，使腋下肋间隙充分显露，调节流体垫的高度，使颈椎保持水平直线，避免牵扯上侧肩颈部的肌肉。

3）2岁以下儿童肋部、手臂短小，腋下肋间隙切口靠近腋窝，为保证消毒范围，需将术侧手臂全部消毒，手术无菌巾铺好后用小无菌巾和绷带包裹手臂，术侧手臂外展屈肘呈功能位，用两把布巾钳固定在头架区的无菌巾上。头架放于肩关节正上方，头架至肩峰的距离为患者上臂长度。上侧下肢弯曲，下侧下肢伸直，约束带分别置于髋部及大腿下1/3处。

2. 泌尿外科侧卧位的安置方法　泌尿外科的手术入路为侧腰部，需一定角度的"腰桥"以显露手术视野，在安置体位时注意将患者的腰部置于手术床关节处，低龄儿童需要拆卸头板，减小与手术床头的距离，方便麻醉医师术中观察。婴幼儿直接使用腰部体位垫来达到腰桥的效果。

（1）基本用物：同标准侧卧位，根据年龄准备高度不同的腰部支撑垫（图20-4-11）。

（2）安置方法

1）麻醉后与医生再次核对手术边侧和肾区腰桥的部位，将患者的腰部置于手术床关节处，腰下垫5cm腰垫保护（图20-4-12）。

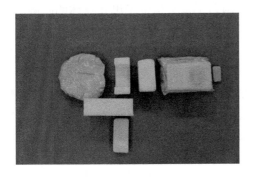

图20-4-11　用物准备

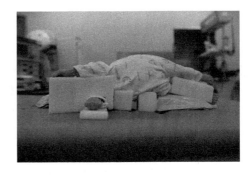

图20-4-12　腰桥侧卧位

2）医生站在患者的健侧，护士调节手术床。调节手术床头高足低位，然后调低床头使患者凹陷的腰部变平，腰部肌肉拉伸，肾区显露。缝合切口前及时将手术床复原，检查患者体位的稳定性。

3）下侧下肢屈曲在前，上侧下肢伸直在后，约束带固定于大腿上1/3处和小腿上1/3处，保证手术切口的消毒范围，避免压迫膝关节外侧。

4）45°侧卧位安置方法：小儿年龄越小，肾脏相对越大，肾脏位置偏低，其下端位于第4腰椎水平，比髂嵴还低，所以低龄儿童行肾脏手术通常采用45°半侧卧位。具体方法：患儿取平卧位，与医生共同确定手术部位，腰下横向垫5～10cm腰部支撑垫，使凹陷的腰腹部上抬，患侧从肩胛部至骶尾部沿手术床纵轴平行放置支撑垫，使患侧垫高45°。健侧从腋下10cm至髂前上棘垫长海绵卷固定，防止身体向前滑动。术侧手臂用棉垫保护并使用外展屈肘头架悬吊固定，患侧下肢用大软枕支撑，足跟悬空。约束带不能很好地固定肢体、拉伸腰部，使用宽胶布替代约束带固定肢体可有更好的固定效果，使用时注意宽胶布不能直接接触患儿的皮肤，必须用棉垫隔开保护患儿的皮肤。

四、小儿俯卧位的安置方法

（一）标准小儿俯卧位安置方法

1. 主要受压点　俯卧位的主要受压点集中在前额、下颌、肋缘突出部、双侧髂前上棘、膝关节、足尖、肘关节内侧，通过合理的体位摆放，可分散各处的压力，有效地减少压疮的发生。

2. 基本用物　流体垫、棉垫、胸枕、髂部支撑垫、膝部保护垫、圆形体位垫（图20-4-13）。

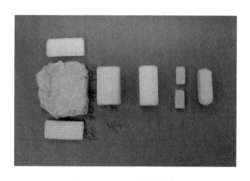

图20-4-13　用物准备

3. 安置方法

（1）应遵循轴线翻身原则，医护人员步调一致，确保患者眼睑闭合，涂抹眼膏，绝对避免压迫眼眶和眼球，维持脊柱的正常生理曲线。

（2）患儿取平卧位进行麻醉，麻醉后至少需要4名医护人员协助完成轴线翻身，麻醉医生位于患儿的头部，负责保护头颈部和呼吸管路，两名手术医生位于患儿身体的两侧，一名负责翻转患儿，一名负责接住患儿，患儿的上肢内收于身体的两侧，巡回护士位于患儿足部，将患儿双腿交叉，翻转侧腿在上，配合医生翻转患儿。医护人员动作应协调一致，配合默契，防止管道脱落。

（3）根据患儿脸型的大小选择合适的流体垫，选择前额、下颌为支撑点，保持颈椎呈中立水平位，严禁压迫眼部眶上神经、眶上血管、眼球、口唇部。婴幼儿脸型较小可使用小号的流体垫，头部略偏向一侧，选择左右额部和下颌为支撑点，将眼眶和眼球置于流体垫中空处悬空。

（4）胸枕上缘位于肩部下2cm处，下缘不超过剑突水平，与患者胸廓同宽，体位垫过宽会影响手臂的摆放角度，压迫腋窝，乳房发育的大龄女童应注意保护乳房。髂部支撑垫放置于患儿髂前上棘下，不能过宽，以免压迫患儿腹部，男性儿童注意防止会阴部受压，使患儿腹部充分悬空，避免对腹部脏器的压迫。

（5）将双上肢沿关节的生理旋转方向，自然向前放于头部两侧，腋窝悬空，以免压迫臂丛神经和腋动脉（图20-4-14）。儿童一般可以直接放在手术床上，如果手臂过长，肘关节超出手术床边缘，应调整好托手架，将手臂放在托手架上，手臂摆放时注意远端关节低于近端关节，即腕关节低于肘关节，肘关节低于肩关节，肘关节弯曲成90°。

（6）双腿自然弯曲，双踝关节下垫小圆柱枕，使足尖自然下垂悬空，股骨远端靠近膝盖处用两个膝部保护垫支撑。约束带置于膝关节上5cm处，松紧以可放入一手掌为宜。

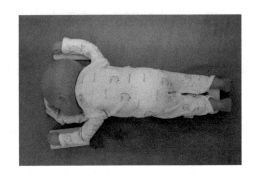

图 20-4-14　俯卧位

（二）不同术式小儿俯卧位的安置

1. 神经外科颅后窝俯卧位的安置　幼儿头部脑颅体积占头部的 5/6，面颅仅占头部的 1/6，头顶骨隆起，额丘高而明显，颅后窝的凹陷弧度明显大于成人，为了得到更好的手术视野，在标准俯卧位的摆放基础上，头部的摆放用物和摆放角度有所改变，手臂的摆放方法也不相同。

（1）基本用物：头部支撑使用可调节头架，其他用物同标准俯卧位用物。

（2）安置方法：将头架固定于手术床上，根据头型的大小调节合适的宽度，通过调节头架的角度，使患者的颈部呈适当过屈中立位，下颌内收贴近胸廓，将颅后窝尽可能地显露。确保眼部闭合，用小纱布覆盖，透明皮膜封贴，防止消毒液流入眼内，损伤角膜，避免压迫眼眶和眼球。根据手术需要，将患者手臂掌心朝内自然放在身体两侧，胸枕可适当宽于患者的肩部，可以垫肩关节，保持双肩在一条水平线上，用中单将手臂整体包裹固定。其他部位的摆放同标准俯卧位。

2. 新生儿脊柱脊髓俯卧位的安置　新生儿的脊柱轻微后凸，3个月随着抬头动作的发育出现第一个脊柱弯曲颈椎前凸，其柔韧性强、支撑性差。如果采用胸枕和髂部支撑垫分开支撑，对于脊柱轻微后凸的新生儿来说是不符合身体曲线要求的，而且支撑面相对较小、稳定性差。对于新生儿，可以使用三角形支撑垫和一个同等高度的髂部体位垫三角形放置达到脊柱水平支撑效果。

（1）基本用物：流体垫、棉垫、三角形支撑垫、髂部支撑垫、膝部保护垫、圆形体位垫（图 20-4-15）。

（2）安置方法：将三角形支撑垫和一个同等高度的髂部支撑垫呈等腰三角形放置，两个长方形体位垫组成的三角形尖端宽度不超过患儿的肩关节，避免腋窝受压，下端至大腿根部，支撑身体两侧和髂前上棘。两体位垫下端中间放置髋部支撑垫支撑耻骨联合处，避免压迫男性会阴部，保持腹部悬空（图 20-4-16）。调节头部的高度，注意体位垫的稳定性，保持脊柱的中立水平位。其他部位的摆放方法同标准俯卧位。

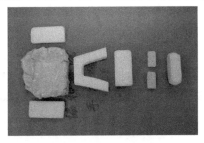

图 20-4-15　用物准备

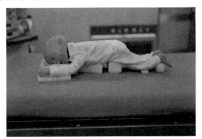

图 20-4-16　新生儿脊柱脊髓俯卧位

五、小儿截石位的安置方法

截石位是患儿仰卧，双腿放置于腿架上，臀部移至床边，最大限度地显露会阴部的一种体位，适宜各种需要在会阴部操作的手术，包括普外科的各种直肠及肛门手术，泌尿外科的膀胱镜、输尿管镜手术等。此体位对循环系统影响较大，安置时，先将腿沿身体纵轴线抬起，使大腿与躯干成 90°，然后置于腿架上；手术结束复位时则相反，勿将腿直接放在腿架上，双下肢应单独、缓慢放下，并通知麻醉医生，防止因回血量减少，引起低血压。

标准小儿截石位安置方法如下：

1. 主要受压点　上半身的摆放方法与仰卧位相同，主要受压点也为枕部、双侧肩胛部、骶尾部、双侧肘部、双足跟，使用可调节搁腿架时，要特别注意避免压迫腘窝和腓总神经。

2. 基本用物　可调节搁腿架、流体垫、肩枕、臀垫、棉垫、约束带。

3. 安置方法

（1）截石位时应遵循髋关节外展小于 90°，在不影响显露手术野的情况下，尽量减少腿部支架对肢体的牵拉的原则。

（2）患儿平卧，麻醉后，医护人员共同向下抬移患者，使其臀部突出于手术床板边缘，在近髋关节平面放置截石位搁腿架。

（3）双上肢用中单包裹，自然放于身体两侧，一般人体的臂长略低于臀部，手指长于手术床板边缘，安置时注意包裹严实，不可接触金属，防止灼伤。避免大腿根部对手术部位造成挤压。当患儿整个手掌超出手术床板边缘时，根据手术要求，选择手臂外展放置，注意手臂保温或将两手臂置于前胸使用布巾固定。

（4）双腿置于可调节搁腿架上，使患儿的足尖、膝关节、对侧的肩在一条直线上，保证髋关节外展小于 90°。大腿前屈角度根据手术需要而改变，调节腿架，使之与小腿完全服帖，固定肢体时要加以衬垫，调节松紧适度，观察双下肢末端皮温，保持静脉回流良好（图 20-4-17）。

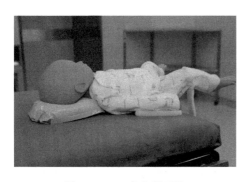

图 20-4-17　小儿截石位

（5）拆卸或放下手术床脚板，臀部下方垫臀垫以减轻局部的压迫，同时臀部也可以得到相应抬高，便于手术操作。

（杨　珊　雷凤琼）

参 考 文 献

何丽，李丽霞，李冉，2014. 手术体位安置及铺巾标准流程［M］. 北京：人民军医出版社：5.

雷凤琼，肖婷，2014. 婴幼儿截石位手术腿部固定保暖垫的设计与应用［J］. 中华护理杂志，49（10）：1280.

Black JM，Cuddigan JE，Wallko MA，et al，2010. Medical device related pressure ulcers in hospitalized
　patients［J］，7（5）：358-365.

第二十一章　机器人手术体位

第一节　泌尿外科机器人手术体位护理

达芬奇机器人外科手术在欧美等国家已成为泌尿外科的主流手术方式。在国际上，机器人手术应用最普遍的是前列腺癌根治性切除术。在美国，通过机器人系统辅助完成的手术比例占 70%。2006 年底国内引进达芬奇机器人系统后，机器人外科手术数量呈指数型迅速增长，其中泌尿外科手术占比从 10%～20%上升至 60%（2019 年）。目前泌尿外科大量开展的还有根治性肾切除术、单纯肾切除术、肾部分切除术、前列腺癌根治术、根治性膀胱切除术、肾上腺切除术和肾盂输尿管成形术等。

一、泌尿外科机器人手术体位安置的目的

1. 充分显露手术野。
2. 使患者安全舒适，保护患者皮肤完整性和神经、关节功能不受损害。
3. 利于机器人机械臂系统顺利连接丘卡并处于活动角度最佳位置。
4. 避免患者身体各部位被机器人机械臂及镜头臂损伤。

二、泌尿外科机器人手术常见体位

（一）侧卧位

1. 适用范围　经腹及经后腹腔根治性肾切除术、肾部分切除术、肾上腺切除术、肾盂癌根治术等。

2. 用物准备　胸枕（根据不同体重及身高准备）1 个、圆形体位垫 2 个、软枕 2 个、头枕 1 个、流体垫 1 个、常规搁手板和可调节高度搁手架 1 个及其固定器、约束带、纱布两块。

3. 操作步骤

（1）铺置床单位：中单、橡胶单上缘距离床背板 10cm，两单分次平铺塞于床垫下。

（2）安全核查后，安置手术患者于手术床上，注意保暖，评估患者身高、体重，指导患者调整位置，使其髂前上棘连线齐手术床腰桥。

（3）脱下患者衣裤。

（4）评估患者手术压力性损伤的风险，预置压疮贴。

（5）将用物按使用顺序摆放于推车上，推车置于手术部位对侧床头。

（6）于患侧对侧安置搁手板和可调节搁手架及固定器，调节其高度与患者肩部同宽。

（7）麻醉后安置侧卧位：麻醉医生托住患者头颈部，患者两侧各站一名医生，两名医生抓紧床边橡胶单，第三名医生抬起患者双下肢和足部，巡回护士站在患侧对侧，麻醉医

生和手术医生听巡回护士指令,同时抬起患者上身,巡回护士迅速放置胸枕于患者腋下 5cm 处,置流体垫于患者头部（图 21-1-1）。

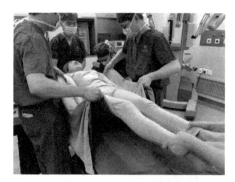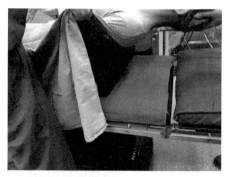

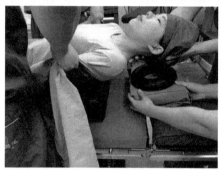

图 21-1-1　麻醉后安置胸枕和头枕

（8）麻醉医生一手托起患者头颈部,一手护住气管导管;站在患侧的医生,一手从患者肩下伸至对侧,一手握住患侧手臂,使患侧手臂紧贴身体;站在对侧的医生,双手扶住患者的髋部;巡回护士站在患者足侧抱腿,同时向健侧翻身,使手术部位在上,上腿伸直,下腿弯曲,两腿间夹一软枕（图 21-1-2）。

（9）手术医生扶好患者身体,巡回护士绕到患者外展手臂处,将患者上侧手臂安置于上层搁手架上,调整上层搁手架高度,高度略低于肩,远心端低于近心端。检查下侧手臂及肩部是否受压,以手一拳能自如伸进下侧腋窝为宜,约束上肢（图 21-1-3）。

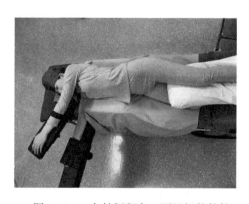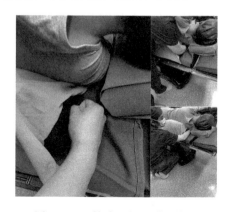

图 21-1-2　向健侧翻身,两腿间垫软枕　　　　图 21-1-3　检查下侧手臂及肩部

（10）检查患者头部高度，调整流体垫下软枕的高度，使患者头部颈椎与脊柱在同一水平线上，避免患者耳廓及眼眶受压（图21-1-4）。

（11）站在患者身体一侧的医生将对侧的中单、橡胶单和胸枕一起拉起，巡回护士将圆形体位垫距患者腋下5～10cm处与患者身体长轴水平迅速塞进，医生将胸枕、橡胶单和中单放下，拉平整后，将中单和橡胶单固定好。橡胶单包裹住胸枕及床垫并将床垫掀起，巡回护士将多余中单和橡胶单塞于床垫下（图21-1-5）。

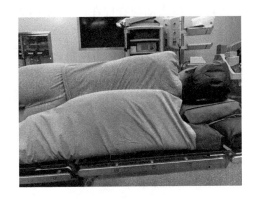

图21-1-4　检查头部高度

（12）同法操作，置另一圆形体位垫于另一侧并妥善固定。

（13）分别于患者腋下和髂前上棘处用医用橡胶膏固定患者身体（用约束带也可），医用橡胶膏与患者皮肤相贴处衬垫一块纱布（图21-1-6）。

（14）再次检查患者头部耳廓和健侧上肢受压情况，避免耳廓及眼部受压和臂丛神经损伤，保证患者头部颈椎与脊柱在同一水平线上。

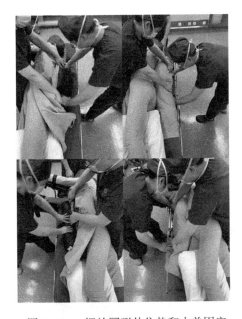

图21-1-5　摆放圆形体位垫和中单固定

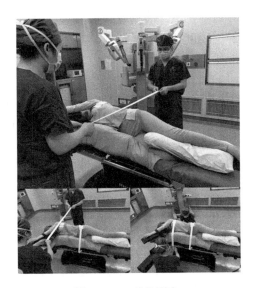

图21-1-6　体位固定

（15）为患者保暖。

4.注意事项

（1）患侧上肢摆放高度略低于肩，远心端低于近心端并尽量往头侧摆放。术中注意观察患侧上肢，避免被机械臂和镜头臂损伤。

（2）患者身体不能直接接触手术床及其他附件的金属部位。

（3）手臂和肩部腾空，避免臂丛神经受压。

（4）保持头部与脊柱在同一水平线上。

5. 机器人位置布局

（1）经腹入路肾脏手术：患者健侧卧位，机器人系统位于患侧背侧，靠近手术患者后，机械臂呈包绕手术目标状（图21-1-7）。

（2）经腹膜后入路肾脏手术：患者健侧卧位，机器人系统位于患者头侧（图21-1-8）。

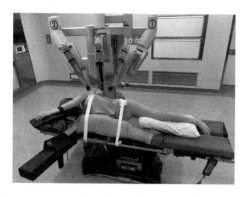 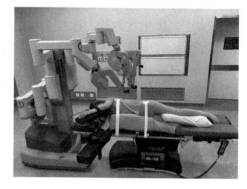

图21-1-7　经腹入路肾脏手术中机器人位置布局　　图21-1-8　经腹膜后入路肾脏手术中机器人位置布局

（二）折刀位

1. 适用范围　前列腺癌根治术、根治性膀胱全切除术。

2. 用物准备　肩托及固定器2套、臀垫1块、腿部约束带2根（图21-1-9）。

3. 操作步骤

（1）铺置床单位：在中心板和腿板分界处，上下分开铺置中单，两块腿板各用一块中单铺置，将一块中单铺于对应患者骶尾部的位置，用于反折包裹固定患者双手。

（2）安全核查后，安置患者于手术床上，患者骶尾部位于中心板和腿板分界上，在盖被内为患者脱去长裤，注意保暖。

（3）患者麻醉后，将患者双手放于身体两侧，用骶尾处中单两侧多余部分反折包裹其双手及前臂。注意妥善固定静脉通道，保证术中输液通道通畅。

（4）于患者双肩上方安置肩托，调整肩托距患者肩部4～5cm，即成人2～3横指宽度（图21-1-10）。

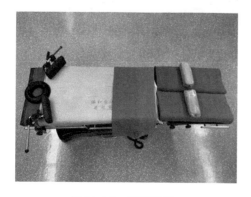 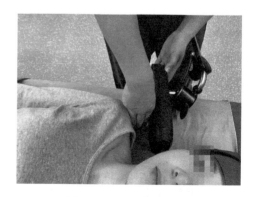

图 21-1-9　用物准备　　　　　　　　　图 21-1-10　安置肩托

（5）将患者双腿连同腿板一起分开成 80°～90°，双髋外展，双膝下分别垫膝部支撑垫，分别约束双腿。

（6）患者取平卧位，穿刺建立气腹后，调整手术床头低足高 30°，抬高背板 15°，降低腿板 15°（图 21-1-11）。

4. 注意事项

（1）术中注意观察镜头臂，若有大角度调整，防止镜头臂伤及患者头面部。

（2）调节体位时，注意观察患者生命体征，特别是血压变化。

（3）使用肩托，注意保护肩部骨隆突处，必要时预防性使用压疮贴。

5. 机器人位置布局

机器人床旁车从患者两腿之间进，机械臂包绕患者下腹部（图 21-1-12）。

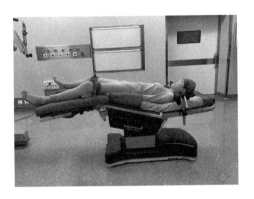
图 21-1-11　手术床的调整

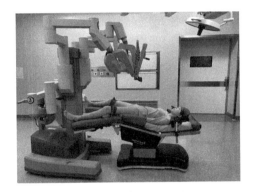
图 21-1-12　机器人位置布局

（三）人字位

1. 适用范围　下腹部较表浅手术，如输精管吻合术。

2. 用物准备　臀垫 1 块、腿部约束带 2 根，短膝部支撑垫 2 个。

3. 操作步骤

（1）铺置床单位：在中心板和腿板分界处，上下分开铺置中单，两块腿板各用一块中单铺置。将一块中单铺于对应患者骶尾部的位置，用于反折包裹、固定患者双手（图 21-1-13）。

（2）安全核查后，安置患者于手术床上，使患者骶尾部位于中心板和腿板分界上，在盖被内为患者脱去长裤，注意保暖，双膝下分别垫膝部支撑垫，腿部约束带分别约束两腿。

（3）患者麻醉后，将患者双手放于身体两侧，用骶尾处中单两侧多余部分反折包裹其双手及前臂。注意妥善固定静脉通道，保证术中输液通道通畅（图 21-1-14）。

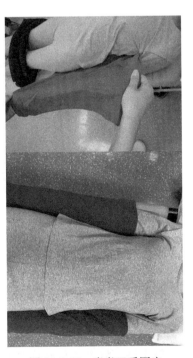
图 21-1-13　患者双手固定

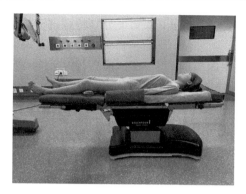

图 21-1-14 仰卧位

（4）分开腿板，将患者双腿连同腿板一起分开成 80°～90°，双髋外展，检查腿部约束带松紧度。

4.注意事项

（1）妥善固定输液通道，保证术中输液通道通畅，包裹双手时，勿压迫输液通道以免造成压力性损伤。

（2）术前评估患者关节活动情况，特别是老年患者，避免造成髋关节脱位。

两腿之间进入。

5.机器人位置布局 机器人系统于患者两腿之间进入。

（李 莎 曹 婷 吕锡蓉 雷 甜）

第二节 普外科机器人手术体位护理

一、右半肝切除手术体位

（一）摆放用物准备

用物包括搁手板 1 个、膝部支撑垫 1 个、上肢约束带 1 个、膝约束带 1 个、小软垫 1 个（图21-2-1）。

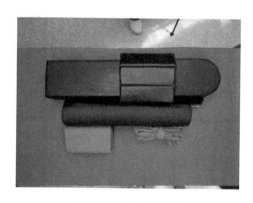

图 21-2-1 用物准备

（二）安置方法

1.检查床单位 将搁手板放置于手术床的左侧。中单、橡胶单铺置在手术部位，再多铺一块中单在手术部位处，并偏向右侧（图21-2-2）。

2.将信息核对准确的患者安全安置在手术床上。将患者右侧多出的中单，用于包住患者右侧上肢。将患者左上肢放置于搁手板上并在左上肢进行静脉输液，以便于观察输液情况（图21-2-3）。

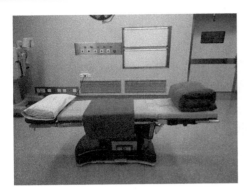

图 21-2-2　床单位铺置

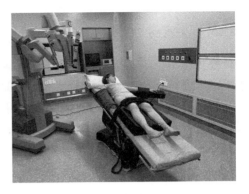

图 21-2-3　患者手术床安置

3.将膝部支撑垫置于患者膝下，膝约束带固定，检查松紧度。将右肋缘垫高 30°（图 21-2-4）。

（三）手术床的调整

手术床需头高足低位 30°，右高左低 30°，手术床上不需要放置头架。

（四）机器人的位置布局

机器人床旁车位于手术床右前方。

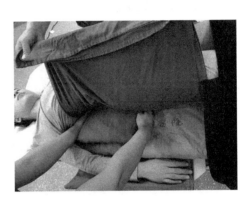

图 21-2-4　垫高右肋缘

（五）手术间布局

手术间布局见图 21-2-5。

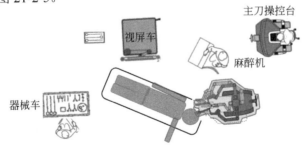

图 21-2-5　手术间布局

二、左半肝切除手术体位

（一）摆放用物准备

用物包括搁手板 1 个、膝部支撑垫 1 个、上肢约束带 1 个、膝约束带 1 个、小软垫 1 个。

（二）安置方法

1. 检查床单位　将搁手板放置于手术床的右侧。中单、橡胶单铺置在手术部位，再垂直于手术床多铺一块中单在手术部位处并偏向左侧。

2. 将信息核对准确的患者安全安置在手术床上。将患者左侧多出的中单包住患者左侧上肢。将患者右上肢放置于搁手板上并在右上肢进行静脉输液，以便于观察输液情况。

3. 将膝部支撑垫置于患者膝下，膝约束带固定，检查松紧度。将左肋缘垫高 30°（图21-2-6）。

（三）手术床的调整

手术床需头高足低位 30°，左高右低 30°，手术床上不需要放置头架（图 21-2-7）。

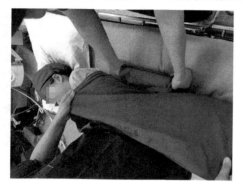
图 21-2-6　垫高左肋缘

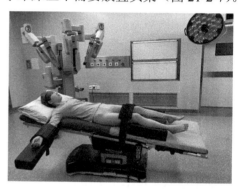
图 21-2-7　手术床的调整

（四）机器人的位置布局

机器人床旁车位于手术床左前方。

（五）手术间布局

手术间布局见图 21-2-8。

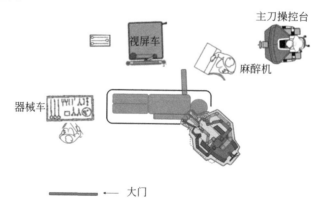
图 21-2-8　手术间布局

三、脾脏切除手术体位

（一）摆放用物准备

用物包括搁手板 1 个、膝部支撑垫 1 个、上肢约束带 1 个、膝约束带 1 个。

（二）安置方法

1. 检查床单位 将搁手板放置于手术床的右侧。中单、橡胶单铺置在手术部位，再垂直于手术床多铺一块中单在手术部位处。

2. 将信息核对准确的患者安全安置在手术床上。将患者左侧多出的中单包住左侧上肢。将患者右上肢放置于搁手板上并在右上肢进行静脉输液，以便于观察输液情况。

3. 将膝部支撑垫置于患者膝下，膝约束带固定，检查松紧度，将左肋缘垫高 30°。

（三）手术床的调整

手术床需头高足低位 30°，左高右低 30°，手术床上不需要放置头架。

（四）机器人的位置布局

机器人床旁车位于手术床左前方。

（五）手术间布局

手术间布局见图 21-2-8。

四、胰腺切除手术体位

（一）摆放用物准备

用物包括膝部支撑垫 2 个、膝约束带 1 个，固定器 2 个，足托 2 个。

（二）安置方法

1. 检查床单位 将中单、橡胶单铺置在手术部位处，再多铺一块中单在手术部位处。

2. 将信息核对准确的患者安全安置在手术床上，将患者双上肢放于患者身体两侧并用两侧多出的中单进行包裹（图 21-2-9）。

3. 将两腿分开约 30°，两膝部支撑垫分别置于患者双膝下，膝约束带固定，检查松紧度并将两个足托分别固定于患者足底部位。

（三）手术床的调整

手术床需头高足低位 45°，左高右低，手术床上不需要放置头架（图 21-2-10）。

（四）机器人的位置布局

机器人床旁车位于手术床头正前方，移动床旁车时，注意避免患者头部压伤。

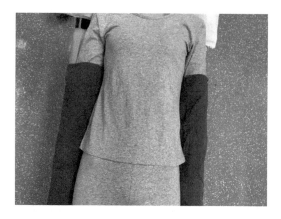

图 21-2-9 双上肢安置

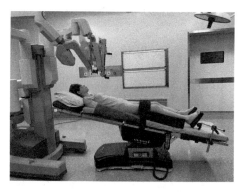

图 21-2-10 手术床的调整

（五）手术间布局

手术间布局见图 21-2-11。

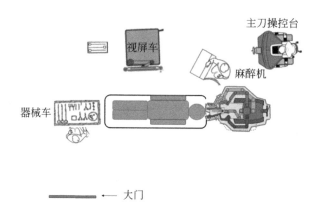

图 21-2-11 手术间布局

五、胃癌根治术手术体位

（一）摆放用物准备

用物包括膝部支撑垫 2 个、膝约束带 1 个。

（二）安置方法

1. 检查床单位 将中单、橡胶单铺置在手术部位处，再多铺一块中单在手术部位处。

2. 将信息核对准确的患者安全安置在手术床上。将患者双上肢放于患者身体两侧并用两侧多出的中单进行包裹。

3. 将两腿分开约 30°，两膝部支撑垫分别置于患者双膝下，膝约束带固定，检查松紧度。

（三）手术床的调整

手术床需头高足低位 30°，手术床上不需要放置头架。

（四）机器人的位置布局

机器人床旁车位于手术床头正前方。移动床旁车时，注意避免患者头部压伤。

（五）手术间布局

手术间布局见图 21-2-11。

六、直肠癌根治手术体位

（一）摆放用物准备

用物包括搁手板 1 个、上肢约束带 1 个、可调节搁腿架及固定器各 2 个（图 21-2-12）、膝约束带 2 个。

（二）安置方法

1. 检查床单位　将搁手板放置于手术床的右侧。橡胶单铺置于手术床腿板处，中单铺置于手术床背板处，再多铺一块中单在手术部位处并偏向左侧。

2. 将信息核对准确的患者安全安置在手术床上，提醒患者将臀部挪到手术床背板边缘处。将患者左侧多出的中单包住左侧上肢。将患者右上肢放置于搁手板上并在右上肢进行静脉输液，以便于观察输液情况。

3. 用肩挡板托住双肩，在肩挡板与患者双肩之间放置保护垫，可有效减轻肩部局部压力。

4. 放置可调节搁腿架于适宜高度，左腿尽量放低，与身体平行，固定器牢固固定（图21-2-13）。

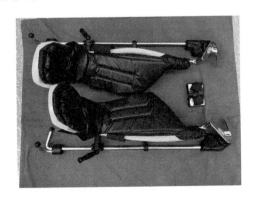

图 21-2-12　搁腿架及固定器

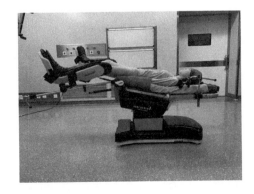

图 21-2-13　截石位

（三）手术床的调整

手术床需头低足高位 30°，手术床上不需要放置头架。

（四）机器人的位置布局

机器人床旁车位于手术床右下方。

（五）手术间布局

手术间布局见图 21-2-11。

（曹　婷　李　莎　吕锡蓉）

第三节　心胸外科机器人手术体位护理

一、冠状动脉搭桥术手术体位

（一）摆放用物准备

用物包括流体垫、小软枕、护手挡板（图 21-3-1）、软衬布、足跟保护垫、约束带。

（二）安置方法

1. 手术患者平卧于手术床上，躯干左侧紧贴床边缘，双下肢充分显露以取大隐静脉血管。

2. 将患者右上肢包裹于床单下。

3. 左侧肩背部使用软垫垫高约 10cm，左上肢放置于护手挡板上，护手挡板上放置软衬布，降低左上肢于躯干平面以下，充分显露左侧腋中线及腋后线（图 21-3-2）。

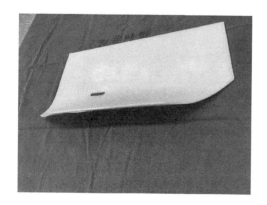

图 21-3-1　护手挡板

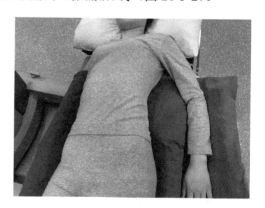

图 21-3-2　冠状动脉搭桥术体位安置

（三）手术床的调整

手术床向右侧旋转约 10°。

（四）机器人的位置布局

机器人床旁车位于患者胸部正右侧方（图 21-3-3）。

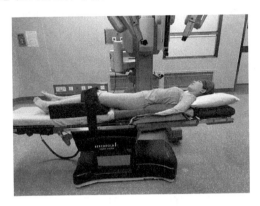

图 21-3-3　机器人床旁车位置摆放

（五）手术间布局

手术间布局见图 21-3-4。

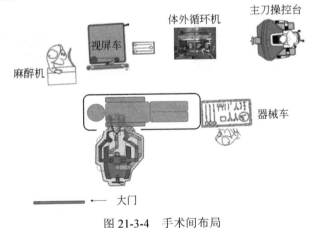

图 21-3-4　手术间布局

二、二尖瓣瓣膜置换术手术体位

（一）摆放用物准备

用物包括流体垫、小软枕、护手挡板、软衬布、膝腿枕（图 21-3-5）、约束带。

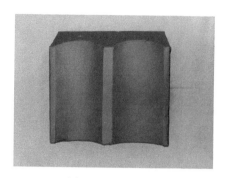

图 21-3-5 膝腿枕

（二）安置方法

1. 患者平卧于手术床上，躯干右侧紧贴床边缘，双下肢使用膝腿枕垫高，使用约束带妥善约束。

2. 将患者左上肢包裹于床单下。

3. 将右侧肩背部使用软垫垫高约 10cm，右上肢放置于护手挡板上，护手挡板上放置软衬布，降低右上肢于躯干平面以下，充分显露右侧腋中线及腋后线（图 21-3-6）。

（三）手术床的调整

降低手术床头板，调节手术床呈头低足高位约 10°，向左侧倾斜约 15°。

（四）机器人的位置布局

机器人床旁车位于患者胸部正左侧方（图 21-3-7）。

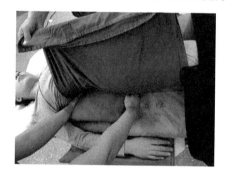

图 21-3-6 垫高肩背部

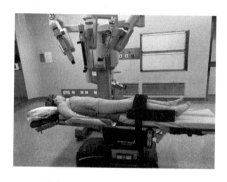

图 21-3-7 床旁车位置摆放

（五）手术间布局

手术间布局见图 21-3-8。

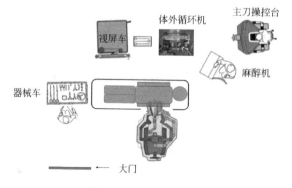

图 21-3-8 手术间布局

三、房间隔缺损、室间隔缺损修补手术体位

（一）摆放用物准备

用物包括流体垫、小软枕、护手挡板、软衬布、膝腿枕、约束带。

（二）安置方法

1. 患者平卧于手术床上，躯干右侧紧贴床边缘，双下肢使用膝腿枕垫高，使用约束带妥善约束。

2. 将患者左上肢包裹于床单下。

3. 右侧肩背部使用软垫垫高约10cm，右上肢放置于护手挡板上，护手挡板上放置软衬布，降低右上肢于躯干平面以下，充分显露右侧腋中线及腋后线。

（三）手术床的调整

手术床调至左低右高位，使右侧胸部抬高约30°。

（四）机器人的位置布局

机器人床旁车推至患者左侧，放置于患者胸部正左侧方。

（五）手术间布局

手术间布局见图21-3-8。

四、左侧肺部手术体位

（一）摆放用物准备

用物包括中单、流体垫、头枕、胸枕、圆形体位垫（2个）、搁手板、可调节搁手架、软枕、软衬布、宽胶膏（图21-3-9）。

（二）安置方法

1. 手术床上铺置中单，将搁手板及侧卧位搁手架安置在患者右侧。

2. 患者平卧于手术床上。

3. 麻醉后，患者左、右侧及足侧各站一名医务人员，头部由麻醉医生搬动，巡回护士手持胸枕，站立于患者肩部（图21-3-10）。

4. 左、右两侧的医生同时提起中单及橡胶单将患者抬起，站在足侧的医务人员和站在头侧的麻醉医生同时将患者下肢和头部抬起，四名医务人员共同将患者抬起后，巡回护士在患者胸部下方放置胸枕，在患者头下放置硅胶头枕及高度适宜的头垫（见图21-1-1）。

5. 头枕及胸枕放置好后，将患者向右侧翻转90°。

6. 站在身体两侧的医务人员一人翻转患者肩部，同时负责左上肢的保护，翻转后直接将患者的左上肢放置于可调节搁手架上；另一人翻转患者臀部。

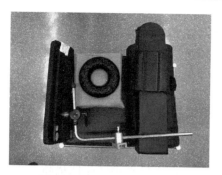

图 21-3-9　用物准备

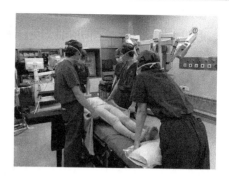

图 21-3-10　各人员站位

7. 麻醉医生负责翻转患者头部并保护好气管导管；站在足侧的医务人员负责下肢的翻转；巡回护士负责统一指挥及输液和保障各类引流管的安全。

8. 患者翻转稳定后，为患者两侧垫圆形体位垫。站在患者右侧的医务人员抬起患者左侧的胸枕，站在左侧的医务人员顺势塞入圆形体位垫，圆形体位垫填塞完成后，再由站在患者右侧的医务人员连同中单和床垫一同抬起，由左侧的医务人员将中单全部塞入床垫下（见图 21-1-5）。

9. 同法填塞患者右侧的圆形体位垫。

10. 患者两腿微曲，两腿间垫软枕，双上肢妥善固定（见图 21-1-2）。

11. 检查患者体位固定是否妥当，压疮防护是否得当，有无肢体过度牵拉，右侧肩关节是否受压，是否离床面有一拳远（见图 21-1-3）。

12. 用宽胶带固定患者髋关节（见图 21-1-6）。

（三）手术床的调整

稍抬高腰桥，降低下肢。

（四）机器人的位置布局

机器人床旁车由患者正头侧进入（见图 21-1-8）。

（五）手术间布局

手术间布局见图 21-3-11。

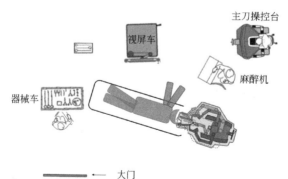

图 21-3-11　手术间布局

五、右侧肺部手术体位

（一）摆放用物准备

用物包括中单、流体垫、头枕、胸枕、圆形体位垫（2个）、搁手板、可调节搁手架、软枕、软衬布、宽胶膏。

（二）安置方法

1. 在手术床铺置中单，将搁手板及可调节搁手架安置在患者左侧。

2. 患者平卧于手术床上。

3. 麻醉后，患者左、右侧及足侧各站一名医务人员，头部由麻醉医生搬动，巡回护士手持胸枕，站立于患者肩部。

4. 左、右两侧的医生同时提起中单及橡胶单将患者抬起，站在足侧的医务人员和站在头侧的麻醉医生同时将患者下肢和头部抬起，4名医务人员共同将患者抬起后，巡回护士在患者胸部下方放置胸枕，在患者头下放置流体垫及高度适宜的头枕。

5. 头枕及胸枕放置好后，将患者向左侧翻转90°。站在身体两侧的医务人员一人翻转患者肩部，同时负责右上肢的保护，翻转后直接将患者的右上肢放置于可调节搁手架上；另一人翻转患者臀部；麻醉医生负责翻转患者头部并保护好气管导管；站在足侧的医务人员负责下肢的翻转。巡回护士负责统一指挥及静脉输液和保障各类引流管的安全。

6. 患者翻转稳定后，为患者两侧垫圆形体位垫。站在患者左侧的医务人员抬起患者右侧的胸枕，站在右侧的医务人员顺势塞入圆形体位垫，圆枕填塞完成后，再由站在患者左侧的医务人员连同中单和床垫一同抬起，由右侧的医务人员将中单全部塞入床垫下。

7. 同法填塞患者左侧的圆形体位垫。

8. 患者两腿微曲，两腿间垫软枕，双上肢妥善固定。

9. 检查患者体位固定是否妥当，压疮防护是否得当，有无肢体过度牵拉，左侧肩关节是否受压，是否离床面一拳远。

10. 用宽胶带固定患者髋关节。

（三）手术床的调整

稍抬高腰桥，降低下肢。

（四）机器人的位置布局

机器人床旁车由患者正头侧进入。

（五）手术间布局

手术间布局见图21-3-12。

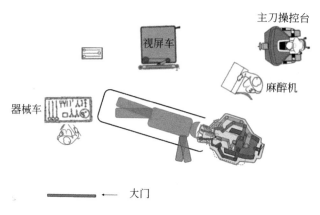

图 21-3-12 手术间布局

（周荣超 蒋 威 李 艳）

第四节 妇科机器人手术体位护理

妇科机器人体位

妇科机器人体位包括小截石位、头低足高位。

（一）摆放用物准备

用物包括流体垫 1 个、肩托（图 21-4-1）2 个、膝部支撑垫 2 个、压疮防护垫 3 个、可调节搁腿架（见图 21-2-12）。

（二）安置方法

1. 协助患者上手术床，垫流体垫，盖被子保暖，腿部束腿带固定。要点：长发患者辫子禁止扎在枕后，防止头皮受压，为患者戴好手术帽并保暖。

2. 患者麻醉后，手术医生、护士和麻醉医生共同完成体位安置。

（1）麻醉医生保护患者头颈部及气管导管，巡回护士与手术医生共同将患者向下移至手术合适位置。

（2）将患者双腿分别安置于活动腿板上，在其双膝下垫膝部支撑垫，足跟部贴压疮贴。

（3）将患者双臂安置于身体两侧并用中单包裹，防止患者皮肤接触金属物品，防止灼伤，对于特别肥胖的患者可使用专用搁手板（图 21-4-2）。

（4）在患者两侧肩头放置肩托并用海绵垫保护皮肤，海绵垫与皮肤之间宜间隔 2 或 3 指距离（见图 21-1-10）。

（5）双腿置于可调节搁腿架上，腿部用约束带固定，两腿屈髋屈膝放于腿架上并用约束带妥善约束。

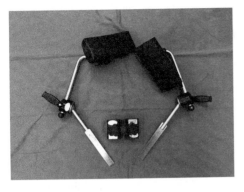

图 21-4-1 肩托

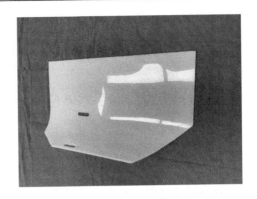

图 21-4-2 专用搁手板

3. 手术床的调整 头低足高位, 倾斜角度不超过 30°, 可使用角度测量仪 (图 21-4-3) 测量; 头板升高。

4. 机器人的位置布局 机器人床旁车位于患者两腿之间 (图 21-4-4)。

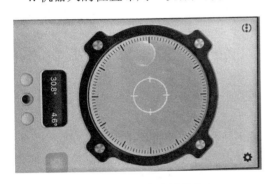

图 21-4-3 角度测量仪

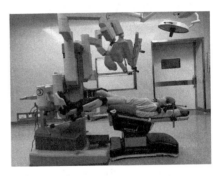

图 21-4-4 床旁车位置摆放

5. 手术间布局 见图 21-4-5。

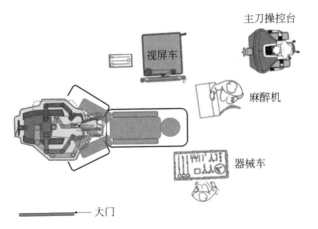

图 21-4-5 手术间布局

(蒋 威 周荣超 李 艳 雷 甜)

第五节 骨科机器人手术体位护理

一、骨科骶骨肿瘤手术体位

骨科骶骨肿瘤手术体位有折刀位、头低足高位。

（一）摆放用物准备

用物包括流体垫 1 个、束腿带 2 个、肩托 2 个、膝部支撑垫 2 个、压疮防护垫 3 个（见图 21-1-9）。

（二）安置方法

1. 患者取平卧位于手术床上，麻醉医生保护患者头颈部及气管导管，巡回护士与手术医生共同将患者向下移至手术床合适位置。固定约束带松紧适宜，保护腓总神经，防止足跟受压。

2. 将患者双臂安置于身体两侧并用中单包裹，防止患者皮肤接触金属物品，防止灼伤，对于特别肥胖患者可使用专用搁手板。

3. 在患者两侧肩头放置肩托并用海绵垫保护皮肤，海绵垫与皮肤之间宜间隔 2 或 3 指距离（见图 21-1-10）。

4. 将患者双腿分别安置于活动腿板上，双膝下垫膝部支撑垫，足跟部贴压疮贴，双腿分开，角度不可超过 90°。在患者清醒状态下根据术者的感觉调整合适的高度。头低足高位时，血液聚集在躯干腰部，每隔 1～2h 应注意查看远端肢体血流供应情况。

（三）手术床的调整

头低足高位，倾斜角度不超过 30°，可使用角度测量仪测量；头板升高，注意观察肩托与双肩部的距离，不可过小（见图 21-1-11）。

（四）机器人的位置布局

机器人床旁车位于患者两腿之间（见图 21-1-12）。

（五）手术间布局

手术间布局见图 21-4-5。

（李 莎 曹 婷 周荣超 蒋 威）

参 考 文 献

高长青，2015. 机器人外科学［M］. 北京：人民卫生出版社：26-200.

何丽，李丽霞，李冉，2014. 手术体位安置及铺巾标准流程［M］. 北京：人民军医出版社：17-65.

王共先，曾玉，盛夏，2017. 机器人手术护理学［M］. 西安：世界图书有限公司：15-100.